全国中等卫生职业教育规划教材

案例版™

供中等卫生职业教育各专业使用

生 理 学

（第二版）

主　编　邵晋萍

副主编　赵淑琳　郭俊梅　张红爱

编　委　（按姓氏汉语拼音排序）

郭俊梅　连彩兰　邵晋萍　孙晓霞

王晓晶　张红爱　赵淑琳

科 学 出 版 社

北 京

内 容 简 介

本书为中等卫生职业教育规划教材,共分12章。教材内容涵盖生理学基础知识和部分新进展以及相关临床知识。每章配有案例、小结、目标检测。内容分别用大、小字体及链接表示,有利于学生在学习知识过程中能目标明确,重点突出,及时进行课后练习,取得较好的学习效果。本教材特点是突出基本理论、基础知识和基本技能,体现思想性、科学性、先进性、启发性和适用性,使生理学基础理论与临床实际相联系,为后续医学课程的学习奠定基础。

本书可供中等卫生职业教育各专业使用。

图书在版编目(CIP)数据

生理学 / 邵晋萍主编. —2版. —北京:科学出版社,2013.2
全国中等卫生职业教育规划教材
ISBN 978-7-03-036671-9

Ⅰ. 生…　Ⅱ. 邵…　Ⅲ. 人体生理学-中等专业学校-教材　Ⅳ. R33

中国版本图书馆CIP数据核字(2013)第026782号

策划编辑:袁　琦 / 责任编辑:许贵强 / 责任校对:韩　杨
责任印制:赵　博 / 封面设计:范璧合

科学出版社出版
北京东黄城根北街16号
邮政编码:100717
http://www.sciencep.com

三河市骏杰印刷有限公司印刷
科学出版社发行　各地新华书店经销
*
2010年1月第　一　版　　开本:850×1168 1/16
2013年2月第　二　版　　印张:10 1/2
2016年12月第十二次印刷　　字数:335 000

定价:25.50元
(如有印装质量问题,我社负责调换)

第二版前言

第二版《生理学》(案例版)教材的编写是在第一版的基础上,紧扣我国职业教育发展"十二五"规划的要求,树立专业与产业、岗位和企业对接,专业课程内容与职业资格标准对接,教学过程与生产过程对接,学历证书与职业资格证书对接,职业教育与终身教育对接,以培养应用型、技能型、复合型人才为目标的教改理念,积极探索,创新编写形式,力求体现中等医学教育教材特色,对促进中等卫生职业教育教学改革及职业教育教材建设与发展具有参考价值。

本教材共分12章,每章根据内容分若干小节。根据中等医学教育护理专业教学大纲的规定和《生理学》教学特点,每一章节的内容都突出"案例"及其问题的编写,对每一章节的目标检测题进行了补充和修正。教材整体力求体现职业教育"五个对接"的教学目标,使教师和学生牢牢把握中等医学职业教育培养应用型、技能型人才的宗旨,突出"三基"(基本理论、基本知识和基本技能)原则,以必需和够用为度,尽可能使生理学基础理论与临床实际相联系,为后续医学课程奠定基础。

在本教材编写过程中,得到许多专家的指导及科学出版社的大力支持,在此表示衷心感谢。

编 者

2012年11月

第一版前言

本书为全国中等卫生职业教育规划教材，其编写是以全新的教改理念、独创的编写形式为基础，以促进中等卫生职业教育教学改革，促进职业教育教材的建设与发展为目标，紧跟国际、国内教学发展新动向，积极探索，借鉴国外案例教学模式，结合国内中等卫生职业教育教学实际，力求体现中等卫生职业教育教材特色。

本书共分12章，在每一章节中根据中等卫生职业教育教学大纲对内容的规定和生理学学科发展特点，将内容划分为主、次及拓展内容，分别用大、小字体及链接表示，每一章节还配有目标检测题，有利于学生及时、有效地进行课后练习，以巩固所学知识，充分体现本教材编写的思想性、科学性、先进性、启发性和适用性，力求使教师和学生牢牢把握中等卫生职业教育以培养应用型、技能型人才为目标，突出"三基"(基本理论、基本知识和基本技能)的原则，以必需和够用为度，尽可能使生理学基础理论与临床实际联系起来，为后续医学课程的学习奠定基础。

在本教材编写过程中，得到许多生理学专家的指导及科学出版社的大力支持，在此表示衷心感谢。

编　者

2009年10月

目　　录

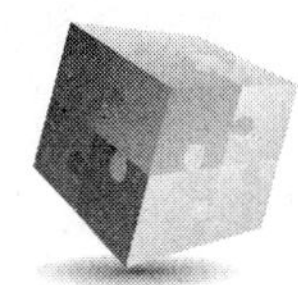

第1章 绪 论

第1节 人体生理学的研究对象和任务

一、生理学的研究对象

生理学是生物科学的一个分支，是研究生物体生命活动规律的科学。生理学根据其研究范畴的不同可分为微生物生理学、植物生理学、动物生理学和人体生理学等。本书主要讨论人体生理学的内容。通常把人体生理学简称为生理学。人体生理学的研究对象是人体及其细胞、组织、器官、系统所表现出来的各种生命现象的活动规律，其主要任务是研究人体各个细胞、器官、系统的正常活动过程、功能表现及其机制，还要研究正常人体内不同细胞、器官、系统之间的相互联系和相互作用，从而掌握各种生理变化的规律。

二、生理学与医学的关系

生理学的产生和发展与医学的发展有密切联系。在医疗实践和对人体的一般观察中积累了关于人体生理功能的许多知识，通过对于人体和动物的实验分析研究，进一步深入探索这些生理功能的内在机制和相互联系，逐渐形成关于人体和动物功能的系统性理论科学。人体生理学是研究正常人体生命活动规律的科学，人们只有在了解了正常人体各种生命活动及其机制的基础上，才能识别异常的生命活动，进而认识、探索疾病的发生、发展及防治规律，从而指导临床实践。同时，通过医学实践又可以检验生理学理论是否正确，并不断以新的内容和新的问题丰富生理学理论和推动生理学的研究。因此，生理学是一门重要的医学基础课程。

三、生理学研究的不同水平

生理学是一门实验生物科学。生理学真正成为一门实验性科学是从17世纪开始的。在此之前，我国和其他国家都有一些经典医学著作对人体器官的生理功能进行了描述，但这些描述只是通过尸体解剖和动物的活体解剖对各种器官的功能进行的推测或猜测。直至1628年英国医生哈维所著的《心与血的运动》一书的出版，历史上第一次出现有明确实验证据的生理学著作，标志着近代生理学的开始。

链接

英国科学家哈维

哈维(Harvey，William，1578～1657)，出生于英国的一个富裕农民的家里。他19岁毕业于英国剑桥大学，之后到意大利留学，5年后他成为医学博士。哈维在不同的动物解剖中，得出了这样一个结论：血液由心脏这个“泵”压出来，从动脉血管流出来，流向身体各处，然后，再从静脉血管中流回去，回到心脏。他把这一发现写成了《关于动物心脏与血液运动的解剖研究》(中译名称《心与血的运动》)一书，发表于1628年。这个划时代著作的发表标志着近代生理学的诞生。哈维因为出色的心血管系统的研究(以及他的动物生殖的研究)，使得他成为与哥白尼、伽利略、牛顿等人齐名的科学革命的巨匠。

人体的基本结构单位是细胞，许多不同的细胞构成不同的器官，许多功能相关的器官构成系统。各器官、系统相互联系，密切配合，共同构成了一个完整统一的整体。因此，生理学研究就是在细胞、器官和系统、整体这样三个水平上进行的。

(一) 细胞和分子水平的研究

人体最基本结构和功能单位是细胞，各器官的功能都与组成该器官的细胞的生理特性是分不开的。而细胞的生理特性又取决于构成细胞的各个物质的物理化学特性，尤其是生物大分子的物理化学特性。该水平以细胞及其所含的物质分子为研究对象，如对心脏功能的研究需要在肌细胞和生物大分子的水平上研究。

(二) 器官和系统水平的研究

以器官系统为研究对象，这方面的研究着重于阐明器官和系统的功能以及它们的活动规律和机制。例如，对于心脏各部分如何协调活动，心脏如何射血，心血管活动如何进行调节等的研究就属于器官系统水平的研究。对于临床的医务工作者来说，对各种疾病的认识，也是以器官系统的生理功能知识为基础的。

(三) 整体水平的研究

以完整机体为研究对象，着重于阐明各器官系统之间的相互联系和相互影响，以及机体与环境之间的相互联系和相互影响。例如，研究运动状态下人体发生的变化，以及各种生理功能的协调及其规律。

生理功能虽然以细胞和分子特性为基础，并服从于物理化学的规律，但生理学毕竟不同于物理学和化学，它既有细胞和分子水平的研究和科学规律，还有器官系统和整体水平的研究和科学规律。因此，要全面理解某一生理功能的机制，必须从细胞分子、器官系统和整体三个水平进行研究。

案例 1-1

在临床治疗的过程中，护士给患者进行肌内注射或皮下注射时，为了尽量减轻患者的疼痛，要遵循"进针快、出针快、推液慢"的"两快一慢"原则。

问题：

1. 在进行肌内注射或皮下注射时，"两快一慢"的操作技巧为什么会减轻患者的疼痛？

2. 注射时，为减轻患者的疼痛，还可以采取哪些措施？

第 2 节 生命的基本特征

生命物质和非生命物质的本质区别是什么呢？怎样才能判断一个物体是否具有生命呢？科学家通过广泛深入的研究，发现生物体具有三个基本特征，分别是：新陈代谢、兴奋性、生殖。

考点提示：生命的三个基本特征

一、新陈代谢

机体与环境之间的物质交换和能量转换，以实现自我更新过程称为新陈代谢。它包括同化作用(合成代谢)和异化作用(分解代谢)。同化作用是指机体不断从外界环境中摄取营养物质来合成自身成分，并储存能量的过程；异化作用是指机体不断分解自身成分，释放能量供生命活动的需要，并把分解产物排出体外的过程。物质的合成和分解，称为物质代谢；伴随物质代谢而产生能量的释放、转移、储存和利用，称为能量代谢。新陈代谢过程中，物质代谢和能量代谢是同时进行、密不可分的。

新陈代谢是生命的基本特征，机体在新陈代谢的基础上进行一切功能活动，新陈代谢一旦停止，生命活动也随之停止。

二、兴 奋 性

兴奋性是指机体或组织接受刺激后发生反应的能力或特性。它是在新陈代谢的基础上产生的，也是生命的一个基本特征。在机体的各种组织中，神经、肌肉、腺体的兴奋性最高，在生理学中，这些组织被称为"可兴奋组织"。由于它们反应迅速，易于观察，常被用于生理实验中。

(一) 刺激和反应

1. 刺激　作用于机体的环境条件变化，称为刺激。刺激的种类很多，按其性质可分为：①物理性刺激，如声、光、电流、射线、机械、温度等；②化学性刺激，如酸、碱、离子、药物等；③生物性刺激，如细菌、病毒等；④社会心理性刺激，如社会的变革、战争、下岗等。生理学实验中常用电刺激，这是因为电刺激使用方便，容易定量控制，不易损伤组织，可重复使用。

2. 反应　机体接受刺激后，所出现的各种生理功能的改变，称为反应。例如，食物入口引起唾液分泌，唾液分泌就是机体接受食物刺激后出现的反应。

3. 刺激引起反应的条件　刺激虽然有很多种，并非所有的刺激都能引起机体发生反应。实验证明，刺激要引起机体产生反应，必须具备三个条件。①刺激强度：刺激必须达到一定强度，才能引起组织产生反应；②刺激作用时间：刺激必须持续一定时间，才能引起组织产生反应；③刺激强度变率：单位时间内刺激强度增减的量称为强度变率。强度变率愈大，刺激作用愈强，反之，则刺激作用就弱。

(二) 兴奋和抑制

虽然反应的表现形式多种多样，但从本质上来看，反应只有两种基本形式，即兴奋和抑制。兴奋是指机体接受刺激后，由相对静止状态变为活动状态，或由弱活动变为强活动。例如，肾上腺素作用于心脏，使心跳加强加快；乙酰胆碱作用于消化道，使消化道运动增强等。抑制是指机体接受刺激后，由活动状态变为相对静止状态，或由强活动变为弱活动。例如，阿托品作用于消化道，使消化道运动减弱；普萘洛尔作用于心脏，使心跳减慢等。

兴奋和抑制互为前提，对立统一，可随条件改变而互相转化。例如，人体吸入适量的二氧化碳可使呼吸加深加快，可一旦吸入过多的二氧化碳却可使呼吸运动减弱甚至暂停。虽然人体的正常功能十分复杂，但都是兴奋和抑制两种基本过程相互消长的结果。例如，刺激心交感神经，心跳就会加快；刺激心迷走神经,心跳就会减慢。

(三)兴奋性和阈值

刺激必须达到一定的强度,才能引起机体组织反应。通常把能引起组织发生反应的最小刺激强度称为阈强度,简称阈值。对于刺激而言,强度等于阈值的刺激,称为阈刺激;强度大于阈值的刺激,称为阈上刺激;强度小于阈值的刺激,称为阈下刺激。阈刺激和阈上刺激可以引起机体组织发生反应,所以是有效刺激,而单个的阈下刺激不能引起机体组织发生反应。

组织兴奋性的高低与阈值的大小呈反变关系,即阈值越小,组织兴奋性越高,对刺激的反应越灵敏;阈值越大,组织兴奋性越低,对刺激的反应越迟钝。因此,阈值可以作为衡量组织兴奋性高低的客观指标。

生物体接受外界有效刺激后,可以发生反应,具有兴奋性;非生物体接受外界有效刺激后,不会发生反应,不具有兴奋性。可见,兴奋性是生命的基本特征。

考点提示:阈值的概念及阈值与兴奋性的关系

三、生 殖

生物体生长发育到一定阶段后,能产生与自己相似的子代个体,这种功能称之为生殖。生物体的寿命是有限的,只有通过生殖过程产生新的个体才能使种族得以延续。非生命物体不存在生殖现象,因此生殖也是生命的一个基本特征。

第3节 人体与环境

人体的一切生命活动都是在一定的环境中进行的。人体所依赖的环境有内环境和外环境之分。

一、外 环 境

对于人类来说,外环境包括自然环境和社会环境。它们对人体的各种功能活动都具有重要意义。例如,气温、气压、光照等许多理化因素不断地变化,从而引起人体产生相应的适应性反应。但是,人体对自然环境变化的适应能力是有限的。森林的过度砍伐、大气的污染、臭氧层的空洞、生态平衡的失调等将严重威胁着人类的健康和生存。社会环境也是影响人体功能的另一个重要因素。社会环境包括社会因素和心理因素,故常称为社会心理因素。严重威胁人类健康的一些疾病,如心血管疾病、恶性肿瘤、消化道溃疡、内分泌疾病等都与社会心理因素有关。因此,人们研究影响人类健康问题时,已不再局限于生物、物理、化学因素,现代医学已经突破了生物医学模式,向着生物-心理-社会医学模式转变。

二、内环境和稳态

人体的基本的结构和功能单位是细胞,其中绝大部分细胞不与外界自然环境直接接触而是生活在细胞外液中。细胞外液是体液的一部分。体液是体内液体的总称,在成人约占体重的60%。体液可分为两大部分:存在于细胞内的称为细胞内液,约占2/3;存在于细胞外的称为细胞外液,约占1/3,包括组织液、血浆、淋巴液和脑脊液等。在细胞外液中,约1/4是血浆,其余3/4是组织液和少量的其他液体。在细胞内液和细胞外液之间隔有细胞膜;在组织液与血浆或淋巴液之间隔有毛细血管壁或毛细淋巴管壁。由于细胞膜、毛细血管壁和毛细淋巴管壁均有一定的通透性,因而各部分体液既彼此隔开,又相互沟通。人体摄入的营养物质必须通过细胞外液才能进入细胞;细胞的代谢产物也要通过细胞外液才能排出体外。因此,细胞外液是细胞直接生存的体内环境,称为内环境。

正常机体中,内环境的理化特性(温度、渗透压、酸碱度、离子浓度等)保持相对稳定的状态,称为稳态。当然,稳态并不是指机体内环境的理化特性固定不变,而是保持相对稳定,是一种动态平衡。机体新陈代谢的各个过程都是酶促反应,酶促反应要求理化条件必须保持在一定的条件下才能顺利进行,而细胞的新陈代谢以及外环境的变化又经常引起内环境理化性质发生波动。在正常机体内,通过神经和体液因素的调节可以维持内环境的稳态。稳态的维持是非常重要的,它是人体生命活动正常进行的必要条件,如果内环境稳态遭到破坏,就会使机体的新陈代谢紊乱,并导致疾病。

考点提示:内环境及稳态的概念

三、人体对环境的适应

人体能随外部情况的改变来调整内部生理功能的生理特性,称为人体对环境的适应。例如,人体可以随着气候的变化来改变衣着的颜色、厚薄;人从光亮的地方突然进入暗室,起初眼前一片漆黑,但一段时间后,人对光的敏感性会明显提高,这样就能适应暗室工作。当然,人体的适应能力要远远高于其他动物。例如,热带动物无法在寒带生存,而人却可以从赤道迁居南极。

第4节 人体生理功能的调节

人体能够随着内外环境的改变，不断调整自身的功能状态，以取得与环境的协调统一。人体之所以能取得与环境的协调统一，主要是通过机体的功能调节来实现的。

一、人体生理功能的调节方式

(一) 神经调节

通过神经系统的活动对机体功能进行的调节称为神经调节。神经调节的基本方式是反射。反射是指在中枢神经系统的参与下，人体对刺激所产生的规律性反应，如瞳孔对光反射、膝跳反射等。反射的结构基础是反射弧，反射弧由感受器、传入神经、神经中枢、传出神经、效应器五个环节组成(图1-1)。每种反射，都有一定的反射弧，反射活动的完成，有赖于反射弧的完整性，反射弧中任一个环节损伤，反射活动都会消失。

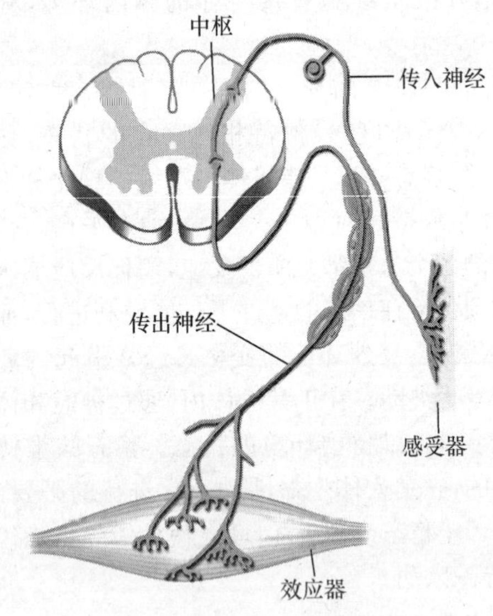

图1-1 反射弧组成示意图

反射活动的种类很多，根据反射形成过程及其条件的不同，可分为非条件反射和条件反射两大类。非条件反射是与生俱来的先天遗传的反射，如吸吮反射，食物入口所引起的唾液分泌反射等。这类反射的共同点是数量有限，有固定的反射弧，是人体的基本反射。条件反射是在非条件反射的基础上，经过多次训练才建立的反射，如人们在看到或谈论酸梅时引起的唾液分泌反射就是条件反射。条件反射的特点是数量无限，反射弧不稳定，长期不用就消失，使机体更具有预见性、主动性。

神经调节的特点是反应迅速，作用精确，持续时间短暂，是人体功能调节中最重要的调节方式。

(二) 体液调节

体液中的某些化学物质通过体液途径对人体生理功能进行的调节称为体液调节。参与体液调节的化学物质主要是激素和局部代谢产物。其中，激素主要通过血液循环运送至远隔器官，影响多种器官的活动，称为全身性体液调节；局部代谢产物如二氧化碳、乳酸、腺苷等，借助细胞外液扩散至邻近组织，调节其功能活动，称为局部性体液调节。

体液调节的特点是反应缓慢，作用广泛而持久，对调节人体的新陈代谢、生长、发育、生殖等生理过程具有重要意义。

在完整的机体内，大多数内分泌腺或内分泌细胞受神经系统的支配，所以神经调节和体液调节并不是截然分开的。如图1-2所示，体液调节实际上是神经调节的一个环节，是反射传出通路的延伸。这种以神经调节为主导，有体液调节参加的复合调节方式成为神经-体液调节。

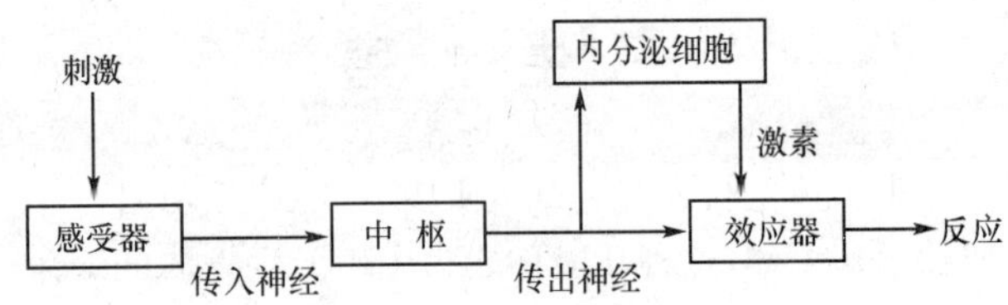

图1-2 神经-体液调节示意图

(三) 自身调节

自身调节是指组织、细胞在不依赖神经和体液调节的情况下，自身对刺激所作出的适应性反应。例如，当动脉血压在一定范围内波动时，肾血管通过自身的舒缩来改变血流阻力，使肾血流保持相对稳定。自身调节的特点是调节幅度小，是一种简单、局限的调节方式，但对于生理功能的调节仍有一定的意义。

考点提示：人体生理功能的调节方式及其特点

二、人体功能调节的反馈作用

人体生理功能的调节类似于工程技术中的自动控制过程，因此解释生理功能的调节习惯使用工程技术中的控制论术语。控制系统主要由控制部分和受控制部分两个环节组成。在人体内，控制部分相当于反射中枢或内分泌腺，受控部分相当于效应器或靶器官、靶细胞。在人体的生理功能中，控制部分发出指令管理受控部分的同时，受控部分又反过来影响控制部分的活动。这种受控部分反过来调节控制部分的过程,称为反馈。

反馈又分为负反馈和正反馈两种类型(图 1-3)。负反馈是指受控部分使控制部分作用减弱的反馈,在机体功能调节中最为常见,其意义是维持机体生理功能保持相对稳定,是维持稳态的重要途径。例如,人体进行剧烈运动时,体温随之升高,体温调节中枢接受信息后来调整产热和散热,使产热减少,散热增加,从而使升高的体温回降,恢复到正常水平。正反馈是指受控部分使控制部分作用增强的反馈,如血液凝固、排尿反射和分娩等。在人体内正反馈是比较少见的,其意义是促使某种生理功能一旦发动起来就迅速加强加快直至全部完成,是不可逆的过程。

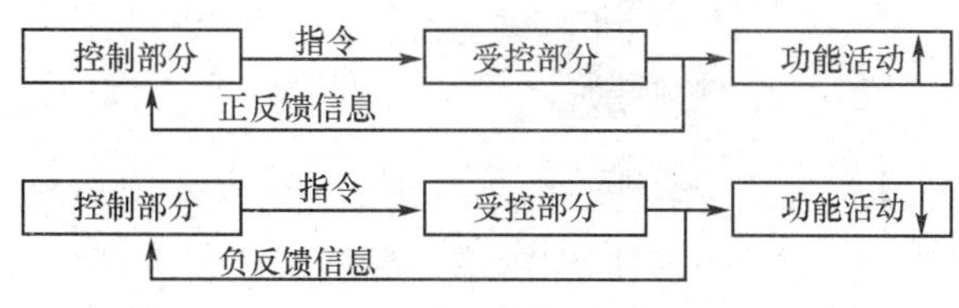

图 1-3 正反馈和负反馈示意图

反馈作用反映了人体功能活动调节的自动化。通过反馈作用使机体对刺激的反应能足量、及时、适度的达到某种生理需要的状态,从而能更完美的适应内、外环境的变化。

考点提示:反馈的分类及其意义

小 结

人体生理学是研究人体生命活动规律的科学。生命的基本特征是新陈代谢、兴奋性和生殖。其中机体或组织接受刺激后发生反应的能力或特性就是兴奋性。能反映兴奋性高低的指标是阈值。所谓阈值就是能引起机体组织发生反应的最小刺激强度。由于细胞外液是细胞直接生存的体内环境,所以称为内环境。内环境的理化特性保持相对稳定,称为内环境稳态。人体生理功能的调节方式有三种,分别是神经调节、体液调节和自身调节,其中神经调节是最主要的调节方式。反馈是指受控部分反过来调节控制部分的过程,有正反馈和负反馈两种。在机体功能调节中最为常见的是负反馈,它是维持稳态的重要途径。

目标检测

一、名词解释

1. 兴奋性 2. 阈值 3. 内环境 4. 稳态

二、填空题

1. 生命的基本特征是_______、_______和_______。
2. 人体生理功能的调节方式有________、_________、________三种,其中最为重要的是________。
3. 衡量组织兴奋性高低的指标是_______。
4. 反应的基本形式有_______和_______。

三、判断题

1. 反射是反应,反应是反射。
2. 绝大多数的生理过程是正反馈。
3. 生理学是一门实验科学。
4. 体液调节是机体的主要调节方式。
5. 组织兴奋性越高,阈值就越小,兴奋性越低,阈值就越大。

四、选择题

1. 神经调节的基本方式是
   A. 反应 B. 反馈
   C. 反射 D. 负反馈
   E. 正反馈
2. 下列属于负反馈的是
   A. 体温调节 B. 分娩
   C. 血液凝固 D. 排尿反射
   E. 以上都是
3. 维持稳态最重要的途径是
   A. 正反馈 B. 自身调节
   C. 体液调节 D. 负反馈
   E. 神经调节
4. 体液调节的特点是
   A. 准确 B. 迅速
   C. 广泛 D. 短暂
   E. 以上都是

五、简答题

说出正、负反馈的概念和生理意义各是什么?

(郭俊梅)

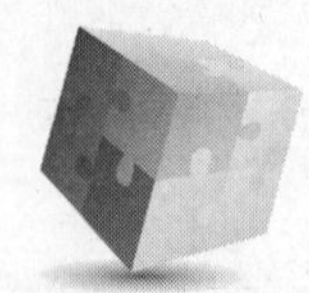

第 2 章　细胞的基本功能

细胞是人体的基本结构和功能单位，体内所有的生理功能都是在细胞的基础上进行的。因此，了解细胞的基本功能有助于深入了解器官、系统及人体的生理功能。细胞的功能很多，本章只讨论细胞膜的生理功能、细胞的生物电现象和肌细胞的收缩功能。

第 1 节　细胞膜的基本功能

细胞膜是细胞的屏障，它把细胞内容物和细胞的周围环境分隔开来，使细胞成为一个相对独立的单位。细胞膜是生物半透膜，细胞内外的物质交换都要通过细胞膜。另外，细胞内外的信号转导也要通过细胞膜。

细胞膜的基本结构现在公认的是液态镶嵌模型。如图 2-1 所示，细胞膜以脂质双分子层为基架，其中镶嵌着具有不同生理功能的蛋白质。

细胞的新陈代谢和它们的许多生理功能都与细胞膜的物质转运功能有关。进出细胞膜的物质种类很多，有脂溶性的和水溶性的，有大分子的和小分子的，有带电的和不带电的。这些不同的物质出入细胞膜主要是通过以下四种方式。

一、细胞膜的物质转运功能

（一）单纯扩散

脂溶性小分子物质从高浓度一侧向低浓度一侧的跨膜转运过程，称为单纯扩散。这是一种简单的物理扩散，扩散的方向和速度取决于该物质在膜两侧的浓度差和膜对物质的通透性，扩散的结果是物质在膜两侧的浓度差消失。单纯扩散过程中，物质在膜两侧转运的动力是浓度差，不消耗能量，属于被动转运。在人体内，以单纯扩散的方式出入细胞膜的物质最常见的是 O_2 和 CO_2（图 2-2）。

（二）易化扩散

水溶性或脂溶性小的小分子物质在膜蛋白的帮助下，从高浓度一侧向低浓度一侧的跨膜转运，称为易化扩散。易化扩散过程中，物质的转运方向是由高浓度一侧向低浓度一侧，是顺浓度差转运，所以不消耗能量，也属于被动转运，但必须借助膜蛋白帮助。根据所依赖的膜蛋白在转运物质的过程中所起的作用不同，把易化扩散分为通道转运和载体转运两种类型。

1．通道转运　指在镶嵌于细胞膜上的通道蛋白的帮助下完成的易化扩散。例如，Na^+、K^+ 等离子主要通过这种方式进出细胞膜（图 2-2）。

当通道蛋白开放时，物质顺浓度差或电位差进行转运；当通道关闭时，即使在细胞膜两侧存在浓度差或电位差，物质也不能转运。通道有三种功能状态，分别是备用、激活、失活（图 2-3）。当通道处于备用状态时，接受有效刺激就能被激活，水溶性无机离子如 Na^+、K^+ 等可顺浓度差或电位差经各自的通道进或

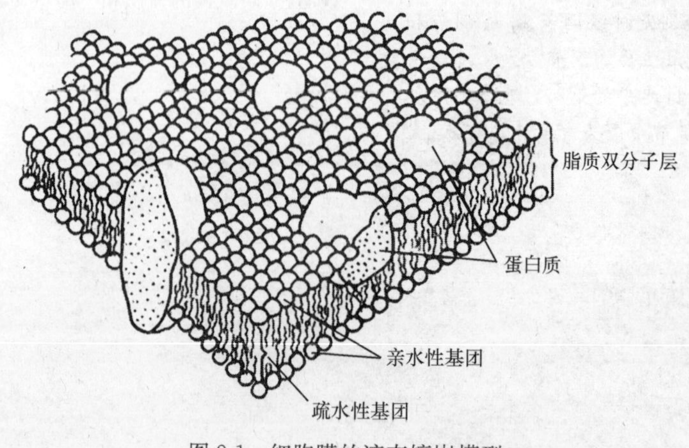

图 2-1　细胞膜的液态镶嵌模型

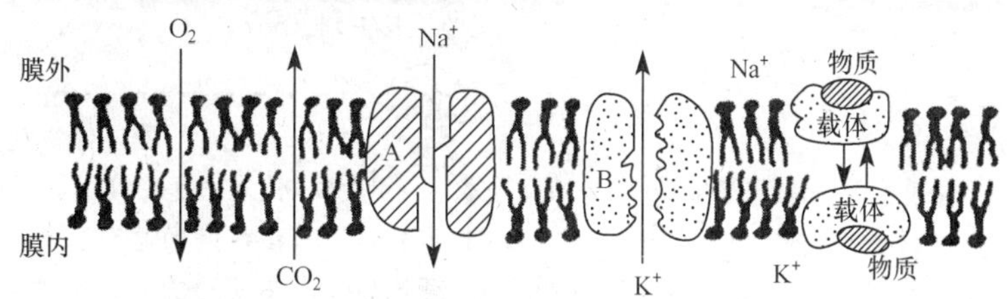

图 2-2 被动转运方式示意图

出细胞，激活后很快失活。当通道处于失活状态时，不能直接被激活，必须再恢复到备用状态才能激活。通道开放和关闭的机制是不同的，有的通道的开放和关闭是由化学因素引起的，称为化学门控通道，这种通道较少；有的通道的开放和关闭是由细胞膜两侧的电位差变化引起的，称为电压门控通道，大多数细胞膜上的通道属于此类。

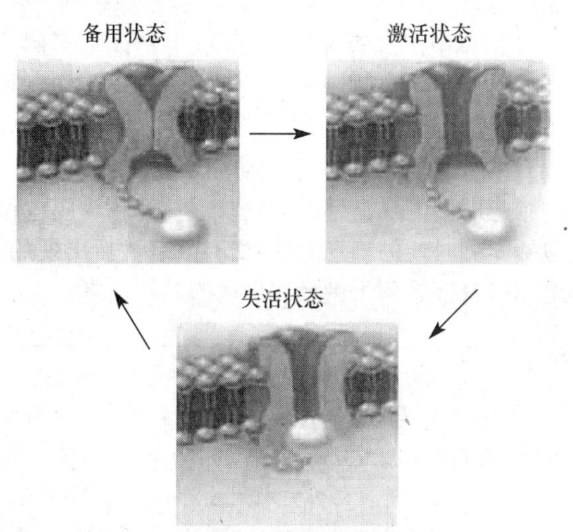

图 2-3 通道的状态

2. 载体转运 指在镶嵌于细胞膜上的载体蛋白的帮助下完成的易化扩散。载体蛋白在高浓度一侧与被转运的物质结合，从而使载体蛋白分子构型发生改变，将物质转运到低浓度一侧，然后与物质分离。例如，葡萄糖、氨基酸就是以这种方式进入细胞的。

载体转运具有以下特点：①特异性，一种载体只能转运一种物质或某些特定物质。②竞争性抑制，如果一种载体可以同时转运两种物质，增加其中一种物质的浓度，该载体对另一种物质的转运就会减少。③饱和现象，指膜两侧浓度差增加到一定程度后，载体转运物质的量不会再随着浓度差的增加而增加。

（三）主动转运

小分子物质在膜蛋白的帮助下，由低浓度一侧向高浓度一侧的跨膜转运称为主动转运。主动转运过程中，物质的转运方向是由低浓度一侧向高浓度一侧，所以要消耗能量。它是通过细胞膜上的特殊蛋白的活动来实现的，习惯上把这种膜蛋白称之为生物泵。生物泵的种类很多，常以它们转运的物质而命名，如钠-钾泵、钙泵、氢泵等。在各种生物泵中，钠-钾泵的作用最重要，分布最为广泛，对它的研究也最清楚。

钠-钾泵（图 2-4）通常简称为钠泵，是细胞膜上最重要的一种生物泵。它的化学本质是 Na^+-K^+ 依赖式 ATP 酶，当细胞内 Na^+ 浓度升高或细胞外 K^+ 浓度升高时，钠泵即被激活，分解 ATP，释放能量。释放的能量用于把 Na^+ 由细胞内转运至细胞外，同时把 K^+ 由细胞外转运至细胞内。每分解一分子 ATP 可以同时将三个 Na^+ 转运至细胞外和两个 K^+ 转运至细胞内。钠泵的活动具有重要的生理意义，它维持了细胞内外 Na^+、K^+ 的浓度差，形成了细胞内高钾和细胞外高钠的不均衡分布，是细胞生物电产生的基础。

（四）入胞和出胞

大分子物质或物质团块进出细胞的过程是通过入胞和出胞作用（图 2-5）来实现的，这些过程中需要消耗能量。

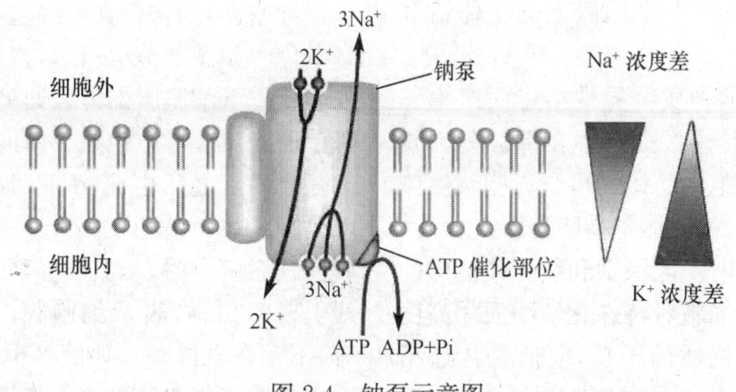

图 2-4 钠泵示意图

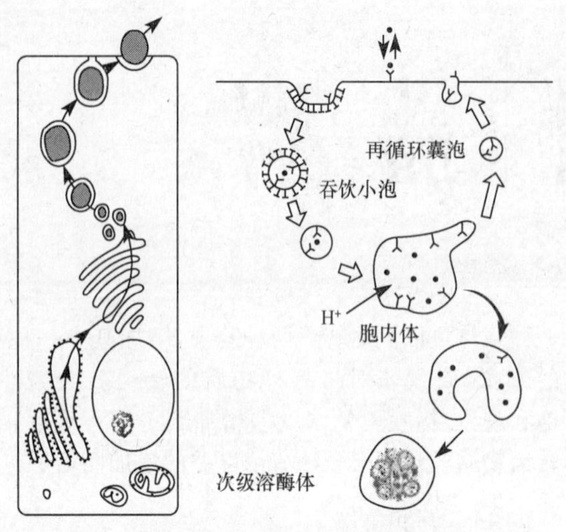

图 2-5 入胞和出胞示意图

1. 入胞 大分子物质或团块物质进入细胞的过程，称为入胞作用。入胞过程首先是胞外物质与膜接触，引起接触部分膜凹陷并逐渐被膜包裹，然后与膜离断将物质移入细胞内。如果是固体物质进入细胞内，称为吞噬；如果是液体物质进入细胞内，称为吞饮。

2. 出胞 大分子物质或团块物质排出细胞的过程，称为出胞作用，主要见于细胞的分泌活动。例如，内分泌细胞分泌激素、神经末梢释放递质等。出胞过程是大分子物质在细胞内形成后，被膜性结构包裹形成囊泡，囊泡向细胞膜移动，与细胞膜融合，进而在融合处破裂，囊泡内的物质就被排出细胞。

考点提示：细胞膜的物质转运形式及特点

二、细胞膜的跨膜信号转导功能

人体是由大量细胞组成的有机整体，它既要实现自身复杂的功能，又要适应环境的各种变化，细胞之间必须有完善的信息联系，即具有信号转导功能。能在细胞间传递信号的物质称为信号分子，如神经递质、激素等。许多研究表明，外界的信号分子并没有进入细胞内，但却能引起细胞内发生一系列生理生化反应。其原因就是信号分子与细胞膜上的受体结合而发挥作用。

受体是能与某些化学物质特异性结合而产生一定生理效应的蛋白质。受体根据其存在部位分为膜受体和细胞内受体，而细胞内受体又可分为胞浆受体和核受体两种。但一般说的受体是指膜受体。

受体有两个基本功能：①能识别和结合体液中的特殊化学物质，从而保持细胞对特殊化学物质的高度敏感性和不受其他化学物质的干扰，使信息传递精确、可靠。②能转发化学信息，激活细胞内许多酶系统产生生理效应。

链接

受 体 病

“受体病”是由于受体的数量和质量发生异常改变而引起的一些疾病的总称。受体作为一种蛋白质，具有抗原性。在某种情况下通过自身免疫机制，可以产生抗受体的抗体。如在极度耐胰岛素的 2 型糖尿病中，有抗胰岛素受体的抗体。这种患者对外源性胰岛素不敏感，用注射胰岛素的方法治疗，很难奏效。在重症肌无力的患者体内有抗乙酰胆碱受体的抗体。它们竞争性地抑制了激素或递质与其受体结合，干扰了其正常作用的发挥。

第 2 节 细胞的生物电现象

自然界中广泛存在着电现象，生物体也不例外，生物体所产生的电现象就是生物电现象。人体的许多生理活动都与生物电有密切关系，对细胞生物电的研究有助于我们认识生命活动的本质。生物电发生在细胞膜的两侧，故又称为跨膜电位，简称为膜电位，它包括安静时候的静息电位、受有效刺激后出现的动作电位以及接受阈下刺激后出现的局部反应。

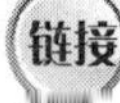

生物电的发现

首先发现生物电的是一位意大利的生物学家伽伐尼(L. A. Galvani，1737～1798)。1780 年 11 月某天他偶然发现，当金属刀的刀尖碰到被解剖的青蛙腿外露的神经时，蛙腿会发生抽搐现象。这是什么原因呢？经过了一系列研究，他证实了生物电的存在。1792 年，他发表了著名论文《论肌肉运动中的电力》，引起世人瞩目。实验已揭示，不仅动物，所有生物都有生物电活动，生物电现象是自然界普遍存在的一种电现象。

一、静 息 电 位

(一) 静息电位的概念

细胞安静时，存在于细胞膜两侧的电位差称为静息电位。如图 2-6(a)所示，将示波器的两个电极置于安静状态下细胞膜的外表面的任意两点时，示波器屏幕上的光点在零电位线上横向扫描，表示细胞膜外表面任意两点之间电压相等，不存在电位差。如图 2-6(b)所示，将示波器的两个电极置于安静状态下细胞膜内任意两点时，示波器屏幕上的光点仍在在零电位线上横向扫描，表示细胞膜内任意两点之间电压相等，不存在电位差。如图 2-6(c)所示，将示波器的一个电极置于细胞膜外表面任意一点，另一个电极置于细胞膜内任意一点时，示波器屏幕上的光点迅速从零电位线下降到一定水平继续作横向扫描。表示在细胞膜内外两侧存在着电位差，且膜外电位高，带正电荷，膜内电位低，带负电荷，即“内负外正”，这个电位差就是静息电位。如果规定膜外电位为零，那么膜内电位就是负电位。

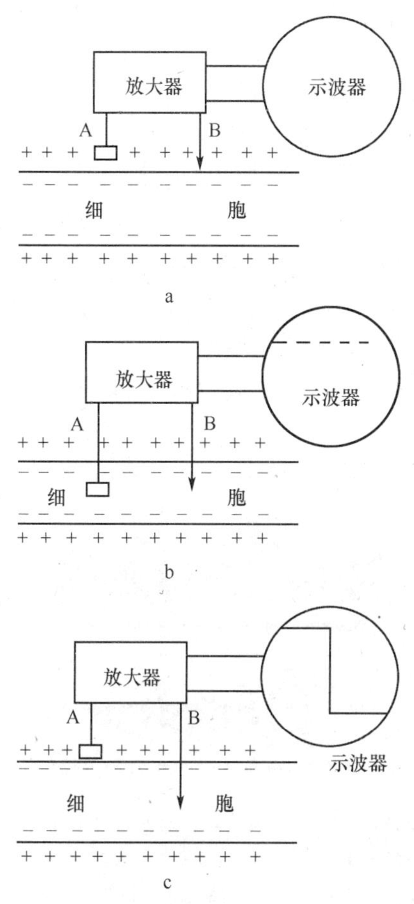

图 2-6 静息电位测量示意图

a. A、B两电极均放置于细胞外；b. A、B两电极均放置于细胞内；c. 电极 A 在细胞外，电极 B 在细胞内

大多数细胞的静息电位都在－100～－50mV，同类细胞的静息电位较恒定。其中哺乳动物神经细胞和肌细胞的静息电位是－90～－70mV；平滑肌细胞的静息电位是－60～－50mV。总体来看，静息电位是一负值，而且细胞膜两侧电位差是静息电位时，细胞膜两侧的电荷分布是内负外正。习惯上，把细胞安静状态下所保持的膜外带正电、膜内带负电的状态，称为极化。极化和静息电位都是细胞处于静息状态的标志。如果静息电位值减小，如从－90mV 变为－60mV，称为去极化；如果静息电位值增大，如从－90mV 变为－110mV，称为超极化；细胞在去极化的基础上，膜内电位向极化方向恢复，称为复极化。从生物电来看，细胞的兴奋和抑制都是以极化为基础，细胞去极化时表现为兴奋，超极化时表现为抑制。

（二）静息电位的产生原理

通常，静息电位的产生是用“离子流学说”来解释。该学说认为，静息电位的产生条件是：①细胞膜内外离子浓度分布不均，存在浓度差；②安静时细胞膜对各种离子的通透性不同。如表 2-1 所示，安静时，虽然细胞内外 Na^+、Cl^-、A^-（有机负离子）存在浓度差，但细胞膜对它们通透性小，有的甚至没有通透性，所以这些离子的扩散很少；而 K^+ 则不同，细胞内 K^+ 是细胞外 K^+ 39 倍，而且细胞膜对 K^+ 通透性大。因此细胞静息时，K^+ 顺浓度差外流，同时必然有正电荷的向外转移，膜内的 A^- 不能通过细胞膜而留在细胞内，形成了膜内为负、膜外为正的跨膜电位差。随着 K^+ 的外流，膜内外 K^+ 的浓度差逐渐减小，即促使 K^+ 外流的化学驱动力减小；同时膜内外内负外正的电位差逐渐增大，即阻止 K^+ 外流的电场力增大。当促进 K^+ 外流的化学驱动力和阻止 K^+ 外流的电场力达到平衡时，K^+ 的净移动为零。此时，膜内外形成一个稳定的电位差，这就是静息电位。简而言之，静息电位是 K^+ 外流所形成的电-化学平衡电位。

考点提示：静息电位的概念及产生原理

表 2-1 静息状态下，细胞膜内外主要离子分布及膜对离子通透性

	膜内浓度（mmol/L）	膜外浓度（mmol/L）	膜内膜外浓度比	膜对离子通透性
K^+	155	4	39∶1	大
Na^+	12	145	1∶12	很小
Cl^-	3.8	120	1∶31	次之
A^-	60	15	4∶1	无

二、动作电位

（一）动作电位的概念

细胞受到有效刺激后，在静息电位的基础上产生的可扩布的电位变化称为动作电位，如图 2-7 所示。细胞在静息电位的基础上，接受一个有效刺激（阈刺激或阈上刺激）后，膜内电位发生了一个快速的变化，即产生了一个动作电位。动作电位分为上升支和下降支两部分。上升支膜内电位值在静息电位的基础上迅速减小，是一个去极化过程，膜内电位超过 0mV 以上的部分，称之为超射；下降支膜内电位在去极化的基础上向极化方向恢复，是一个复极化的过程，复极化初期速度较快，后期明显减慢，称为后电位。动作电位上升支和下降支形成尖峰样波形，故称为锋电位。

从生物电角度来看，动作电位和兴奋是同义词，所以兴奋性也可以是指机体组织或细胞产生动作电位的能力。

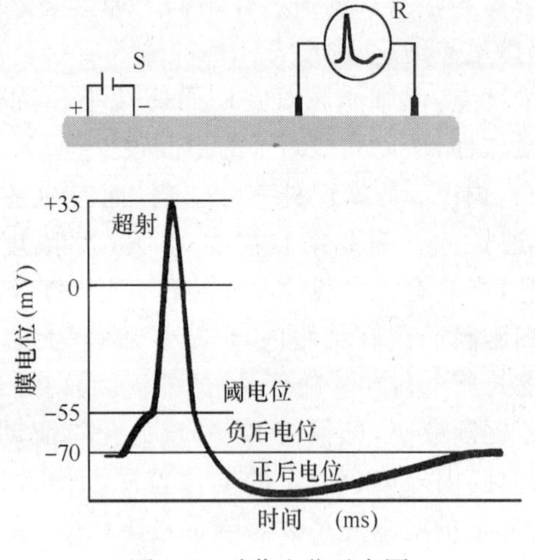

图 2-7 动作电位示意图

（二）动作电位的产生原理

当细胞受到有效刺激时，首先使细胞膜上少量 Na^+ 通道开放，少量 Na^+ 顺浓度差内流，使静息电位减小。当静息电位减小到一定数值时，膜上大量 Na^+ 通道开放，大量 Na^+ 内流从而爆发动作电位，这个使膜对 Na^+ 通透性突然增大的临界膜电位值称为阈电位。刺激必须使膜内电位达到阈电位才能爆发动作电位。这样，由于 Na^+ 的大量快速内流，使膜内负电位减小，甚至转为正电位。随着 Na^+ 内流，Na^+ 浓度差逐渐减小，促使 Na^+ 内流的化学驱动力减小，而膜内正电位所形成的电场阻力逐渐增大，一旦二者达到平衡时，Na^+ 的净移动为零。此时，动作电位达到最大幅值，即 Na^+ 内流所形成的电-化学平衡电位，这就是动作电位上升支形成的原理。当达到 Na^+ 平衡电位时，膜上的 Na^+ 通道关闭，膜上 K^+ 通道开放，K^+ 顺浓度差和电位差向膜外扩散，使膜内电位迅速恢复到负电位水平，形成了动作电位的下降支。由于 Na^+、K^+ 的扩散，使膜内 Na^+ 浓度增加，也使膜外 K^+ 浓度增加，从而激活钠泵，将细胞内 Na^+ 泵出，细胞外 K^+ 泵入，恢复细胞膜两侧 Na^+、K^+ 的浓度差，为下次兴奋做好准备。目前认为，钠泵的活动是后电位产生的原因之一。

（三）动作电位的传导

动作电位一旦在某一点产生，就会沿着细胞膜扩布，使整个细胞膜都产生一次动作电位，即经历一次兴奋过程。通常将动作电位在同一细胞膜上的扩布称为动作电位的传导。动作电位在神经纤维上的传导称为神经冲动。

1. 动作电位的传导原理　局部电流学说认为，当细胞某一部位产生兴奋时，其兴奋部位膜电位由内负外正变为内正外负，于是兴奋部位和邻近的静息部位之间出现了局部电流，如图 2-8 所示。这种局部电流使邻近未兴奋部位膜内电位升高和膜外电位降低，发生去极化，去极化达阈电位爆发动作电位，以这种方式使动作电位传遍整个细胞膜。

有髓神经纤维的髓鞘具有绝缘的作用，动作电位只能在没有髓鞘的郎飞结处进行，所以动作电位在有髓神经纤维上传导是由一个郎飞结传给相邻的郎飞结，称为跳跃式传导，其传导速度比无髓神经纤维快得多。

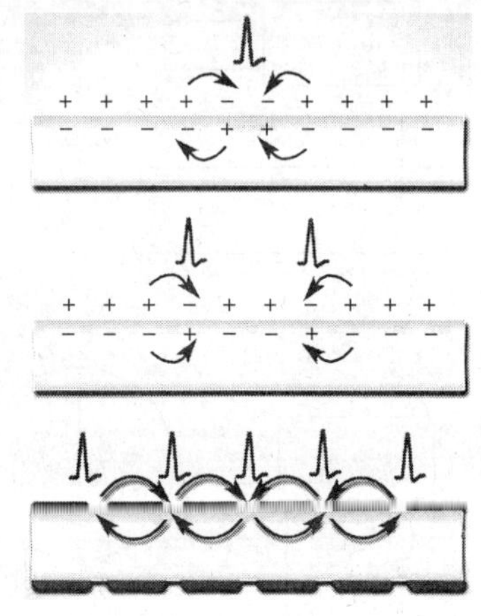

图 2-8 动作电位在神经纤维上的传导

2. 动作电位的传导特点　①“全”或“无”式：动作电位一旦产生就达到最大值，幅度不会随刺激强度的增加而增大。②不衰减性传导：动作电位幅度不随传播距离的增大而减小。③双相性传导：动作电位可沿细胞膜向两端传导。

考点提示：动作电位的概念及产生原理

三、局部反应

细胞受到阈下刺激时，产生于细胞膜的局部的、低于阈电位的轻度去极化，称为局部反应（局部兴奋、局部电位）。其特点是：①不是“全”或“无”式的，局部反应可随阈下刺激的增大而增大。②衰减性扩布，局部反应幅度随传播距离的增大而减小，最后消失，所以不能做远距离传导。③可以总和，一个阈下刺激只能产生一个局部反应，不能引发动作电位，但多个阈下刺激引起的多个局部反应叠加起来，就可能使膜去极化达到阈电位，从而引发动作电位。

> **链接**
>
> **生物电的应用**
>
> 生物体电现象是人体正常生理活动的反映。因此，依据生物电的变化可以推知生理过程是否处于正常状态，如心电图、脑电图、肌电图等。研究表明，当把一定强度、频率的电信号输到特定的组织器官，可以影响其生理状态，如用“心脏起搏器”可使失控的心脏恢复其正常节律性活动。应用脑的电刺激术(EBS)可医治某些脑部疾患。在航天技术中采用的“生物太阳电池”就是利用细菌生命过程中转换的电能。由此可见，生物电在许多领域都有重要的应用。

第3节 肌细胞的收缩功能

人体各种形式的运动都是通过肌肉的收缩来完成的，人体的肌肉分为骨骼肌、心肌和平滑肌三种。不同的肌肉在结构和功能上有所不同，但收缩的基本形式和原理是相似的。本节以骨骼肌为例来研究肌细胞的收缩功能。

在人体内，骨骼肌的收缩和舒张是由运动神经支配的，所以本节主要讨论以下几个内容：①运动神经的兴奋是如何传给骨骼肌细胞的（由神经-肌接头来传递兴奋）；②骨骼肌的兴奋是如何引起骨骼肌收缩的（由兴奋-收缩耦联来实现）；③骨骼肌的收缩机制（肌丝滑行学说）；④骨骼肌的收缩形式。

一、神经-肌接头处兴奋传递过程

运动神经和骨骼肌相互接触的部位称为神经-肌接头。

（一）神经-肌接头的结构

如图2-9所示，运动神经的轴突末梢在接近骨骼肌细胞时失去髓鞘，末梢膨大，嵌入它所支配的肌细胞膜。贴近肌细胞膜的轴突末梢膜称为接头前膜，而与接头前膜相对的肌细胞的膜称为接头后膜（终板膜），接头前膜和终板膜之间的间隙称为接头间隙。其中，接头前膜上有钙通道，运动神经末梢轴浆中有大量囊泡，囊泡内含有乙酰胆碱；终板膜上有 N_2 型胆碱能受体和大量胆碱酯酶，而胆碱酯酶的作用就是在乙酰胆碱发挥作用后及时水解乙酰胆碱使之失活。

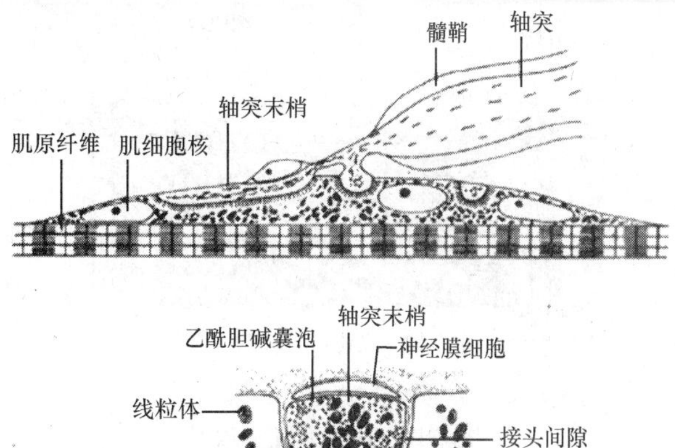

图2-9 神经-肌接头的超微结构示意图

（二）神经-肌接头处兴奋传递过程

当兴奋由运动神经纤维传至接头前膜时，使接头前膜去极化，接头前膜 Ca^{2+} 通道开放，Ca^{2+} 顺浓度差进入运动神经轴突末梢内，触发大量囊泡向前膜移动，与前膜融合、破裂，将囊泡中的大量乙酰胆碱释放使之进入接头间隙。乙酰胆碱通过接头间隙到达终板膜，与终板膜上 N_2 型胆碱能受体结合，使通道开放，出现 Na^+ 内流和 K^+ 外流，主要是 Na^+ 内流，引起终板膜发生去极化，产生终板电位（局部电位），去极化达阈电位时爆发动作电位，这样肌细胞兴奋，进而通过兴奋-收缩耦联引起肌细胞收缩。

考点提示：神经-肌接头处兴奋传递过程

> **链接**
>
> **有机磷农药中毒机制**
>
> 一般认为：有机磷抑制了胆碱酯酶的活性，造成组织中乙酰胆碱的积聚，乙酰胆碱持续激动接头间隙的 N_2 型胆碱能受体，使骨骼肌兴奋出现肌纤维震颤。常由小肌群开始，如眼睑、颜面、舌肌等，逐渐发展为肌肉跳动、牙关紧闭、颈项强直、全身抽搐等。

二、兴奋-收缩耦联

把肌细胞的电兴奋和机械收缩联系起来的中介过程称为兴奋-收缩耦联。实现兴奋-收缩耦联的组织结构是肌管系统，其结构基础是三联管。

（一）肌管系统

如图2-10所示，肌管系统是围绕在肌细胞内肌原纤维之间的横管系统和纵管系统。其中横管系统是肌细胞膜向内凹陷形成的，走行与肌原纤维垂直；纵管系统是与肌原纤维平行的管道，相互吻合成网称为肌质网，纵管在靠近横管处膨大称为终池，内含有大量 Ca^{2+}。每一横管和它两侧的终池合称为三联管。三联管能将从横管传来的动作电位和终池释放 Ca^{2+} 联系起来，完成信息的传递。

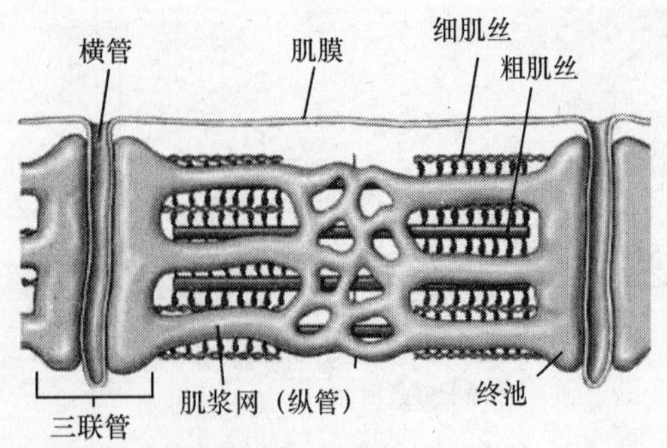

图 2-10 肌管系统示意图

(二) 兴奋-收缩耦联的过程

肌细胞兴奋，兴奋沿着细胞膜传至横管深处，通过三联管结构使终池膜上 Ca^{2+} 通道开放，Ca^{2+} 顺着浓度差进入肌质中，使肌质中 Ca^{2+} 浓度增加，引起肌细胞收缩。

当肌细胞恢复静息电位时，终池膜上 Ca^{2+} 通道关闭，Ca^{2+} 泵激活，将肌质网中 Ca^{2+} 泵回终池，使肌质中 Ca^{2+} 浓度减低，引起肌细胞的舒张。

综上所述，兴奋-收缩耦联的过程包括三个主要步骤：①电兴奋信息传至横管区；②三联管的信息传递；③终池对 Ca^{2+} 的释放和回收。

从以上过程可以看出，把肌细胞的兴奋和收缩耦联到一起的关键物质是 Ca^{2+}。如果肌质网中缺乏 Ca^{2+}，即使肌细胞能够兴奋，也不能引起肌细胞的收缩，这种现象称为兴奋-收缩脱耦联。

考点提示：兴奋和收缩耦联的关键物质

三、骨骼肌的收缩机制

(一) 骨骼肌细胞的微细结构

如图 2-11 所示，肌细胞内有大量的肌原纤维，它们平行排列，纵贯全长。在显微镜下观察，肌原纤维呈规则的明暗相间的条纹，由明带和暗带组成，明带中央颜色较深的线称为 Z 线，暗带中央相对透亮的区域称为 H 带，H 带中央较深的线称为 M 线，相邻两条 Z 线之间的肌原纤维称为肌小节，肌小节是肌肉收缩和舒张的基本单位。

在电子显微镜下进一步观察，肌小节是由细丝和粗丝组成。如图 2-11 所示，细丝由三种蛋白分子组成，分别为肌动蛋白、原肌球蛋白（原肌凝蛋白）和肌钙蛋白。许多球形的肌动蛋白分子聚合成双螺旋结构，形成细丝的主干，肌动蛋白上有与横桥结合的位点。原肌球蛋白分子也聚合成细丝状双螺旋结构，缠绕在肌动蛋白上，遮盖了与横桥的结合位点，阻止它们的结合，具有位阻效应。肌钙蛋白是由三个亚单位组成的球形分子，结合在原肌球蛋白上，与 Ca^{2+} 有很强的亲和力。粗丝由肌球蛋白（肌凝蛋白）分子组成，一个肌球蛋白分子分为杆和头两部分。杆部构成粗丝的主干，头部突出于粗丝表面形成横桥。横桥有两个生物学效应，分别：①能与细丝的肌动蛋白可逆性结合；②具有 ATP 酶的作用，可以分解 ATP，释放能量，供横桥摆动时利用。

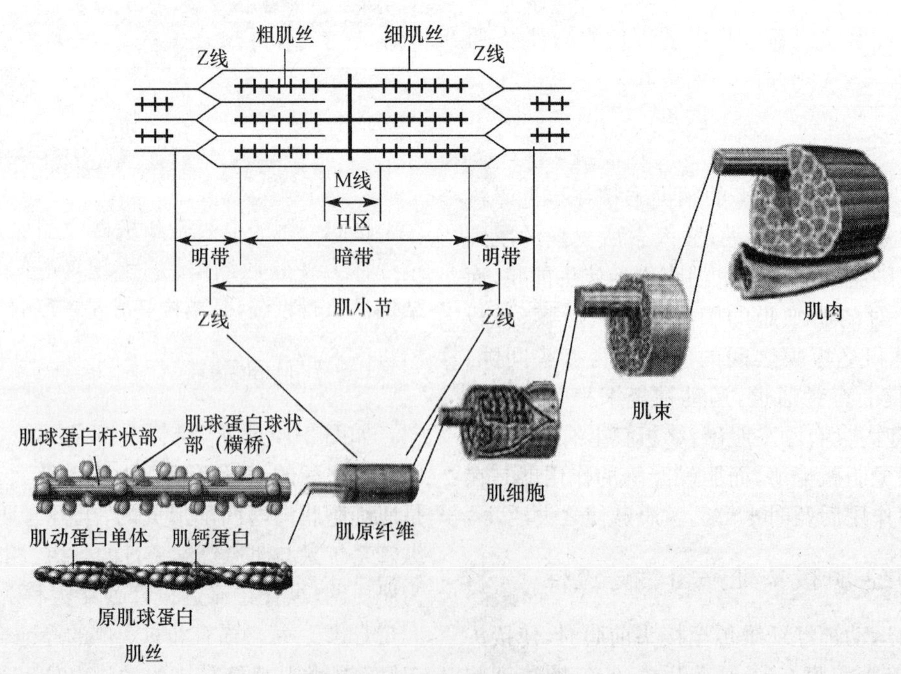

图 2-11 骨骼肌结构示意图

（二）骨骼肌的收缩机制

骨骼肌的收缩机制现在公认的是“肌丝滑行学说”，其主要内容是：骨骼肌的收缩并非是肌细胞中肌丝本身的缩短或卷曲，而是由于细丝向粗丝滑行的结果。

如图2-12所示，当肌肉处于静息状态时，原肌球蛋白遮盖肌动蛋白上与横桥的结合位点，具有位阻效应。一旦通过兴奋-收缩耦联使肌质中 Ca^{2+} 升高到一定浓度时，Ca^{2+} 与肌钙蛋白结合，引起肌钙蛋白分子构型改变，牵引原肌球蛋白发生位置移动，暴露出肌动蛋白上与横桥的结合位点，位阻效应解除，引发横桥与肌动蛋白结合，激活横桥上ATP酶的活性，分解ATP释放能量，供横桥摆动，拉动细丝向粗丝滑行，结果是肌小节缩短，肌肉收缩。当肌细胞恢复静息电位时，肌质中 Ca^{2+} 被泵回终池，使肌质中 Ca^{2+} 浓度降低，肌钙蛋白与 Ca^{2+} 分离，恢复原来的构型，原肌球蛋白重新将肌动蛋白上的结合位点掩盖起来，使横桥与肌动蛋白分离，于是细丝从粗丝中滑出，恢复原来的位置，结果是肌小节恢复原长，肌肉舒张。

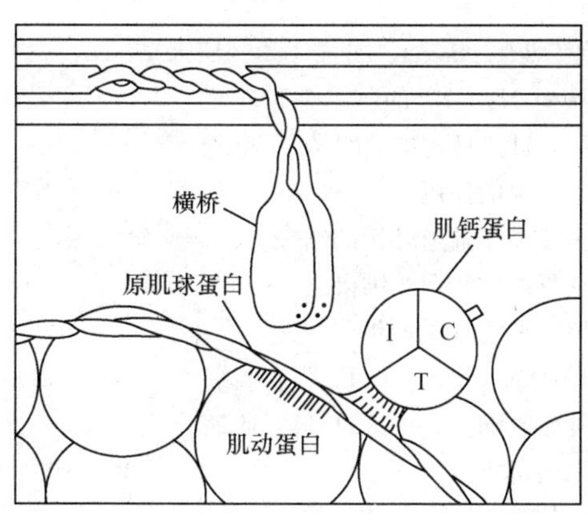

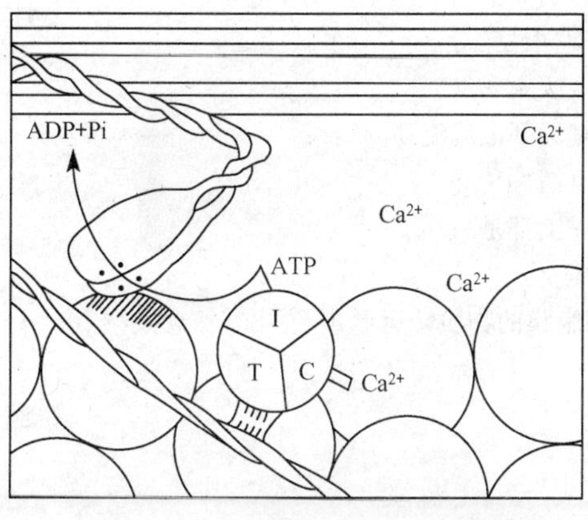

图2-12　肌丝滑行机制示意图

四、骨骼肌的收缩形式

人体内，骨骼肌收缩时产生的变化主要有两种，一是张力的增加，二是长度的缩短。在不同的情况下，骨骼肌的收缩形式是不同的。

（一）等张收缩和等长收缩

等张收缩是指肌肉收缩时只有长度的缩短而无肌张力的变化。此时粗丝产生的力拉动细丝滑行，使肌小节缩短。其主要作用是移动物体，完成做功。

等长收缩是指肌肉收缩时只有肌张力的增加而无长度的变化。此时粗丝产生的力作用于细丝，但并没有细丝的滑行，其主要作用是维持人体姿势。例如人体站立时，为了对抗重力和维持一定姿势而发生的有关肌肉的收缩主要是等长收缩。

人体骨骼肌的收缩大多数情况下是混合式的，既有肌张力的增加，又有长度的缩短。当肌肉开始收缩时，先是肌张力的增加，当肌张力等于或超过负荷时，肌肉才会出现缩短。

（二）单收缩和强直收缩

1. 单收缩　肌肉接受一次有效刺激产生一次收缩，称为单收缩。如图2-13所示，单收缩可分为潜伏期、收缩期、舒张期三个时期。人体内心肌的收缩是单收缩。

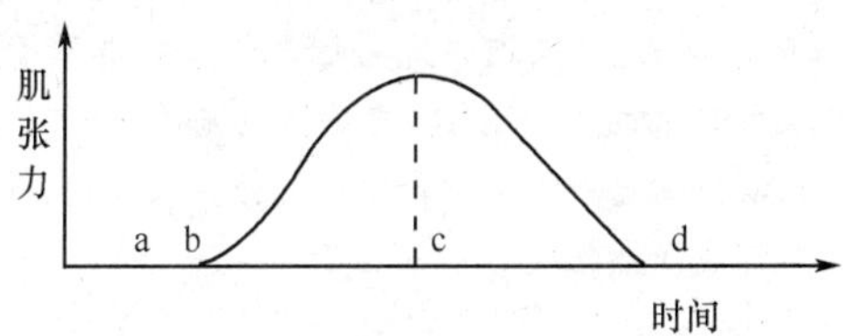

图2-13　骨骼肌的单收缩曲线

ab：潜伏期；bc：收缩期；cd：舒张期

2. 强直收缩　肌肉受到连续刺激时出现的强而持久的收缩，称为强直收缩。人体内，骨骼肌的收缩都是强直收缩。由于刺激频率的不同，强直收缩又可分为不完全性强直收缩和完全性强直收缩两种。如图2-14所示，不完全性强直收缩刺激频率较低，后一刺激落在前一次收缩的舒张期内，记录的收缩曲线是锯齿状；完全性强直收缩刺激频率较高，后一刺激落在前一次收缩的收缩期内，记录的是一条平滑的收缩曲线。

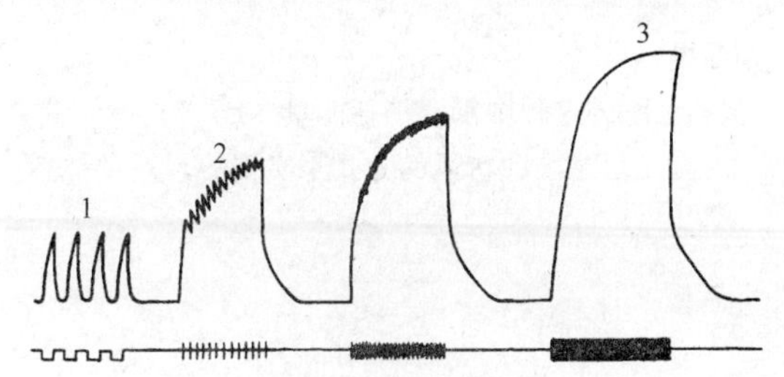

图2-14　骨骼肌的单收缩和强直收缩

上：收缩曲线；下：刺激标记

1. 单收缩；2. 不完全强直收缩；3. 完全强直收缩

考点提示：人体内骨骼肌的收缩形式

小结

细胞膜的物质转运形式有四种,分别是单纯扩散、易化扩散、主动转运、入胞和出胞作用,如下表所示。

几种物质转运形式的比较

转运方式	单纯扩散	易化扩散	主动转运	入胞	出胞
转运物质	小分子物质	小分子物质	小分子物质		大分子物质或物质团块
转运方向	高向低	高向低	低向高	外向内	内向外
能量	不需	不需	需要	需要	需要
膜蛋白帮助	不需	不需	需要		

静息电位是安静时存在于细胞膜两侧的电位差,是由K^+外流形成的。动作电位是指细胞受到有效刺激后,在静息电位的基础上产生的可扩布的电位变化。动作电位去极化是由Na^+内流形成的,复极化主要是由K^+外流形成的。阈电位是使膜对Na^+通透性突然增大的临界膜电位值,即触发动作电位的临界膜电位值。当运动神经兴奋时,兴奋通过神经-肌接头传至骨骼肌,使骨骼肌兴奋,接着由兴奋-收缩耦联引起骨骼肌收缩。其中,兴奋-收缩耦联是指把骨骼肌兴奋和骨骼肌收缩联系起来的中介过程,其关键物质是Ca^{2+}。骨骼肌的收缩机制是用肌丝滑行学说解释。人体内,骨骼肌的收缩都是强直收缩。

目标检测

一、名词解释

1. 静息电位 2. 动作电位 3. 阈电位
4. 兴奋-收缩耦联

二、填空题

1. 载体扩散具有三个特点,分别是________、________、________。
2. Na^+泵可以把细胞内的________转运到细胞外,同时还可以把细胞外的________转运到细胞内。
3. 兴奋-收缩耦联的结构基础是________,其关键物质是________。

三、判断题

1. 入胞和出胞的过程中都要消耗能量。
2. K^+内流是通过主动转运的方式来实现的。
3. Na^+内流是通过主动转运的方式来实现的。
4. 钠泵可以维持细胞内外钠、钾的浓度差。
5. 静息电位是K^+外流形成的电化学平衡电位。
6. 肌肉的收缩是由于肌丝卷曲形成的。

四、选择题

1. 人体内O_2、CO_2进出细胞是通过
   A. 通道转运　B. 主动转运
   C. 载体转运　D. 单纯扩散
   E. 入胞和出胞
2. 可兴奋细胞兴奋的共同标志是产生
   A. 静息电位　B. 动作电位
   C. 局部反应　D. 阈电位
   E. 收缩
3. 神经-肌接头处的化学递质是
   A. 多巴胺　B. 肾上腺素
   C. 去甲肾上腺素　D. 乙酰胆碱
   E. 阿托品
4. 细胞膜内电位由+30mV变成−90mV的过程是
   A. 去极化　B. 极化
   C. 复极化　D. 超极化
   E. 以上都不是
5. 细胞膜两侧Na^+、K^+分布不均的原因是
   A. 膜对Na^+、K^+的通透性不同
   B. Na^+、K^+易化扩散的结果
   C. Na^+泵的作用
   D. 依靠离子通道转运的结果
   E. 依靠载体转运的结果
6. 整体内,骨骼肌的收缩形式是
   A. 单收缩　B. 强直收缩
   C. 等张收缩　D. 等长收缩
   E. 以上都不是
7. 关于动作电位传导,错误的是
   A. 双向性传导
   B. 全或无现象
   C. 是局部电流流动的结果
   D. 衰减性传导
   E. 以上都是

五、简答题

简述细胞膜的物质转运形式,说出其概念及特点。

(郭俊梅)

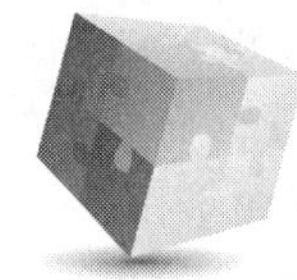

第3章　血　液

第1节　血液的组成和理化特征

血液是在心血管系统内环流不息的一种红色液体组织，是沟通机体各部分及内外环境的桥梁，担负着运输、防御、调节体温和酸碱平衡等重要功能。如果流经体内任何器官的血流量不足，均可造成严重的组织损伤，甚至危及生命。因此，血液对于维持机体正常生命活动极其重要。

一、血液的组成

血液是由血浆以及悬浮于其中的各类血细胞组成。血细胞又分为红细胞、白细胞和血小板三大类。如抽出一定量的血液注入加有抗凝剂的分血计玻管中，在离心机中离心沉淀，使血细胞下沉压紧于试管底部，上部淡黄色透明液体是血浆，下部大部分深红色不透明的是红细胞层，中间一薄层呈灰白色，是白细胞和血小板。血细胞在全血中所占的容积百分比，称为血细胞比容（图 3-1）。正常成年男性为 40%～50%，女性为 37%～48%，新生儿约为 55%。血细胞比容可以反映血液中血细胞和血浆的相对含量关系。当血细胞数量或血浆容量改变时，血细胞比容也发生相应的改变。例如，严重腹泻或大面积烧伤时，由于体液的丧失，血浆量减少，血细胞比容将会升高；某些贫血患者的红细胞数量减少，血细胞比容就会降低。

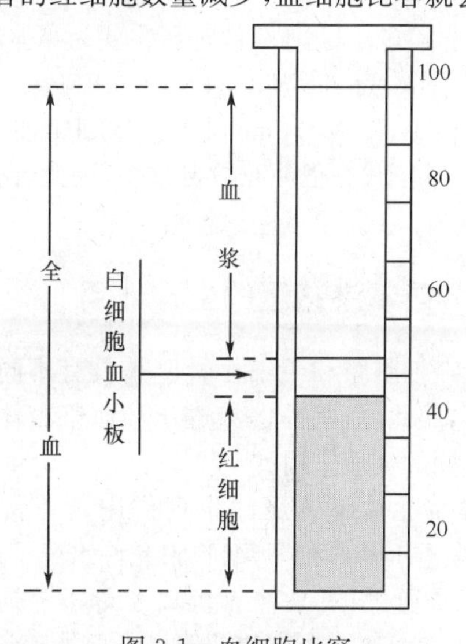

图 3-1　血细胞比容

二、血液的理化特征

（一）颜色

血液呈红色，主要取决于红细胞内血红蛋白的颜色。动脉血中的血红蛋白携氧较多，呈鲜红色；静脉血中的血红蛋白携氧较少，呈暗红色。血浆因含微量胆色素而呈淡黄色。空腹血浆相对清澈透明，进食较多的脂类食物后，经吸收入血后会形成较多的血浆脂蛋白而使血浆变得浑浊。因此，临床作某些血液成分检验时，要求空腹采血。

（二）比重

正常人全血的相对密度为 1.050～1.060，其大小取决于红细胞数量，红细胞数量愈多，全血相对密度愈大；血浆的相对密度为 1.025～1.030，其大小主要取决于血浆蛋白含量；红细胞相对密度为 1.090～1.092，与红细胞内血红蛋白的含量成正比。

（三）黏度

血液的黏度为水的 4～5 倍，主要取决于红细胞的数量及血浆蛋白的含量。当机体大面积烧伤，由于血浆液体渗出，血液黏度增加；当机体严重贫血时，由于红细胞数量减少，血液黏度下降。

（四）酸碱度

血液呈弱碱性，正常人血浆的 pH 为 7.35～7.45，血浆酸碱度的相对稳定主要依靠血液中缓冲对的缓冲作用。血液中的缓冲对包括血浆缓冲对和红细胞缓冲对。血浆缓冲对中最重要的是 $NaHCO_3/H_2CO_3$，红细胞缓冲对中最重要的是 KHb/HHb。当酸性或碱性物质进入血液时，特别是在肺、肾不断排出体内过多酸或碱的情况下，通过缓冲系统的作用，使血浆 pH 波动极小，这对维持机体的正常代谢和功能活动是十分重要的。当血浆 pH 低于 7.35 时为酸中毒，高于 7.45 时为碱中毒，酸中毒或碱中毒都会影响组织细胞的生命活动。血浆 pH 低于 6.9 或高于 7.8 时将危及生命。

考点提示：血液的组成、血细胞比容

第2节 血 浆

血浆为血细胞的细胞外液,在心血管系统中不停地循环流动,是机体内环境的主要组成部分。它不仅与组织液进行物质交换,还通过肺、肾、胃肠道、皮肤等器官与外环境进行物质交换,因此在沟通机体内、外环境中占有重要的地位。血浆的成分可受机体的代谢活动和环境的影响而发生相应变动。但在正常情况下,机体通过各种调节作用使血浆的成分保持相对恒定。当机体患病时,血浆中某些成分变动可超出正常范围,因此测定血浆成分可为某些疾病的诊断提供依据。

一、血浆的成分及其作用

血浆是血液中的液体成分,其中水占91%~92%,溶质占8%~9%。血浆中营养物质、代谢产物均溶解于水中被运输;血浆中的水还可以吸收大量的热量,调节体温。

(一) 无机盐

血浆中的无机盐约占血浆总量的0.9%,主要以离子状态存在。正离子以Na^+为主,还有少量K^+、Ca^{2+}、Mg^{2+}等;负离子主要是Cl^-,还有HCO_3^-、HPO_4^{2+}、SO_4^{2+}等。血浆中的这些离子对形成血浆晶体渗透压,维持酸碱平衡和神经肌肉的兴奋性等,都有重要意义。

(二) 血浆蛋白

血浆蛋白是血浆中各种蛋白质的总称。正常人血浆蛋白含量为60~80g/L,主要分为白蛋白、球蛋白、纤维蛋白原三类。它们的正常含量及主要生理作用见表3-1。

表3-1 正常成人血浆蛋白含量及主要生理作用

血浆蛋白种类	正常含量(g/L)	主要生理作用
白蛋白(A)	40~50	形成胶体渗透压
球蛋白(G)	20~30	参与免疫反应
纤维蛋白原	2~4	参与血液凝固

白蛋白与球蛋白比值(A/G)为1.5~2.5。由于白蛋白和球蛋白在肝合成,因此临床上测定A/G比值可检查肝功能是否正常。当肝患病时,A/G比值下降,甚至倒置。

(三) 非蛋白质含氮化合物

血浆中除蛋白质以外的含氮化合物总称为非蛋白质含氮化合物,主要有尿素、尿酸、肌酸、肌酐、氨基酸、多肽等。临床上把这些物质中所含氮的总量,称为非蛋白氮(NPN)。正常人血液中NPN含量为14~25mmol/L。血液中的非蛋白含氮化合物是蛋白质和核酸的代谢产物,不断地由肾排泄。临床上测定血液中的NPN含量可了解体内蛋白质代谢水平和肾的排泄功能。

(四) 其他

血浆中还含有葡萄糖、脂类、酮体、乳酸、酶、激素、维生素等有机化合物。此外,还有O_2和CO_2等气体分子。

二、血浆渗透压

(一) 渗透现象和渗透压

渗透是指被半透膜隔开的两种不同浓度的溶液,水分子从低浓度溶液通过半透膜向高浓度溶液中扩散的现象。渗透现象发生的动力是溶液所固有的渗透压。渗透压是指溶液中的溶质颗粒吸引水分子透过半透膜的力量。渗透压是溶液的一种基本特性,其大小与溶液中所含溶质的颗粒数目成正比,而与溶质的种类和颗粒大小无关。渗透压的单位有两种表示法:一种是千帕(kPa),另一种是毫摩尔/升(mmol/L),1mmol/L=2.56kPa。

(二) 血浆渗透压的形成及正常值

血浆渗透压由两部分组成:一部分是血浆中的无机盐(主要是Na^+、Cl^-)、葡萄糖、尿素等小分子晶体物质形成的血浆晶体渗透压;另一部分是血浆蛋白等大分子物质形成的血浆胶体渗透压。血浆渗透压的正常值为300mmol/L(770kPa)。由于血浆中小分子晶体物质的颗粒非常多,因此血浆渗透压主要为晶体渗透压,占99%以上,约为298.7mmol/L(766.7kPa)。血浆胶体渗透压很小,仅为1.3mmol/L(3.33kPa)左右,血浆中白蛋白含量高,分子颗粒数量最多,因此,白蛋白是形成血浆胶体渗透压的主要物质。

(三) 血浆渗透压的生理作用

由于红细胞膜和毛细血管壁是具有不同通透性的半透膜,因此,血浆晶体渗透压和血浆胶体渗透压表现出不同的生理作用。

1. 血浆晶体渗透压的生理作用 正常时细胞内、外的渗透压基本相等,细胞膜允许水分子通过,不允许蛋白质通过,对某些无机离子等不易通过。因此,血细胞在血浆中形态和功能可以保持正常。当血

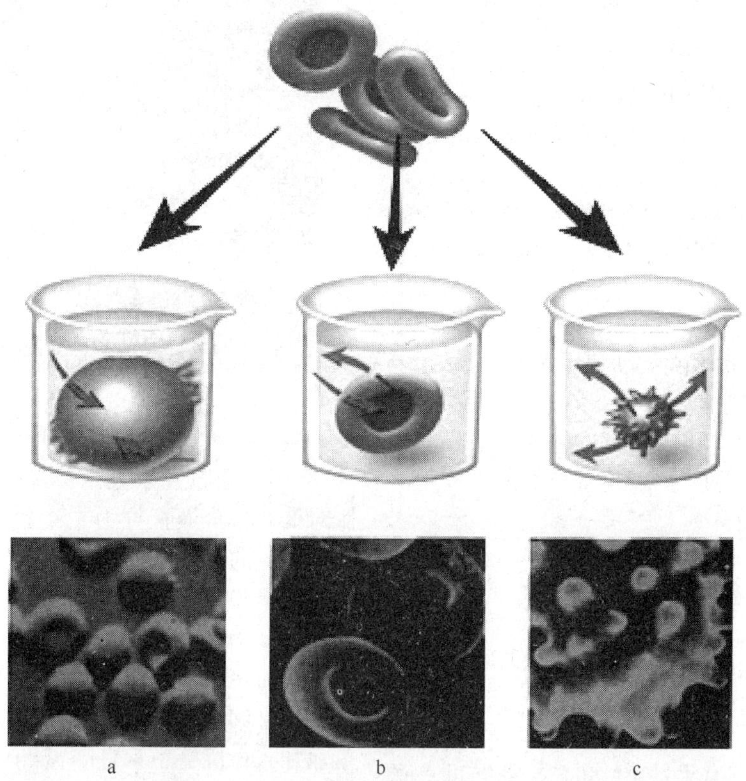

图 3-2 红细胞在不同渗透压环境中的形态变化

a. 低渗溶液中红细胞膨胀成球形、破裂溶血；b. 生理盐水中红细胞正常形态；c. 高渗溶液中红细胞皱缩

浆晶状渗透压发生变化时，水分子顺渗透压差可以出入细胞。

临床上常以血浆晶状渗透压为标准，确定液体渗透压的高低。凡渗透压与血浆晶状渗透压相等的溶液称为等渗溶液。常用的等渗溶液有 0.9％NaCl 溶液和 5％葡萄糖溶液。低于血浆晶状渗透压的溶液称为低渗溶液。高于血浆晶状渗透压的溶液称为高渗溶液。

若将红细胞置于低渗溶液中，红细胞内渗透压相对较高，水分吸入红细胞内，引起红细胞膨胀，甚至破裂，血红蛋白逸出，称为溶血。将红细胞置于高渗溶液中，高渗溶液吸水力相对较强，将红细胞内的水分吸出，引起红细胞脱水、皱缩。溶血与皱缩的红细胞（图 3-2）都不能发挥正常功能。因此，血浆晶体渗透压的相对稳定，对维持细胞内外水平衡和保持红细胞的正常形态和功能具有重要作用。因此临床上给患者大量输液时，一般应输入等渗溶液。特殊情况需要输入高渗或低渗溶液时，输入的量不应过多，以免影响红细胞的正常形态和功能。

2. 血浆胶体渗透压的生理作用　血浆晶体物质可以自由通过毛细血管壁，血浆和组织液的晶体渗透压基本相等。而血浆蛋白不易通过毛细血管壁，正常情况下，血浆蛋白浓度高于组织液中的蛋白质浓度，故血浆胶体渗透压可以吸引组织液中的水分进入毛细血管，调节血管内外的水平衡，维持血浆容量的相对稳定（图 3-3）。

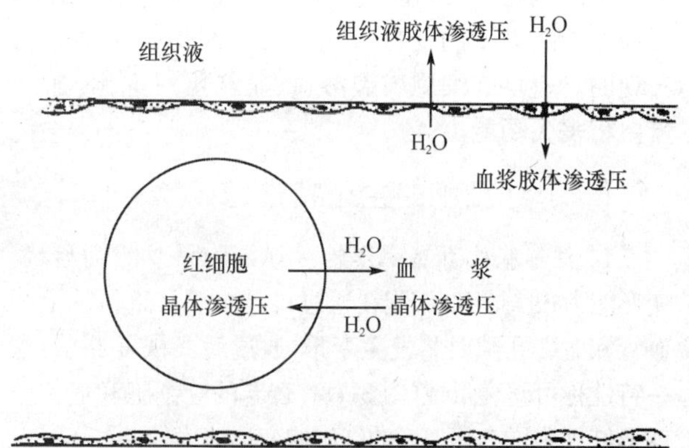

图 3-3 血浆晶体渗透压与血浆胶体渗透压作用示意图

如肝、肾疾病等到引起机体血浆蛋白（主要是白蛋白）减少，可因血浆胶体渗透压降低而使液体滞留于血管外，导致组织水肿和血浆容量降低。

考点提示：血浆渗透压组成及生理意义

第3节 血 细 胞

案例 3-1

患者，男，16岁，5天前突发鼻出血伴牙龈、皮下出血，在当地医院经鼻纱条压迫止血。2天前，再次高热。查体：体温39℃，面色苍白，全身多处皮下瘀斑，双肺呼吸音清，心率90次/分，律整，肝脾未及，下肢不肿。血液检查：血红蛋白50g/L，红细胞 2.8×10^{12}/L，白细胞 2.5×10^{9}/L，血小板 10×10^{9}/L；网织红细胞0.3%（正常值0.5%～1.5%）。骨髓象：增生明显减低，红系、粒系细胞减少，巨核细胞缺乏。

问题：

1. 各项临床检查中，患者有哪些指标不正常？
2. 根据临床表现，患者可能是什么疾病？

一、红 细 胞

（一）红细胞的正常值与生理功能

正常成熟的红细胞（red blood cell，RBC）无核，呈双凹圆盘形。细胞质内含有大量血红蛋白。我国正常成人红细胞数量，男性为 $(4.0\sim5.5)\times10^{12}$/L，女性为 $(3.5\sim5.0)\times10^{12}$/L，新生儿红细胞数可达 6.0×10^{12}/L。血红蛋白含量，男性为120～160g/L，女性为110～150g/L，新生儿可达200g/L。运动时比安静时多；长期居住在高原地区的人比居住在平原地区的人多。在末梢血液中，如果红细胞数量、血红蛋白含量及红细胞比容低于正常，或其中一项低于正常，称为贫血。

红细胞的主要功能是运输氧气和二氧化碳，并能缓冲血液酸碱度的变化。这些功能都是靠血红蛋白实现的。一旦红细胞破裂溶血、血红蛋白逸出，血红蛋白将丧失功能。

（二）红细胞的生理特性

1. 红细胞的可塑变形性 红细胞呈双凹圆盘状，变形能力很大，当红细胞在通过口径小于其直径的毛细血管和血窦孔隙时将发生变形，通过后又恢复原状，这一特性称可塑变形性（图3-4）。衰老的红细胞和遗传性球形红细胞增多症患者的红细胞变形能力较差。

2. 红细胞的渗透脆性 是指红细胞在低渗盐溶液中发生膨胀、破裂的特性。如将红细胞置于等渗溶液中（0.9% NaCl溶液），红细胞形态正常；若置于0.6%～0.8%NaCl低渗溶液中，红细胞膨胀，体积增大；若置于0.40%～0.45%NaCl低渗溶液中，有部分红细胞破裂溶血；若置于0.30%～0.35%NaCl溶液中，则红细胞全部破裂溶血。以上实验表明，红细胞膜对低渗盐溶液具有一定的抵抗力。这种抵抗力的

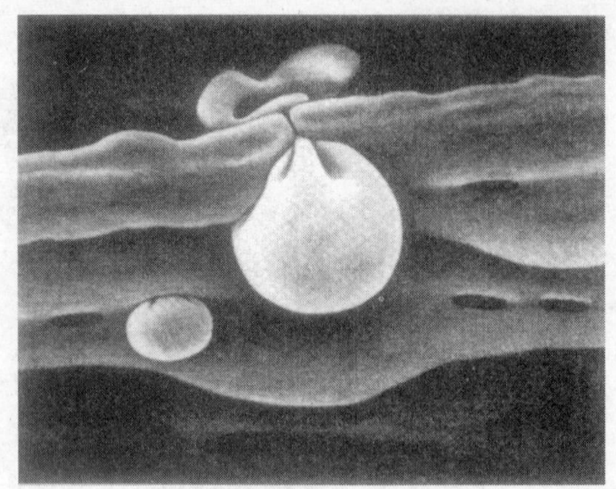

图3-4 红细胞的可塑变形性

大小，用渗透脆性来表示。渗透脆性越大，表示红细胞对低渗盐溶液抵抗力越小，越容易发生破裂溶血。一般新生的红细胞渗透脆性小，衰老或病理状态的红细胞渗透脆性大。

3. 红细胞的悬浮稳定性 红细胞能相对稳定地悬浮于血浆中不易下沉的特性称为悬浮稳定性，临床上常用红细胞沉降率（ESR，简称血沉）来表示。将抗凝血加入血沉管中垂直静置，记录第一小时末红细胞下降的距离，即血沉管上部出现的血浆毫米数。用魏氏法测定正常成人男性的红细胞沉降率为0～15mm/h，女性为0～20mm/h。这一特性与红细胞的双凹圆盘形、红细胞表面带有的负电荷有关。若血浆中带正电荷的球蛋白、纤维蛋白原和胆固醇含量增多时，会抵消红细胞表面的负电荷而使许多红细胞彼此凹面相贴，形成一叠红细胞，这种现象称为红细胞叠连（图3-5）。病理情况下，如活动性肺结核、风湿热、肿瘤和贫血等疾病时，会出现血沉加快。故测定红细胞沉降率可作为诊断某些疾病的参考依据。

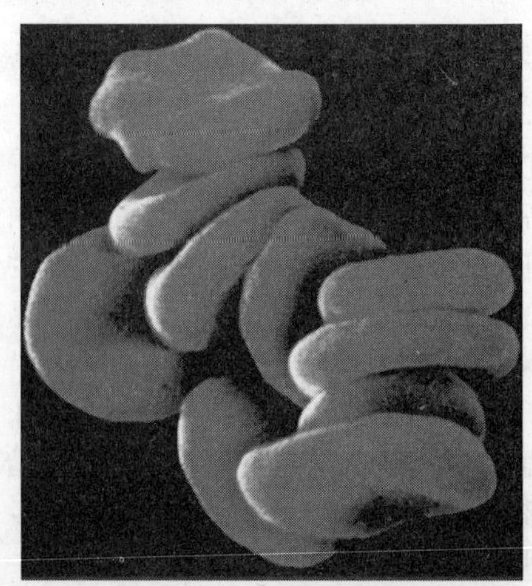

图3-5 红细胞叠连

附：贫血

贫血是临床常见的症状，患者常有皮肤黏膜苍

白、头晕、乏力等临床表现，其发生可由多种原因引起。例如，某些化学元素、X线、放射性核素、生物因素等使骨髓造血抑制，导致再生障碍性贫血。缺乏维生素 B_{12} 或叶酸时，将影响红细胞的分裂和成熟，引起巨幼红细胞性贫血。胃大部切除手术后，因缺乏内因子，使维生素 B_{12} 吸收障碍，也可引起巨幼红细胞性贫血。缺铁性贫血则是由于慢性出血等原因，体内储存的铁减少或因造血功能增强而供铁不足时，血红蛋白合成减少而引起。此外，肾病晚期可因促红细胞生成素减少而出现肾性贫血。

链接

再生障碍性贫血

再生障碍性贫血是以全血细胞减少为主要表现，伴以出血和感染的一组综合征。其致病基础是红骨髓总容量减少，有造血干细胞数量减少和质的缺陷所致的造血障碍。再生障碍性贫血患者的血象呈全血细胞减少，红细胞无明显畸形，网织红细胞显著减少。

(三) 红细胞的生成与破坏

红细胞的生成与破坏呈动态平衡，任何原因破坏这种平衡，都会导致疾病。

1. 红细胞的生成条件

(1) 红细胞的生成部位：人在胚胎时期，红细胞生成部位在卵黄囊、肝、脾和骨髓；出生以后，主要在红骨髓；到18岁成年以后，长骨的骨髓被脂肪所填充，因此只有胸骨、肋骨、颅骨等扁骨以及髂骨和长骨的近端骨骺处才有终生造血的功能。

红细胞在红骨髓内发育成熟过程中，细胞体积由大变小，细胞核由大变小最后消失，细胞质中的血红蛋白从无到有，直至达到正常含量(图3-6)。

当骨髓受到某些药物(如抗癌药、氯霉素)、射线等因素的作用时，其造血功能受到抑制，出现全血细胞减少，称为再生障碍性贫血。

(2) 红细胞生成原料：主要是铁和蛋白质。铁是血红蛋白必需的原料。成人每日需20～30mg用于造血。铁的来源有两部分：一部分是来源于衰老的红细胞破坏后由血红蛋白释放的"内源性铁"再利用，约占95%；另一部分是每日从食物中吸收的"外源性铁"。儿童生长期、妇女月经期、妊娠期和哺乳期对铁的需求量增大，若摄入不足会导致缺铁性贫血(小细胞低色素性贫血)。长期慢性失血使铁丢失过多，也会引起缺铁性贫血。此外，红细胞生成还需要维生素 B_6、B_2、C和E以及微量元素钴、锌和铜等。

(3) 红细胞的成熟因子：在红细胞分裂和成熟过程中，不可缺少的成熟因子是叶酸和维生素 B_{12}。二者均来源于食物中。但维生素 B_{12} 的吸收需要胃壁细胞所分泌的内因子的保护和促进，若内因子缺乏，可出现维生素 B_{12} 吸收的障碍，红细胞分裂延缓甚至发育停滞，引起巨幼红细胞性贫血。

2. 红细胞生成的调节

(1) 爆式促进因子：是由白细胞产生的糖蛋白，主要作用于早期红系祖细胞，使早期红系祖细胞增殖活动加强。

(2) 促红细胞生成素(EPO)：主要在肾合成，在肝细胞也有少量合成。主要作用是与骨髓红系定向祖细胞膜上的受体结合，加速其增殖与分化，使血液中成熟红细胞增多。当机体缺氧时，促红细胞生成素释放增加，刺激红骨髓，使红细胞生成增多，提高血液的运氧能力。高原居民、长期从事强体力劳动和体育锻炼的人，红细胞数量增多。严重肾病患者，促红细胞生成素合成不足会引起肾性贫血。

(3) 雄激素：可直接刺激骨髓造血，也可以刺激肾产生红细胞生成素，从而促进红细胞的生成。因此在青春期后，男性红细胞数量多于女性。临床上可用雄激素治疗再生障碍性贫血。

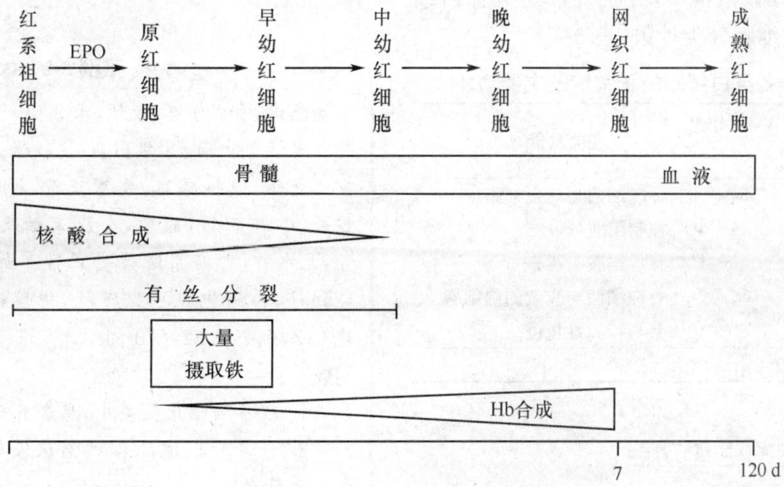

图3-6 红细胞生成过程示意图

3. 红细胞的破坏　红细胞的平均寿命为120天，每24小时的更新率为1/120。成熟红细胞无核，不能合成新的蛋白质，故对其自身结构无法更新、修补。衰老的红细胞脆性增大，细胞内酶异常，红细胞易发生破坏。在血流湍急处，脆性较大的红细胞可因机械撞击而破裂；在通过微小孔隙时，可塑性变形能力减退的红细胞容易滞留在脾、肝等处，而被巨噬细胞所吞噬。脾功能亢进时，可使红细胞破坏增加，引起脾性贫血。

红细胞在血管内被破坏而发生溶血时，释放出血红蛋白并分解为珠蛋白和血红素。珠蛋白参加体内蛋白质代谢过程；血红素中的铁大部分回收再用于造血，其余部分主要经肝处理后由肠道及肾脏排出体外。

考点提示：红细胞正常值、主要作用、生成、生理特性

二、白 细 胞

链接

白细胞的生理特性

除淋巴细胞外所有白细胞都能伸出伪足做变形运动，凭借这种运动白细胞得以穿过血管壁，这一过程称为白细胞渗出。白细胞具有趋向某些化学物质游走的特性，称为趋化作用。白细胞依靠趋化作用，游走到某些化学物质周围，把异物包围起来并吞入细胞内，这一过程称为吞噬。

(一)白细胞的数量和分类

在血细胞中，白细胞(white blood cell, WBC)数量最少。正常人白细胞总数为(4.0～10.0)×10^9/L。白细胞总数的生理变动范围较大，如饭后、运动时、女子月经期和分娩期等均有增加，在一天内下午较早晨多。新生儿白细胞总数可达20.0×10^9/L(20 000/mm^3)。根据白细胞胞浆内是否有嗜色颗粒可分为粒细胞、无粒细胞两大类。粒细胞由于颗粒嗜色不同又分为中性粒细胞、嗜酸粒细胞和嗜碱粒细胞，无粒细胞分为单核细胞和淋巴细胞。在显微镜下，分别计数这五种白细胞的百分比，称为白细胞分类计数(表3-2)。

表3-2　正常成人各类白细胞的正常值及主要功能

	均数 ($\times 10^9 \cdot L^{-1}$)	百分比 (%)	主要功能
中性粒细胞	4.5	50～70	吞噬细菌与坏死细胞
嗜酸粒细胞	0.1	1～4	抑制组胺释放
嗜碱粒细胞	0.025	0～1	释放组胺与肝素
单核细胞	0.45	1～7	吞噬细菌与衰老的红细胞
淋巴细胞	1.8	20～40	参与特异性免疫
总数	4.0～10.0		

(二)白细胞的生理功能

1. 中性粒细胞　是血液中主要的吞噬细胞，它具有活跃的变形能力和高度的化学趋化作用，并具有较强的吞噬和消化病原微生物的能力，处于机体抵御病原微生物特别是化脓性细菌入侵的第一道防线。中性粒细胞吞噬数个细菌后，即自我溶解，并释放出各种溶酶体酶，这些酶使周围组织溶解而形成脓液。此外，中性粒细胞还可吞噬、清除衰老的红细胞和抗原、抗体复合物等。

2. 嗜碱粒细胞　功能与肥大细胞相似，能释放出肝素、组胺、过敏性慢反应物质。肝素具有抗凝血作用；组胺和过敏性慢反应物质可使小血管扩张、毛细血管和微静脉的通透性增加、支气管和肠道平滑肌收缩，引起哮喘、荨麻疹等各种过敏反应症状。另外，可释放嗜酸粒细胞趋化因子能吸引嗜酸粒细胞聚集于过敏反应局部发挥作用。

3. 嗜酸粒细胞　主要作用是：①限制嗜碱粒细胞和肥大细胞在过敏反应中的作用；②参与对蠕虫的免疫反应，能黏着于蠕虫体上，释放某些酶，对血吸虫、蛔虫、钩虫等产生一定的杀伤作用。因此，患有过敏性疾病或某些寄生虫病时，嗜酸粒细胞数目增多。

4. 单核细胞　在血液中吞噬能力很弱，进入组织转变为巨噬细胞后，吞噬能力大为增加。主要作用是吞噬、清除整个血细胞或疟原虫、细菌，通过其吞噬或胞饮作用，将病原微生物、衰老、损伤的细胞和异物颗粒摄入细胞内，形成吞噬小体，在溶酶体的作用下将其杀灭，并可杀伤肿瘤细胞。

5. 淋巴细胞　可分为T淋巴细胞和B淋巴细胞。T淋巴细胞主要参与细胞免疫，如破坏移植的异体组织细胞和肿瘤细胞，B淋巴细胞参与体液免疫。B淋巴细胞多停留在淋巴组织内，在抗原刺激下转化为浆细胞，产生抗体。抗体可以识别、凝集、破坏、沉淀体液中的抗原物质。

考点提示：白细胞的正常值

三、血 小 板

案例3-2

患者，女，30岁，教师，于2009年5月10日急诊入院。自诉鼻出血、牙龈出血、皮肤淤斑1个月余，近日加重。查体：急性病容，发育正常，神清，合作，贫血貌不显著，心肺正常，腹软，全腹未触及肿块，无移动性浊音，无水肿，神经系统检查正常。血液检查：血红蛋白125g/L，白细胞6.2×10^9/L，中性粒细胞0.8，淋巴细胞0.2，血小板32×10^9/L。

问题：

1. 在各项临床检查中，患者有哪些指标不正常？

2. 患者所出现的各种临床表现可能的原因是什么？为什么？

（一）血小板形态、数量

血小板(platelet,PLT)是从骨髓中成熟的巨核细胞质裂解脱落下来的具有生物活性的小块胞质，呈双面微凸的圆盘状。进入血液后平均寿命为7～14天，但只在开始两天具有生理功能。正常成人血小板数量为(100～300)×10^9/L。

（二）血小板的生理特征

1. 黏附　血小板黏着在损伤暴露的血管内皮胶原组织上，称为血小板黏附。黏附是血小板在生理止血过程中和血栓形成中十分重要的开始。

2. 聚集　血小板黏附在血管壁后，彼此互相聚合在一起称为血小板聚集。可分为两个时相，第一时相聚集可由血小板迅速解聚，为可逆性聚集。第二时相聚集后不能再解聚，为不可逆性聚集。阿司匹林等药物具有抗血小板聚集的作用。

3. 释放　血小板激活后能将储存在细胞颗粒中的物质排出，称为血小板释放，主要有ADP、ATP、5-羟色胺、儿茶酚胺等。ADP可使血小板聚集，形成血小板血栓；5-羟色胺、儿茶酚胺可使小动脉收缩，参与生理性止血和凝血过程。

4. 收缩　血小板具有收缩能力，与血小板的收缩蛋白有关。血小板活化后，胞质内Ca^{2+}浓度增高可引起血小板收缩反应，使血凝块回缩、硬化，有利于止血。

5. 吸附　血小板能吸附大量的凝血因子，使破损血管部位的凝血因子浓度增高，并为凝血反应提供磷脂表面，促进凝血过程。

（三）血小板的功能

1. 参与生理性止血　正常情况下，小血管受损后引起出血，数分钟内会自行停止，称为生理性止血。血小板在生理性止血中的作用是：①释放缩血管物质(如5-羟色胺)，使受损血管收缩；②血小板黏附聚集形成血小板血栓；③血小板释放凝血因子，同时激活血液凝固系统，参与血液凝固，并使血凝块回缩、变硬，从而达到有效止血。

2. 促进血液凝固　血小板含有多种与凝血有关的凝血因子。如纤维蛋白原激活因子(PF_2)、血小板磷脂表面(PF_3)、抗肝素因子(PF_4)等，能提高凝血酶原的激活速度和加速血液凝固的过程。

3. 保持血管内皮完整性　血小板对毛细血管内皮有营养、支持和降低毛细血管壁脆性的作用。血小板可融入血管内皮细胞，以填补内皮细胞脱落的空隙。

4. 促进和抑制纤维蛋白溶解　在纤维蛋白形成的早期，血小板释放第六因子(PF_6)，可抑制纤维蛋白溶解；当血小板激活后释放5-羟色胺，可刺激血管内皮细胞释放血管激活物，激活纤溶酶原，促进纤维蛋白降解。

考点提示：血小板的主要功能

> **链接**
>
> **特发性血小板减少性紫癜**
>
> 特发性血小板减少性紫癜分为急性型和慢性型两种。急性型常见于儿童，其发病多与病毒感染有关，发病急骤，发热、恶寒、突发广泛而严重的皮肤黏膜出血点，甚至大片瘀斑或血肿。血小板大量减少，常小于20×10^9/L。慢性型多见于年轻女性，起病隐匿，症状较轻。出血反复发作，皮肤紫癜以下肢远端多见。血小板计数一般在(30～80)×10^9/L，外周血涂片可见巨大及畸形血小板。

第4节　血液凝固与纤维蛋白溶解

一、血液凝固

血液凝固是指血液由流动的液体状态变为不能流动的凝胶状态的过程，简称凝血。它是一系列复杂的酶促反应过程，最终使血浆中可溶性的纤维蛋白原变成不溶性的纤维蛋白，纤维蛋白交织成网，将血细胞及血液的其他成分网罗在内，形成血凝块。血液凝固1～2h后，血凝块发生回缩，并析出淡黄色的液体，称为血清。血清与血浆的区别在于，血清中缺乏纤维蛋白原和被消耗的某些凝血因子，但增加了少量血管内皮细胞和血小板释放的化学物质。

（一）凝血因子

血浆与组织中直接参与血液凝固的物质，统称为凝血因子。世界卫生组织(WHO)按其发现先后，以罗马数字依次命名，作为国际上通用的名称(表3-3)。因子Ⅵ是因子Ⅴ的激活物，后被取消。除因子Ⅳ是Ca^{2+}外，其余都是蛋白质。通常因子Ⅱ、Ⅸ、Ⅹ、Ⅺ、Ⅻ都是无活性的酶原，需经激活才成为有活性的酶，习惯上在其代号右下角加“a”，以表示为“活化型”凝血因子。此外，前激肽释放酶、血小板Ⅲ因子(PF_3)等也参与凝血过程。许多凝血因子是在肝脏内合成的，其中因子Ⅱ、Ⅶ、Ⅸ、Ⅹ的合成过程中需要维生素K的参与。可见，肝脏的正常功能和足够的维生素K的供应，对维持血液正常凝固有着密切的关系。

表 3-3 国际命名编号的凝血因子

凝血因子	同义名	凝血因子	同义名
Ⅰ	纤维蛋白质	Ⅷ	抗血友病因子(AHF)
Ⅱ	凝血酶原	Ⅸ	血浆凝血激酶(PTC)
Ⅲ	组织凝血激酶	Ⅹ	斯图亚特因子
Ⅳ	Ca^{2+}	Ⅺ	血浆凝血激酶前质(PTA)
Ⅴ	前加速素	Ⅻ	接触因子
Ⅶ	前转变素	XIII	纤维蛋白稳定因子

(二)血液凝固的过程

血液凝固是一系列凝血因子相继被激活的过程。基本过程有三个步骤:凝血酶原激活物的形成、凝血酶的形成和纤维蛋白的形成(图 3-7)。

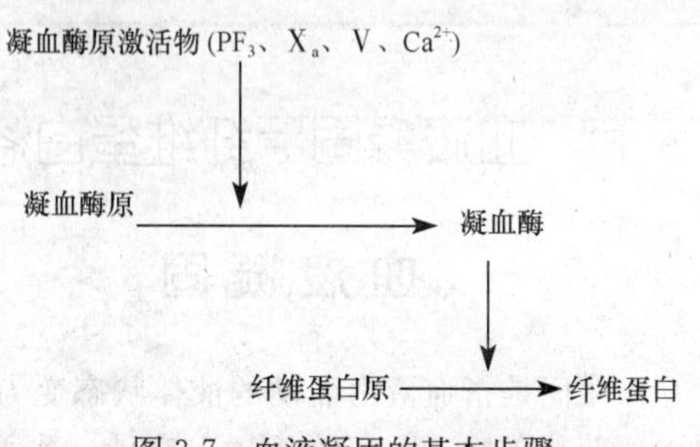

图 3-7 血液凝固的基本步骤

1. 凝血酶原激活物的形成 凝血酶原激活物是因子$Ⅹ_a$、Ⅴ、Ca^{2+}和PF_3同时并存的总称。其中因子Ⅹ的激活过程,按其起始点和参与的凝血因子的不同,可分为内源性激活和外源性激活两条途径。

(1)内源性激活途径:完全依靠血浆内的凝血因子,从激活因子Ⅻ开始至激活因子Ⅹ的过程,称为内源性激活途径。心血管内膜受损后暴露出来的胶原纤维可将因子Ⅻ激活成$Ⅻ_a$;$Ⅻ_a$又能激活前激肽释放酶,使之成为激肽释放酶,后者反过来又可激活因子Ⅻ,通过这一正反馈可形成大量因子$Ⅻ_a$;$Ⅻ_a$可激活因子Ⅺ形成$Ⅺ_a$;$Ⅺ_a$在Ca^{2+}存在下又激活因子Ⅸ形成$Ⅸ_a$。$Ⅸ_a$与因子Ⅷ、PF_3、Ca^{2+}组成因子Ⅷ复合物,此复合物可激活因子Ⅹ形成$Ⅹ_a$。PF_3的作用是提供一个磷脂吸附表面,因子Ⅷ能使$Ⅸ_a$激活因子Ⅹ的作用加快几百倍,故当Ⅷ因子缺乏时,血液凝固十分缓慢,微小创伤亦可引起出血不止,临床上称之为血友病。

(2)外源性激活途径:在血管外组织释放的因子Ⅲ参与下,激活因子Ⅹ的过程,称为外源性激活途径。当组织损伤、血管破裂时,组织细胞释放因子Ⅲ,与血浆中的Ca^{2+}和因子Ⅶ共同组成因子Ⅶ复合物,促使因子Ⅹ激活成$Ⅹ_a$。

经内源性或外源性激活途径形成的$Ⅹ_a$与血浆中的因子Ⅴ、Ca^{2+}连接在PF_3上形成凝血酶原激活物(图 3-8)。

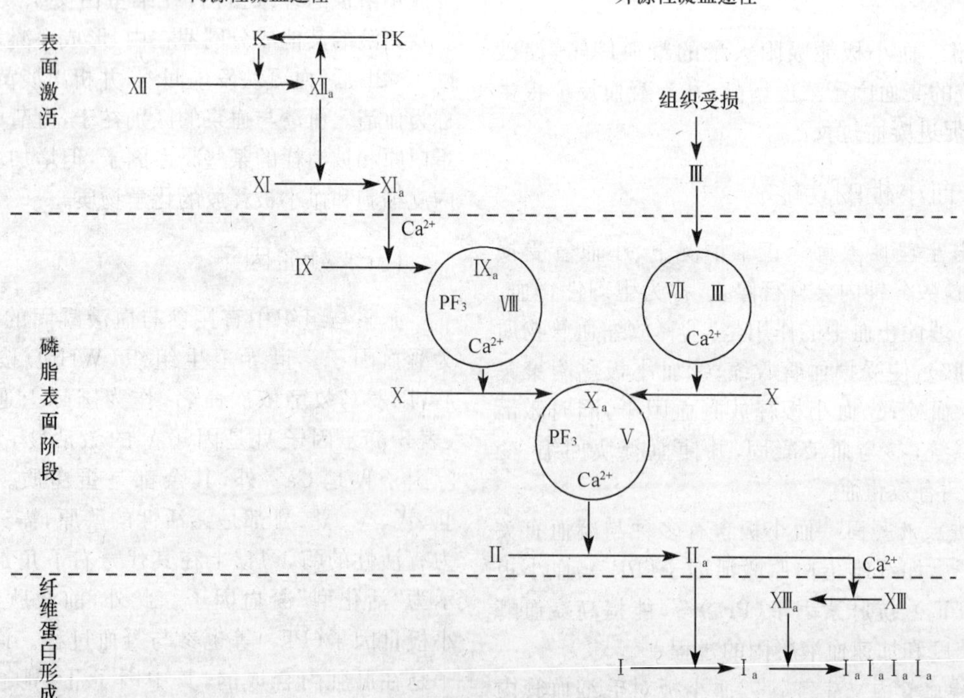

图 3-8 血液凝固全过程示意图

PF_3:血小板因子Ⅲ;PK:前激肽释放酶;K:激肽释放酶

2. 凝血酶的形成 在凝血酶原激活物的作用下，凝血酶原被激活成为凝血酶（Ⅱ$_a$）。凝血酶原激活物中的因子Ⅴ可使Ⅹ$_a$激活凝血酶原的速度加快几十倍。凝血酶本身也具有加速凝血酶原水解的正反馈作用。

以上因子Ⅹ和因子Ⅱ的激活反应，都是在血小板提供的磷脂表面上进行的，故通常将这两个步骤统称为"磷脂表面阶段"。凝血酶原被水解而激活成凝血酶时，便脱离了 PF_3 的磷脂表面而进入血浆。

3. 纤维蛋白形成 凝血酶的主要作用是使血浆中的可溶性纤维蛋白原分解为纤维蛋白单体。同时，凝血酶还可激活因子XIII形成XIII$_a$，在 Ca^{2+} 的参与下，XIII$_a$使纤维蛋白单体形成不可溶的纤维蛋白多聚体，也称为血纤维。血纤维交织成网，将血细胞网罗其中，形成血凝块。至此血液凝固过程全部完成。

凝血过程是一系列凝血因子相继激活的酶促连锁反应。许多凝血因子具有正反馈作用，加速了反应过程。因而凝血过程一经启动，其反应势如瀑布，越来越快，直到完成，这就是血液凝固的"瀑布学说"。

（三）抗凝和促凝

正常血液中虽含有多种凝血因子，但不会发生血管内广泛的凝血现象。究其原因：①正常血管内皮完整光滑，血液中无因子Ⅲ，故不会启动内源性或外源性凝血过程。②凝血过程的早期阶段较缓慢，而血液循环很快，可不断将少量被活化的凝血因子稀释冲走，并被肝、脾等处的巨噬细胞吞噬破坏，使早期的凝血过程不能完成。③正常血浆中存在着抗凝系统。

1. 抗凝系统

(1) 抗凝血酶Ⅲ：主要在肝合成，属于丝氨酸蛋白酶抑制物。抗凝血酶Ⅲ能够封闭Ⅸ$_a$、Ⅹ$_a$、Ⅺ$_a$、Ⅻ$_a$以及凝血酶分子的活性中心，使其失活而起到抗凝血的作用，若与肝素结合后，其抗凝作用可增强2000倍以上。

(2) 肝素：由肥大细胞和嗜碱粒细胞产生的一种酸性黏多糖。其抗凝作用主要是与抗凝血酶Ⅲ结合，增加抗凝作用。此外，肝素可刺激血管内皮细胞大量释放组织因子途径抑制物和其他抗凝物质。所以肝素是一种有效的抗凝物质，不论在体内或体外都有作用。临床上把它称为一种抗凝剂，广泛用于血栓性疾病的防治。

(3) 蛋白质C系统：主要物质是蛋白质C。此外，还有蛋白质S、凝血酶调节蛋白和蛋白质C的抑制物。蛋白质C的抑制物作用包括：灭活Ⅴ$_a$和Ⅷ$_a$；抑制Ⅹ及凝血酶原的激活，促进纤维蛋白的溶解。

(4) 组织因子途径抑制物：主要来自血管内皮细胞，是外源性凝血途径抑制剂，它能与Ⅹ$_a$结合，使Ⅹ$_a$作用抑制，并与因子Ⅶ$_a$复合物结合，使其失活。

2. 血液凝固的加速与延缓 根据上述有关知识，可以采取一些措施来加速或阻止血液凝固，它们在临床上均有实际意义。如进行外科手术时，常用温盐水纱布或明胶海绵压迫伤口，这就是利用粗糙面激活因子Ⅻ并促使血小板解体释放凝血因子；利用温热加速酶促反应，使血液凝固加速，以利于止血。为防止维生素K缺乏患者在手术时大出血，常在术前注射维生素K，促使肝脏合成凝血因子Ⅱ、Ⅶ、Ⅸ、Ⅹ，从而加速血液凝固。

另一方面，在血液检验和输血中，需要不凝固的血液，常在抽出体外的血液中加入适量的抗凝剂。如加入草酸铵或草酸钾，可与血浆中的 Ca^{2+} 结合成不易溶解的草酸钙；加入枸橼酸钠，可与 Ca^{2+} 形成不易电离的可溶性络合物，两者都可使血浆中的 Ca^{2+} 显著减少或消失，达到抗凝作用。由于草酸盐对机体有毒性，故不宜用于输血，但为血液检验所常用。而少量枸橼酸钠对机体无毒性，因此临床上输血时常被用作抗凝剂。在体内或体外加入肝素，均有抗凝血作用。

考点提示：血液凝固的过程主要抗凝物质

二、纤维蛋白溶解

（一）纤维蛋白溶解的概念和意义

血凝块被血浆中的纤溶系统分解液化的过程称为纤维蛋白溶解，简称纤溶。纤溶系统包括纤溶酶原、纤溶酶、纤溶酶原激活物和抑制物。主要功能是清除沉淀于血管壁的纤维蛋白，溶解血凝块，维持血管通畅。

（二）纤维蛋白溶解的基本过程

纤维蛋白溶解的基本过程为两个阶段，即纤溶酶原的激活和纤维蛋白的降解（图3-9）。

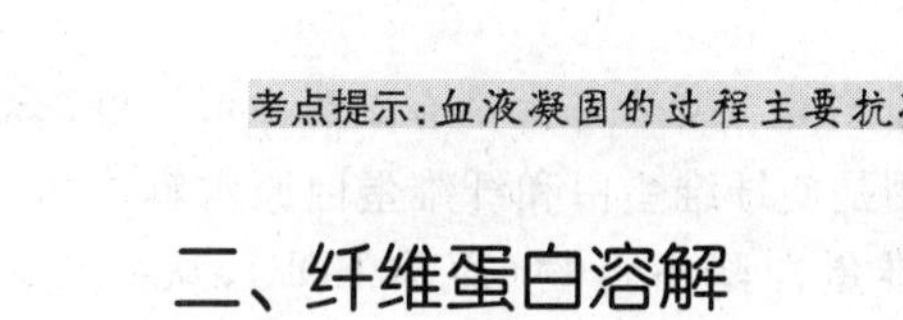

纤溶酶原激活物
(+)↓
纤溶酶原 ——→ 纤溶酶 ←(−)------ 纤溶酶抑制剂
(+)↓
纤维蛋白(原) ——→ 纤维蛋白(原)降解产物

图3-9 纤维蛋白溶解系统示意图
（+）促进作用；（−）抑制作用

1. 纤溶酶原的激活 纤溶酶原是血浆中的一种β球蛋白，它经各种激活物的作用，可被水解成纤溶酶。纤溶酶原激活物主要有以下几种。

(1) 血管激活物：由小血管内皮合成并释放入血液，它使血浆内激活物浓度维持在基础水平。当血管内皮细胞出现血纤维凝块时，促使其释放大量激活物，后者大都吸附于血纤维凝块上。在剧烈运动、情绪紧张、缺氧，以及在5-羟色胺、组胺等因素作用下，血管内皮细胞合成及释放激活物增多，血中含量可暂时升高。此外，血小板也可释放激活物。

(2) 组织激活物：存在于很多细胞的溶酶体中，当组织损伤时它被释放出来促进纤维蛋白溶解。组织激活物的分布，以子宫、肾上腺、甲状腺、前列腺、淋巴结中含量最多，肺、卵巢、骨骼肌和脑中次之。临床上往往在施行子宫、前列腺、甲状腺、肺等手术后易发生渗血，妇女月经血液通常不会凝固等现象，都与这些组织器官中的组织激活物含量丰富有关。此外，肾脏及泌尿道上皮细胞合成和释放的这类激活物，称为尿激酶，其活性很强，目前已提取用于临床治疗脑血管血栓的患者。

(3) 活化的Ⅻ：可使血浆中无活性的前激肽释放酶激活成激肽释放酶，间接激活纤溶酶原。这种作用可能对维持血凝与纤溶之间的动态平衡具有一定意义。

2. 纤维蛋白和纤维蛋白原的降解　纤溶酶的主要作用是使纤维蛋白和纤维蛋白原水解成多种可溶性纤维蛋白降解产物(简称EDP)，从而使血纤维溶解。

纤溶酶的活性强而特异性较小，还能水解凝血因子Ⅱ、Ⅴ、Ⅶ、Ⅷ、Ⅸ等，故也有抗凝血作用。

3. 纤溶抑制物　血浆中还有多种抗纤溶的物质，称为纤溶抑制物。按其作用环节分两类：抑制纤溶酶原激活的称为抗活化素，抑制纤溶酶作用的称为抗纤溶酶。正常血液中抗纤溶酶的作用远强于纤溶酶，故纤溶酶难于发挥纤溶作用。在血凝块中由于纤维蛋白能吸附纤溶酶原和激活物，而不吸附抑制物，因此有大量纤溶酶形成，从而使纤维蛋白溶解。

纤维蛋白溶解的重要意义在于：使血液保持液态，血流通畅；限制血液凝固的发展，防止血栓的形成。

在异常情况下，可见纤维蛋白溶解显著减弱，而导致血栓或纤维蛋白沉积过多。在缺氧、酸中毒等有害因素作用下，血管内皮肿胀、脱落和组织细胞损伤，从而激活内源性和外源性凝血途径，在微循环血管内凝血，简称DIC。当纤维蛋白溶解过程，特别是继发性纤溶过强时，由于DIC使凝血因子Ⅴ、Ⅷ、Ⅸ消耗过多和纤维蛋白减少等情况，常出现凝血障碍，产生出血倾向。

考点提示：纤溶酶原激活物

第5节　血量、血型与输血

一、血　量

血量是指全身血液的总量。正常成人血量为体重的7%～8%，即每千克体重有70～80ml血液。因此，体重为60kg的人，血量约为4.2～4.8L。全身血液大部分在心血管系统中快速流动，称循环血量。少部分血液滞留在肝、肺、腹腔静脉及皮下静脉丛内，流动很慢，称储存血量。在运动或大出血等情况下，储存血量可被动员以补充循环血量。

二、血　型

血型是血细胞膜上特异性抗原的类型，这些抗原是人体免疫系统识别“自我”与“异己”的标志。一般所说的血型是指红细胞膜上特异性抗原的类型。在临床上，血型鉴定是输血及组织器官移植成败的关键。

2002年，国际输血协会(ISBT)血型命名委员会确认红细胞血型系统有25个，其中与临床关系最密切的是ABO血型系统和Rh血型系统。

链接

血型的发现

早在1875年，人们就发现了输血时出现的红细胞凝集的现象。Landsteiner是奥地利的免疫学家，他了解到每一物种具有专一的特异性，便进一步思考同一物种不同个体间是否也存在着这种特异性的差别。在1900年，他选择不同人的红细胞和血清进行交叉反应，发现有些出现凝集现象，有些不出现凝集现象。经深入研究，他终于在1901年发现了人类第一个血型系统即ABO血型系统，并提出了输血时血型配合原则，使输血成为实际可行的重要治疗措施。1901～1903年，他推测血型可遗传。在1910年此推测被证实，从而为法医学上鉴定亲子关系提供了重要依据。Landsteiner在1930年获得了诺贝尔奖。

(一) ABO血型系统

1. 分型依据　ABO血型系统是根据红细胞膜表面所含血型抗原，即凝集原的不同或有无，将血型分为四个基本类型。凡红细胞膜只含A凝集原的为A型，只含B凝集原的为B型，A、B两种凝集原都有的为AB型，无A、B两种凝集原的为O型。另一方面，血浆(或血清)中还存在着与凝集原相对应的天然血型抗体，(IgM抗体)分子量大不能通过胎盘，即凝集素，称为抗

A凝集素或抗B凝集素。A型血清中含抗B凝集素，B型血清中含抗A凝集素，AB型血清中无抗A、抗B凝集素，O型血清中含抗A、抗B凝集素（表3-4）。

表3-4 ABO血型系统中的凝集原和凝集素

型别	红细胞膜上的抗原（凝集原）	血清中的抗体（凝集素）
A	A	抗B
B	B	抗A
AB	A、B	无
O	无	抗A、抗B

2. 凝集反应 当红细胞膜上的凝集原与其对应的凝集素相遇时，发生抗原-抗体反应，红细胞被抗体凝集成一簇簇不规则细胞团的现象称为凝集反应。一旦发生凝集反应，凝集成簇的红细胞会堵塞毛细血管，在补体的参与下，红细胞破裂溶血，大量血红蛋白逸出，可出现血红蛋白尿，血红蛋白在肾小管内遇酸凝固，会堵塞、损坏肾小管引起急性肾衰竭，严重时可发生死亡。

A凝集原+抗A凝集素→红细胞凝集→溶血

B凝集原+抗B凝集素→红细胞凝集→溶血

3. 血型鉴定 正确鉴定血型是保证输血安全的基础。常规ABO血型的定型包括正向定型和反向定型。正向定型是用抗A抗B抗体检测红细胞膜上有无A抗原和B抗原；反向定型是用已知血型的红细胞检测血清中有无抗A和抗B抗体（表3-5）。

（二）Rh血型系统

Rh血型抗原（即Rh凝集原，或称Rh因子），最先在恒河猴（Rhesus monkey）的红细胞中发现。人类红细胞膜上的Rh抗原有C、c、D、E、e五种，其中D抗原的抗原性最强。凡红细胞含有D抗原的，称为Rh阳性；不含D抗原的，称为Rh阴性。

Rh血型系统的特点是，人类血清中不存在与Rh抗原起反应的天然抗体。故Rh阴性的受血者第一次接受Rh阳性的血液，不会发生凝集反应。但由于输入Rh阳性血液后，可使受血者产生抗Rh抗体，因此以后再输入Rh阳性血液时，会使输入的Rh阳性红细胞发生凝集反应。在妇科、儿科临床工作中，可见Rh阴性的妇女孕育了Rh阳性的胎儿后，Rh阳性胎儿的红细胞因某种原因（如少量胎盘绒毛脱落进入母体循环）进入母体后，也可使母体产生抗Rh抗体。因此，在第2次妊娠时，母体抗Rh抗体（主要是IgG）可透过胎盘进入胎儿体内，使Rh阳性胎儿发生溶血性贫血，甚至死亡。

据我国调查，汉族和其他大多数民族中Rh血型阳性者占99%，阴性者占1%，因此在一般临床工作中意义不大。但在有的少数民族中Rh阴性者较多，如塔塔尔族占15.8%，苗族占12.3%，布依族和乌孜别克族均为8.7%。因此，在Rh阴性率较高的民族地区，临床工作者必须对此加以注意。

三、输 血

输血是治疗某些疾病、抢救伤员生命和保证各种手术顺利完成的重要措施，为了保证输血的安全和提高输血疗效，必须遵守输血的原则。输血的根本原则就是要避免发生凝集反应。要求献血者输入的红细胞不被受血者的血浆凝集；献血者输入血浆中的凝集素不会使受血者体内的红细胞发生凝集。首选同型输血。育龄妇女及多次输血的患者，必须注意Rh血型相合；另外，ABO血型系统中还存在着多个亚型。因此，在血型确定后，必须进行交叉配血试验（图3-10）。

临床上输血经交叉配血试验，主侧、次侧均不凝集者方可输血。在紧急情况下，找不到同型血型时，则可按献血者的红细胞不被受血者血清所凝集的原则，即主侧不凝集者可允许少量（一般不超过300ml）、缓慢地输血。由于O型血液的红细胞无A、B凝集原，在必要时可输给其他血型的受血者，而AB型血液的血清中无凝集素，在必要时可接受其他型血液（图3-11），但必须慎重，要少量、缓慢地输入，并在输血过程中严密监视。

表3-5 红细胞常规ABO定型

血型	正向定型			反向定型		
	A型血清（抗B）	B型血清（抗A）	O型血清（抗A，抗B）	A型红细胞	B型红细胞	O型红细胞
O	−	−	−	+	+	−
A	−	+	+	−	+	−
B	+	−	+	+	−	−
AB	+	+	+	−	−	−

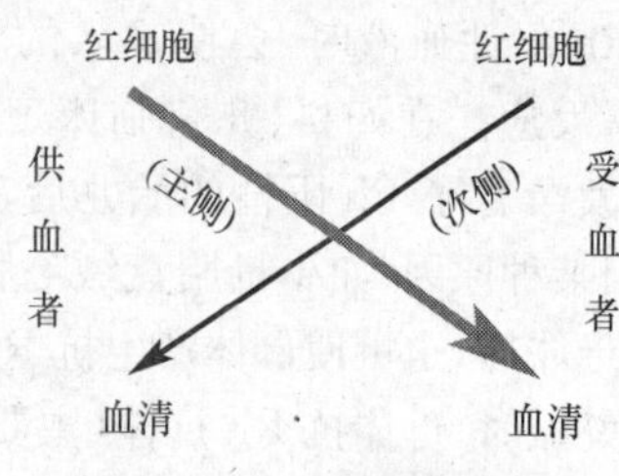

图 3-10 交叉配血试验

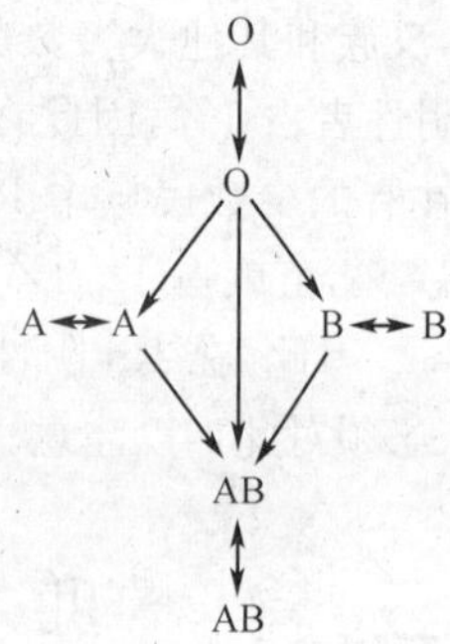

图 3-11 ABO 血型之间输血关系示意图

在选用异型血液输血时,为什么只要求献血者输入的红细胞不被受血者的血清所凝集,而不担心献血者输入的血浆中的凝集素会使受血者体内的红细胞发生凝集?这是由于献血者输入的红细胞在受血者血液中到处会遇到足够浓度的凝集素,使之发生凝集,因此,交叉配血试验主侧凝集者绝对不许输入;而输入血浆中所含的凝集素,则因献血者输入的血液远少于受血者体内的血液量,故输入的凝集素会被受血者的血浆高度稀释,其浓度急剧下降到不致使受血者红细胞发生凝集的程度。故交叉配血试验主侧不凝集、仅次侧凝集者,可以谨慎地少量输血。

因为患者输血是一项非常严肃的工作,必须十分谨慎。在输血前必须做交叉配血试验,即使是同型血液也不例外。因为 ABO 血型系统中存在着亚型,如 A 型可分为 A_1、A_2 两个亚型,它们虽属同一血型抗原,但在结构上还有一定差异,性能不完全相同。此外,与 ABO 血型系统同时存在的还有其他血型系统,如 Rh 血型系统等,若不加注意就可能因血型不合而发生严重反应。

考点提示:血型分型原则、输血原则、交叉配血

小 结

血液是由血浆和血细胞组成的,血液的主要功能是运输、缓冲、排除废物、免疫预防、参与生理性止血等。血浆渗透压对维持细胞内外和血管内外的水平衡起着重要作用。血细胞包括红细胞、白细胞和血小板。红细胞能运输 O_2 和 CO_2;白细胞有吞噬和免疫功能;血小板参与生理止血。血液中有多种凝血因子,通过内源性和外源性凝血途径导致血液凝固,纤维蛋白溶解可以避免纤维蛋白堵塞血管。人类红细胞的主要血型是 ABO 血型和 Rh 血型系统,其划分和鉴定为临床安全输血提供可靠的依据。

目标检测

一、名词解释

1. 血细胞比容 2. 红细胞脆性 3. 红细胞沉降率 4. 等渗溶液 5. 血浆与血清 6. 生理止血 7. 血液凝固 8. 纤维蛋白溶解 9. 血型

二、判断题

1. 决定溶液渗透高低的因素是溶质颗粒的大小。
2. 0.9%氯化钠溶液的渗透压低于 5%葡萄糖溶液的渗透压。
3. 血浆总蛋白量不变的情况下,白蛋白/球蛋白的比值较大,血浆胶体渗透压越大。
4. 血红蛋白容易被氧化,故能携带氧气。
5. 若将正常人的红细胞置于血沉加快患者的血浆中,其血沉率常加快。
6. 新生的红细胞脆性小,故对低渗溶液的抵抗力较大。
7. 蛋白质、铁、维生素 B_{12} 都是正常红细胞生成必不可少的物质。
8. 血中氧分压增高时促红细胞生成素增多。
9. 单核巨噬细胞的吞噬能力最强,其百分率增高是急性化脓性细菌感染的标志。
10. 嗜酸粒细胞增多是患过敏性疾病和某些寄生虫病的标志之一。
11. 血管内的血液凝固属于内源性凝血,血管外的血液凝固属于外源性凝血。
12. 凝血因子都是在肝脏内生成的蛋白质,都需要维生素 K 参与。
13. 血液凝固的实质是血浆中的纤维蛋白原转变为纤维蛋白。
14. 当机体缺乏维生素 K 时,可出现凝血功能障碍。
15. 血液加入抗凝剂,除去血细胞后的液体成分便是血清。
16. 凡血清中含有抗 A 凝集素者,其血型必须是 B 型。
17. ABO 血型系统的分型决定于血清中的凝集原,红细胞膜上的凝集素。
18. A 型血输给 A 型血是绝对安全的,不需每次都做交叉配血试验。
19. 人类 Rh 血型系统的特点是其血浆中无天然的抗 D(抗 Rh)抗体。
20. Rh 阴性者血液中无天然抗 Rh 凝集素(抗 D 抗体),因此可以反复接受 Rh 阳性血液。

三、填空题

1. 血液由________和________组成,其相对含量关系可用________表示。男性正常值为________,女性正常值为________。

2. 临床上大量输液时，必须使用________，临床常用的是________和________。

3. 正常成年男性红细胞数为__________，血红蛋白含量为________；正常成年女性红细胞为________，血红蛋白含量为________。

4. 血液凝固的基本过程是________、________和________。

5. B型血红细胞上含________抗原，其血清中含________抗体；某人血清中既含抗A抗体又含抗B抗体，其血型为________型；某人血清中既不含抗A抗体又不含抗B抗体，其血型为________型，该血液红细胞上________A抗原且________B抗原。

四、选择题

1. 有关血液的正常参考值，正确的是
   A. 血红蛋白(男)120～160mg/L
   B. 白细胞总数(4.0～10.0)×10^9/ml
   C. 血小板数(10～30)×10^9/ml
   D. 血液 pH 7.4±0.5
   E. 血红蛋白(女)120～160mg/L

2. 血浆蛋白生理作用的叙述，错误的是
   A. 参与机体防御功能
   B. 维持血浆晶体渗透压
   C. 调节血浆酸碱度
   D. 参与血液凝固
   E. 维持血浆胶体渗透压

3. 血浆渗透压的下列说明，正确的是
   A. 与0.09%NaCl相当
   B. 胶体渗透压占大部分
   C. 胶体渗透压维持血容量
   D. 与溶质颗粒呈反比
   E. 与溶质颗粒大小有关

4. 血浆胶体渗透压的大小主要取决于
   A. 红细胞数量　B. 白细胞数量
   C. 白蛋白含量　D. 无机盐含量
   E. 葡萄糖含量

5. 形成血浆晶体渗透压的主要物质是
   A. 白蛋白　B. 球蛋白
   C. NaCl　D. Hb
   E. 纤维蛋白原

6. 调节细胞内外水平衡的主要因素
   A. 血浆晶体渗透压　B. 血浆胶体渗透压
   C. 组织液胶体渗透压　D. 组织液静水压
   E. 血浆总渗透压

7. 调节血管内外水平衡的主要因素是
   A. 血浆晶体渗透压　B. 血浆胶体渗透压
   C. 血浆总渗透压　D. 组织液胶体渗透压
   E. 组织液静水压

8. 血红蛋白(Hb)的下列说明，错误的是
   A. 正常成年女性Hb量为120～160mg/L
   B. Hb有运输O_2与CO_2的功能
   C. 红细胞破坏后，Hb就丧失作用
   D. Hb与CO结合后不易分离
   E. 缓冲血液的酸碱变化

9. 红细胞的主要功能是
   A. 起保护和防御功能　B. 缓冲血液的酸碱变化
   C. 形成渗透压　D. 运输O_2和CO_2
   E. 参与生理性止血

10. 中性粒细胞的主要功能是
    A. 产生抗体　B. 参与生理性止血
    C. 参与过敏反应　D. 吞噬微生物
    E. 引起过敏反应症状

11. 红细胞在0.45%氯化钠溶液中开始完全溶解，说明红细胞的
    A. 脆性正常　B. 脆性小，抵抗力大
    C. 脆性大，抵抗力小　D. 脆性小，抵抗力小
    E. 脆性大，抵抗力大

12. 促红细胞生成素的作用是促进
    A. 小肠吸收维生素B_{12}　B. 睾丸分泌雄激素
    C. 血库释放红细胞　D. 骨髓造血
    E. 以上都是

13. 临床输血常用的抗凝血物质是
    A. 纤溶酶　B. 草酸钙
    C. 枸橼酸钠　D. 维生素K
    E. 肝素

14. 作子宫、甲状腺、肺等手术后易渗血，主要因为这些组织中含有较多的
    A. 纤溶抑制物　B. 组织激活物
    C. 抗凝血酶　D. 纤溶酶
    E. 血管激活物

15. 外科手术时用温盐水纱布压迫止血是使
    A. 组织释放激活物增多
    B. 血小板解体、加速酶促反应
    C. 血浆中抗凝血物质减少
    D. 凝血因子增多
    E. 凝血因子减少

16. 血清与血浆的主要区别是前者不含
    A. 白蛋白　B. 纤维蛋白原
    C. 球蛋白　D. 纤溶酶原
    E. 血小板

17. 缺乏哪种维生素可致凝血时间延长
    A. 维生素A　B. 维生素B_{12}
    C. 维生素C　D. 维生素K
    E. 维生素B_6

18. 内源性凝血与外源性凝血的区别是
    A. 凝血发生在血管内还是血管外
    B. 凝血发生在体内还是体外
    C. 凝血酶原的激活是否有组织因子Ⅲ的参与
    D. 凝血酶原激活物的形成是否有组织因子Ⅲ的参与
    E. 纤维蛋白的形成是否有组织因子Ⅲ的参与

19. 血液中存在的最重要的抗凝物质是
    A. 肝素和抗凝血酶Ⅲ　B. 枸橼酸钠

C. 前加速素　　D. 纤溶酶

E. 草酸钠

20. 血型的划分依据是

A. 红细胞膜上特异抗原的有无和种类

B. 血清中抗体的有无和类别

C. 交叉配血情况

D. 凝集原和凝集素配合情况

E. 红细胞膜上抗体的有无和类别

21. 某人血清中无抗A、抗B凝集素，红细胞膜无D抗原，其血型属于

A. AB型、Rh阴性　　B. O型、Rh阳性

C. AB型、Rh阳性　　D. O型、Rh阴性

E. 以上都不对

22. 在急需输血而无同型血液时，O型血可少量输给其他血型的人，是因为O型血液的

A. 血清中含抗A、抗B凝集素

B. 红细胞膜含有A、B凝集原

C. 血清中无抗A、抗B凝集素

D. 红细胞膜无A、B凝集原

E. 红细胞膜无A、B凝集原，血清中无抗A、抗B凝集素

23. 新生儿溶血性贫血可能发生在

A. Rh阴性母亲孕育的Rh阴性婴儿

B. Rh阴性母亲孕育的Rh阳性婴儿

C. Rh阳性母亲孕育的Rh阴性婴儿

D. Rh阳性母亲孕育的Rh阳性婴儿

E. 以上都不对

五、问答题

1. 血液有哪些生理功能？试举例说明。
2. 何谓血浆晶体渗透压、胶体渗透压？其生理意义各如何？
3. 血浆蛋白、红细胞、白细胞和血小板的生理功能分别有哪些？
4. 红细胞的生成过程如何？
5. 血液凝固的基本过程如何？正常人血管内血液为什么会保持着流体状态？
6. ABO血型的分型依据是什么？血型与输血的关系如何？
7. 重复输同型血之前，为什么还必须做交叉配血试验？

（张红爱）

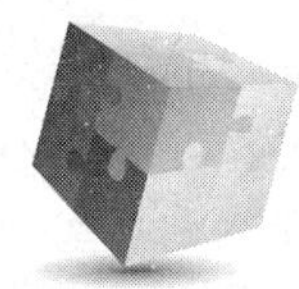

第4章 血液循环

循环系统由心脏和血管组成。血液在心血管系统中按一定方向周而复始地流动，称为血液循环。血液循环的主要功能是运输体内物质，如营养物质、代谢产物、氧气、二氧化碳、激素和其他体液因子，以维持内环境稳态和保证机体新陈代谢的正常进行。血液的其他功能如免疫防御等也须通过血液循环才能实现。循环系统还具有内分泌功能，近年来的实验研究证明，心房肌细胞能够分泌心房钠尿肽，血管能分泌内皮素，肾入球小动脉和出球小动脉的近球细胞可合成和分泌肾素等活性物质，对心血管功能、泌尿功能及水盐代谢等起调节作用。

第1节 心泵血功能

心脏是推动血液在循环系统内流动的动力器官。心脏收缩时将血液射入动脉；心脏舒张时接纳由静脉回流的血液。心脏这种节律性的收缩舒张活动，给血液流动提供动力。其活动原理和水泵相似，故称心泵或血泵。因此，心脏的射血又称为泵血。

一、心动周期和心率

心房或心室每收缩和舒张一次构成的一个机械活动周期，称为心动周期（即一次心跳）。在一个心动周期中，心房和心室的活动是按一定顺序交替进行的，表现为两心房首先同时收缩，继而舒张；当心房进入舒张期后，两心室同时收缩，随后舒张。在心脏的泵血活动中，心室起主导作用，故心动周期通常是指心室的活动周期。

每分钟心动周期的次数，称为心率。正常成人安静时的心率为60～100次/分，平均75次/分。心率可因年龄、性别及其他生理情况而有差异。一般情况下，成年女性的心率较男性快；小儿的心率较成人快，尤其是婴幼儿，可大于100次/分，至15～16岁接近成人；老年人心率较慢。运动或情绪激动时心率加快，安静和睡眠时心率较慢。

心动周期的持续时间与心率有关。如按成人平均心率75次/分计算，每一个心动周期为0.8s。其中心房收缩占0.1s，舒张占0.7s；心室收缩占0.3s，舒张占0.5s。心室开始舒张到下次心房收缩之前的期间，心房也处于舒张期，这一时期（占0.4s）称为全心舒张期（图4-1）。在心动周期中，无论心房或心室其舒张期均明显长于收缩期。这样使心脏有足够的时间接纳由静脉回流的血液，既保证心室有足够的充盈，又能让心肌得到充分休息。

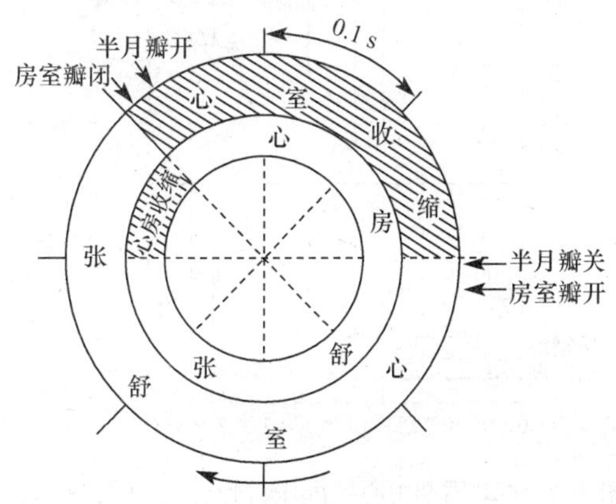

图4-1 心动周期中心房和心室的活动

心动周期的长短与心率呈反比。当心率减慢时，心动周期延长；当心率加快时，心动周期缩短，收缩期和舒张期均缩短，但舒张期缩短更为明显。故心率加快时，由于心肌休息时间相对缩短，将不利于心脏的充盈和持久活动。

考点提示：心动周期和心率的概念以及二者之间的关系

二、心泵血过程

心脏在泵血过程中，左右心室将血液分别射入体循环和肺循环。在同一时期，左心和右心接受的血液回流量大致相等，血液输出量也大致相等。现以左心室为例说明心脏在泵血过程中的各种变化（图4-2）。

（一）心室收缩期

根据室内压力和容积等的变化，心室收缩期包括等容收缩期和射血期。

1. 等容收缩期　心房收缩完成后，心室开始收缩，室内压升高超过房内压时，心室内的血液推动房室瓣关闭，防止血液倒流入心房。此时，室内压尚低于主动脉压，动脉瓣仍处于关闭状态，心室成为一个封闭的腔，由于血液的不可压缩性，心室肌收缩只产

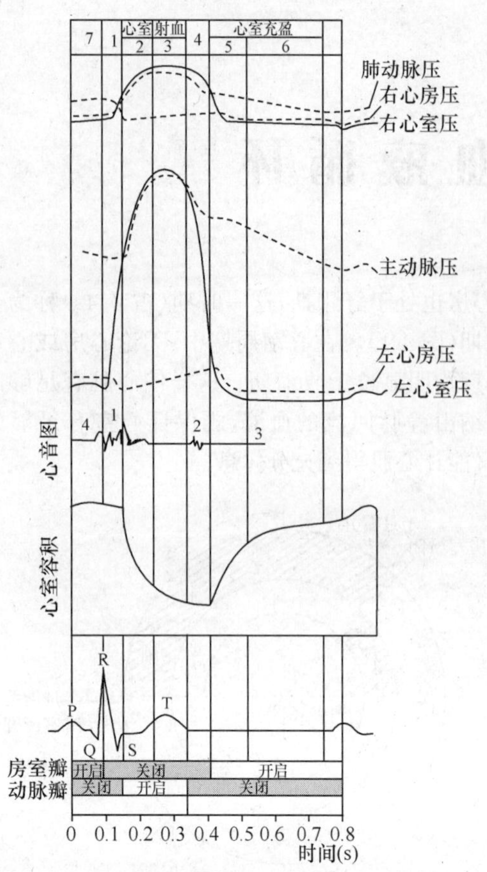

图 4-2 心动周期中心腔内压力和容积、主动脉压和肺动脉压、瓣膜启闭以及心音图和心电图的变化

生张力而无缩短，心室容积不变，故称等容收缩期。此时心室内压急剧升高，成为室内压上升速率和幅度最大的时期，此期约占 0.05s。

2. 射血期 心室继续收缩，室内压进一步升高，当超过主动脉压时，血液冲开动脉瓣，快速射入主动脉，射血量约占总射血量的 70%，因而心室容积明显缩小，成为心室容积下降速率最快的时期。此时室内压已略低于主动脉压，但因心室内血液具有较大的动能，依靠其惯性作用继续流入动脉，射血量占总射血量的 30%，心室容积继续缩小至最低值。此期约占 0.25s。

(二) 心室舒张期

根据室内压力和容积等的变化，心室舒张期包括等容舒张期和充盈期(包括心房收缩期 0.1s)。

1. 等容舒张期 心室开始舒张后，室内压急剧下降，当低于主动脉内压时，主动脉内血液向心室逆流，致使主动脉瓣关闭。此时室内压仍高于房内压，故房室瓣仍处于关闭状态，心室再次成为一个封闭的腔，心室容积不变，称为等容舒张期。此期为室内压下降速率和幅度最大的时期，历时约 0.06～0.08s。

2. 充盈期 心室继续舒张，当室内压下降到低于房内压时，房室瓣开放，心房和大静脉内的血液受到心室的低压"抽吸"作用而迅速流入心室，使心室容积明显增加。流入心室的血液约为总充盈量的 2/3，为心动周期中室内容积增加最多和增加速率最快的时期。随着心室内血液不断增加，心室-心房-大静脉之间的压力差逐渐减小，血液流入心室的速度减慢，心室容积继续增大，在心室舒张期的最后 0.1s，心房进入收缩期。此期历时约 0.42s。

3. 心房收缩期 在心室舒张的最后 0.1s，心房进入收缩期，心房收缩使房内压升高，将心房内血液挤入心室，可增加 10%～30%的心室充盈量，使心室舒张末期容积达最大值。此期约占 0.1s。心房的收缩对心脏的泵血起辅助作用。

可见心脏泵血的机制为：①心室收缩使室内压>主动脉压→心室射血；心室舒张使室内压<房内压→心室充盈。正是由于心室的收缩与舒张造成了心室内压的变化，从而形成心房-心室及心室-主动脉之间的压力梯度，直接推动血液流动和瓣膜开闭。②瓣膜的开闭不仅规定了血液只能呈单向流动，即由心房→心室→动脉的血流方向流动，并且协助心室的舒缩活动，使等容收缩期和等容舒张期的心室内压能够大幅度升降(表 4-1)。

表 4-1 心动周期中心腔内压力、容积、瓣膜、血流方向变化比较表

心动周期分期		压力比较	瓣开闭		血流方向	心室容积
		心房：心室：动脉	房室瓣	动脉瓣		
房缩期		房内压>室内压<动脉压	开放	关闭	心房→心室	增大
室缩期	等容收缩期	房内压<室内压<动脉压	关闭	关闭	无出入	不变
	射血期	房内压<室内压>动脉压	关闭	开放	心室→动脉	减小
室舒期	等容舒张期	房内压<室内压<动脉压	关闭	关闭	无出入	不变
	充盈期	房内压>室内压<动脉压	开放	关闭	心房→心室	增大

链接

房颤与室颤的危害

心房纤维性颤动(简称房颤)是临床上最常见的一种心律失常,心室纤维性颤动(简称室颤)是临床上最严重的一种心律失常,也是猝死的常见原因之一。房颤表现为心房不协调的乱颤,室颤则表现为各部位心室肌不协调乱颤。如果发生房颤,心房虽不能正常收缩,心室充盈的血量有所减少,但对心室的整体充盈和射血功能影响不很大,一般不会危及生命。但如果一旦发生室颤,心室的无序舒缩活动将使心脏泵血即刻停止,若得不到及时抢救,将严重危及生命。可见房颤的危险性要比室颤小得多。此外,当心瓣膜发生病变引起狭窄或关闭不全时,可不同程度地影响心脏泵血功能,严重时也可危及生命。

考点提示:心室内压力、容积、瓣膜活动和血流方向的变化

三、心泵血功能的评定及其影响因素

(一) 心泵血功能的评定

心脏的主要功能是泵血,以满足机体新陈代谢的需要。正常人左心和右心泵出的血液量是基本相等的。心脏在单位时间内泵出的血量是衡量心脏功能的基本指标。常用的心功能评定指标主要有以下几种。

1. 每搏输出量和射血分数　每搏输出量是指一侧心室每收缩一次射出的血量,简称搏出量。安静状态下心室舒张期末血液充盈量可达约125ml,称舒张末期容量。收缩期末,心室内仍剩余一部分血液(约55ml),称收缩末期容量。二者的差值为搏出量,约为70ml(60~80ml)。搏出量占心室舒张末期容量的百分比,称为射血分数。正常值为55%~65%。在心室功能减退、心室代偿性扩大的情况下,其搏出量可能和正常人差异不大,而射血分数将明显下降。

2. 每分输出量和心指数　一侧心室每分钟射出的血量,称为每分输出量,简称心输出量(又称心排血量),它等于搏出量乘以心率。健康成年男子安静状态下,如果心率为75次/分,则心输出量约为5~6L。心输出量与代谢水平是相适应,女性比同体重的男性约低10%;青年人高于老年人;在剧烈运动、妊娠等情况时明显增加;麻醉状态下明显降低。体表面积不同的个体,如身材高大者和身材矮小者的心输出量也不同,因而提出了用心指数来评价不同个体的心功能。心输出量与体表面积成正比。以单位体表面积(m^2)计算的心输出量,称为心排血指数。我国中等身材的成年人,以体表面积为1.6~1.7m^2,在安静和空腹时心输出量为5~6L/min计算,心排血指数为3.0~3.5L/(min·m^2)。

(二) 影响心泵血功能(心输出量)的因素

心脏的泵血功能可随不同生理状态的需要而做出相适应的改变,心输出量的多少取决于搏出量和心率,而搏出量的多少又取决于心肌细胞收缩前的初长度、收缩时遇到的阻力以及心肌本身的收缩能力。

1. 搏出量

(1) 前负荷:是指肌肉收缩前遇到的负荷,一定范围内增加前负荷,可增加肌肉的初长度,从而增加肌肉收缩能力。同理,前负荷可以通过改变心肌初长度来影响其收缩力。由于心室是一中空的球形结构,因此,心室肌的前负荷就是心室舒张末期容积或充盈压。它使心室肌在收缩前就处于某种程度的拉长,具有一定的初长度。一般情况下,左心室的充盈压约5~6mmHg,在心室前负荷达到最适水平(12~15mmHg)之前,回心血量愈多,心肌舒张时心肌纤维被拉得愈长,心室舒张末期容积增加,其收缩力愈强,搏出量也就愈多,从而使搏出量与回心血量达到平衡。这属于心肌的异长自身调节。与骨骼肌不同的是,心肌的伸展性较小,当前负荷超过最适水平之后,能阻止心肌细胞继续拉长,不至于发生搏出量和做功能力的下降。若前负荷过大,如静脉血快速大量地流回心脏,心肌初长度超过一定限度,收缩力反而减弱。因此,在静脉输血或补液时应严格控制速度和量,以防发生急性心力衰竭。

$$\begin{matrix}\text{心室舒张}\\\text{末期容积}\end{matrix}=\begin{matrix}\text{静脉回}\\\text{心血量}\end{matrix}+\begin{matrix}\text{心室射血后}\\\text{剩余血量}\end{matrix}$$

当静脉回心血量增加时,心室舒张末期容积增加;静脉回心血量减少时,心室舒张末期容积减小。此外,静脉血回流速度、心率、心肌收缩力也可影响心室舒张末期容积。

(2) 后负荷:是肌肉收缩开始时才遇到的负荷。心室肌的后负荷是指大动脉血压,是心室肌收缩时遇到的阻力。当其他因素不变,动脉血压升高时,使等容收缩期延长而射血期缩短,心肌缩短程度和速度减小,导致搏出量减少。但在正常情况下,搏出量减少可使心室内剩余的血量增加,造成心室舒张末期容量增加(即初长度增加),通过心肌收缩力的增强,使搏出量又恢复原有水平。如果动脉血压持续升高,心室肌将长期处于收缩加强状态而逐渐肥厚,此时搏出量可能在正常范围,但心脏做功能力增加,久之,心脏将不堪负重,最终失去代偿能力而致心力衰竭。临床上治疗这类疾病时,适当用舒血管药,降低动脉血压,使后负荷减轻,搏出量增加,从而改善患者的心泵血功能。

链接

心力衰竭

心力衰竭是指由于各种原因使心输出量绝对或相对下降，不能满足机体代谢的需要，并伴有肺循环和(或)体循环淤血的一种心功能障碍。心力衰竭是因心肌收缩和舒张功能障碍或长期心脏负荷过重引起的。心脏长期负荷过重分为两种：一种是容量负荷(即心肌的前负荷)过重，一种是压力负荷(即心肌的后负荷)过重。在防治心力衰竭的过程中，应注意改善心肌舒缩功能和减轻心肌的前、后负荷。

(3) 心肌收缩能力：是指心肌细胞本身的功能状态，是由心肌细胞兴奋-收缩耦联以及生化和能量释放、转换过程的强度和效率所决定的，它与前、后负荷均无关，是属于心肌的等长自身调节。心肌收缩能力增强时，搏出量增加；心肌收缩能力减弱时，搏出量减少。心肌收缩能力受多种因素的影响，如心交感神经兴奋、血中儿茶酚胺和甲状腺激素浓度增加、某些强心药物(如洋地黄)以及体育锻炼都能增强心肌收缩能力，使搏出量增加；而心迷走神经兴奋、血中乙酰胆碱浓度增加以及缺氧、酸中毒、甲状腺功能减退或心力衰竭，均可使心肌收缩能力减弱，搏出量减少。

2. 心率　在一定的范围内，心率增快，心输出量增加。当心率超过 180 次/分，由于心率过快，心室充盈期明显缩短，充盈量减少，导致搏出量明显减少，心输出量随之减少。当心率低于 40 次/分，虽然舒张期延长，但心室充盈已达到极限，不能再增加充盈量和搏出量，结果也导致心输出量减少。由此可见，心率过快或过慢，心输出量都会减少。心率是由窦房结的控制，并受神经-体液因素调节且还受体温的影响。交感神经兴奋、肾上腺素、去甲肾上腺素、甲状腺素都可使心率加快。若体温升高 1℃，心率增加 10 次/分。

(三) 心力储备

心输出量随机体代谢需要而增加的能力，称为心力储备。健康成年人安静时，心输出量为每分钟 5～6L。剧烈运动时，心输出量可达每分钟 30L 左右，是安静时的 5～6 倍。心力储备来源于搏出量储备和心率储备。

搏出量＝心室舒张末期容积－收缩末期容积

故搏出量储备又包括收缩期储备和舒张期储备。收缩期储备是通过增强心肌收缩能力，提高射血分数来增加搏出量。舒张期储备是通过增加心室舒张末期容积来增加搏出量。心脏所能达到的最大搏出量和心率的储备大小可反映心脏健康程度。经常锻炼可增进心脏健康，提高心力储备。缺乏锻炼或有心脏疾患的人，虽在安静时心输出量能满足代谢的需要，但因心力储备较小，当体力活动增加时，心输出量不能相应增加，会出现心慌气短、头晕目眩等现象。

考点提示：心输出量及其影响因素

四、心　　音

心音是由心肌收缩、瓣膜开闭和血流撞击心室和大动脉壁引起的机械振动而产生的声音。可在胸壁一定部位用听诊器听取。一次正常的心搏过程可产生四个心音，但多数情况下只能听到两个心音，即第一心音和第二心音。

第一心音：发生在心缩期，标志着心室收缩的开始。特点为音调低而持续时间长(约 0.12s)。第一心音的产生与心室肌收缩、房室瓣关闭以及射出的血液撞击动脉壁引起的振动有关，其中房室瓣关闭引起的振动是主要原因。第一心音可反映房室瓣的功能状态和心室肌收缩能力的强弱。

第二心音：发生在心舒期，标志着心室舒张期的开始。特点为音调高而持续时间短(约 0.08s)。其形成原因主要是心室舒张时动脉瓣迅速关闭以及血液冲击动脉根部引起的振动等有关。第二心音可反映动脉瓣功能状态和动脉血压的高低。

在某些健康青年和儿童可听到第三心音，它发生在快速充盈期末。偶尔还可能听到第四心音　在某些心脏疾病时，可出现心杂音。因此，听取心音对于某些心血管疾病的诊断有一定意义。

考点提示：第一心音和第二心音产生的原理及意义

链接

心音听诊的意义

心音听诊在判断心脏瓣膜功能方面有重要意义。从第一心音可检查房室瓣的功能状况；从第二心音可检查动脉瓣的功能状况。如果心脏瓣膜狭窄(形成涡流)或开关闭不全(发生反流)时，则可听到异常心音即心杂音，通过心音听诊即能检查出来。此外，还可通过心音听诊判断心率和心律是否正常。还可从第一心音判断心室肌收缩力量的大小，从第二心音反映主动脉压、肺动脉压的高低。

小　　结

心脏一次收缩和舒张称为一个心动周期。每分钟心动周期的次数称为心率。心动周期的长短与心率呈反比关系。按心室舒缩活动可将心动周期分为心室收缩期和心室舒张期。心室收缩期可分为等容收缩期和射血期。心室舒张期可分为等容舒张期和充盈期。在心动周期中，心腔内压力、容积、瓣膜、血流方向变化呈现周期性变化。一侧心室每收缩一次射入动脉的血量，称为搏出量。一侧心室每分钟射入动脉的血量，称为每分输出量(心输出量)，它是评价心泵血功能的最基本指标。射血分数、心排血指数也可作为常用指标。

心输出量=搏出量×心率

因此，凡能影响搏出量和心率的因素都可影响心输出量；搏出量受前负荷（心室舒张末期容量）、后负荷（动脉血压）和心肌收缩能力的影响。在其他条件不变的情况下：①适当增加静脉回心血量、心舒期时程，可使心肌初长度增加，搏出量增多；②心肌收缩能力增强，搏出量增多；③其他因素不变，后负荷增大，搏出量降低。④在一定范围内，心率增加，心输出量增多。心音是由心肌收缩、瓣膜开闭和血流撞击心室和大动脉壁引起的机械振动而产生的声音，即发生在收缩期的第一心音和发生在舒张期的第二心音。通过心音听诊可了解心瓣膜状态、心跳节律和频率等的变化。

目标检测

一、名词解释

1. 心动周期 2. 心率 3. 射血分数 4. 搏出量
5. 心输出量

二、填空题

1. 心室充盈血量的70%依靠_______，30%依靠_______。
2. 心室肌的前负荷是指_______，后负荷是指_______。
3. 每分输出量等于_______和_______的乘积，左右两心室的心输出量_______。

三、判断题

1. 血液的单向流动主要取决于心血管内压力改变造成心瓣膜的开闭。
2. 心动周期的长短与心率呈反比。当心率减慢时，心动周期缩短；当心率加快时，心动周期延长。
3. 心室血液充盈，主要依靠心房收缩将血挤入心室。
4. 静脉回心血量越多，心肌的前负荷越大，则心肌收缩力也越强。
5. 第一心音的强弱可反映房室瓣的功能状态和心室肌收缩能力的强弱。

四、选择题

1. 心率为100次/分，心动周期为
   A. 1.0s B. 0.8s
   C. 0.7s D. 0.6s
   E. 1.2s
2. 在体循环和肺循环中基本相同的是
   A. 心缩压 B. 舒张压
   C. 血流阻力 D. 平均动脉压
   E. 心输出量
3. 引起动脉瓣开放的原因是
   A. 动脉压>室内压 B. 室内压>大动脉压
   C. 房内压>大动脉压 D. 室内压>房内压
   E. 动脉压>房内压

五、简答题

1. 简述在一个心动周期中心室内压力、容积、瓣膜活动和血流方向的变化。
2. 叙述影响心输出量的因素。

第2节 心肌的生物电现象

心房和心室之所以能持久、有序、协调地进行收缩与舒张的交替活动，是以心肌细胞膜的生物电为基础发生的。各类心肌细胞的跨膜电位及其形成机制不同，因而在心脏兴奋的产生以及兴奋向整个心脏传播过程中所起的作用也不同。掌握心脏的生物电活动的规律对于理解心肌的生理特性有着十分重要的意义（图4-3）。

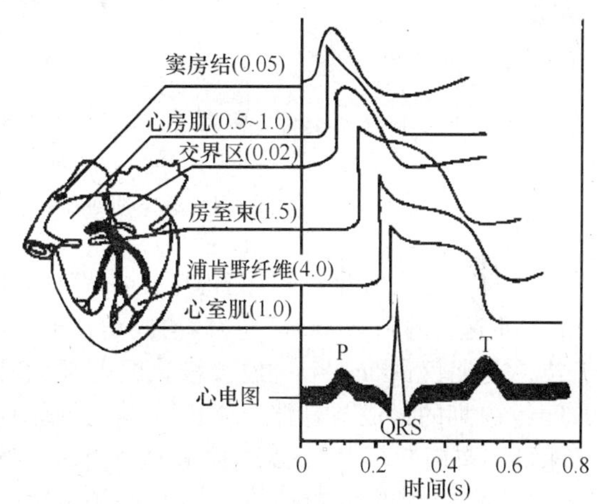

图4-3 各类心肌细胞的动作电位与传导速度

> **链接**
>
> **心肌细胞的分类**
>
> 心肌细胞大致分为两类：一类为工作细胞，包括心房肌细胞和心室肌细胞，有收缩性、兴奋性和传导性，没有自律性，又称非自律细胞；另一类是组成特殊传导系统的特殊分化的心肌细胞，主要包括窦房结P细胞和浦肯野细胞，有兴奋性、自律性和传导性，无收缩性，称自律细胞。

一、心室肌细胞的生物电现象

（一）静息电位

人和哺乳动物的心室肌细胞静息电位约−90mV，其产生机制与骨骼肌细胞、神经纤维静息电位相同，是由K^+外流所形成的K^+的电-化学平衡电位。

（二）动作电位

与骨骼肌细胞、神经纤维动作电位相比，心室肌细胞动作电位的主要特征表现为动作电位的下降支与上升支不对称，复极化过程比较复杂，持续时间较长。全过程分为0、1、2、3、4等五期（图4-4）。

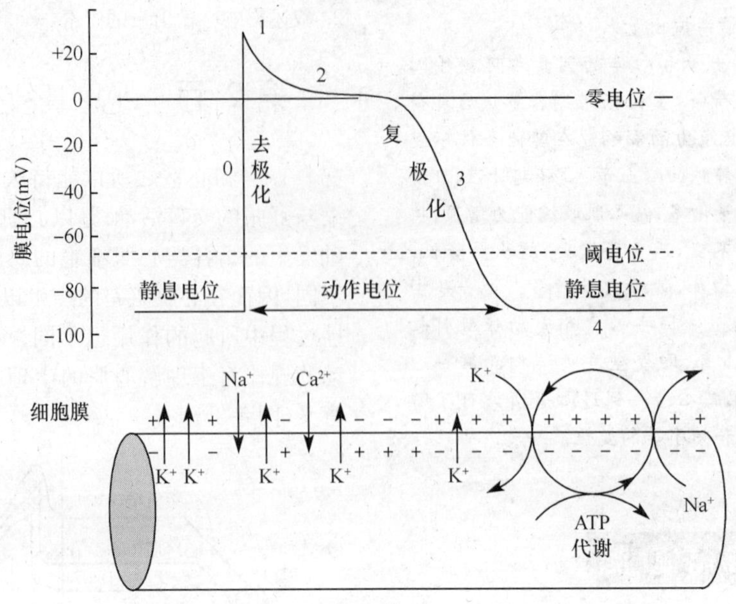

图4-4 心室肌细胞动作电位和主要离子跨膜转运示意图

1. 0期 为去极化过程，膜内电位由静息时的$-90mV$迅速上升到$+30mV$左右，构成动作电位的上升支。此期仅占1～2ms，但去极化幅度很大，为$+120mV$；0期的形成与骨骼肌细胞一样，心肌细胞在传来的兴奋刺激下，膜上Na^+通道部分激活开放，少量Na^+内流，局部去极化达$-70mV$的阈电位时，引起膜上Na^+通道大量开放，大量Na^+快速内流，膜电位陡直上升到$+30mV$。因Na^+通道激活、失活都很快，开放时间很短，又称为快通道。Na^+通道阻断剂为河豚毒素。

2. 复极化过程 比较缓慢，历时200～300ms，包括动作电位的1、2、3、4期。

(1) 1期：又称快速复极初期。0期去极后，膜内电位由$+30mV$迅速下降到0mV左右，占时约10ms。此时，快钠通道失活关闭，而膜对K^+的通透性增加使K^+快速外流，膜内电位很快下降。0期和1期组成锋电位。

(2) 2期：又称平台期。膜内电位基本上保持在近零电位水平，持续约100～150ms，动作电位的图形比较平坦，成平台状。2期平台期是心室肌细胞动作电位的主要特征，也是整个动作电位持续时间长的主要原因。2期的形成是由于细胞膜上Ca^{2+}通道已开放，Ca^{2+}缓慢内流和K^+的外流，两者达到平衡，使膜电位基本稳定于0mV附近的电位水平。Ca^{2+}通道的激活、失活及再复活所需时间均长于快通道，又称慢通道，能被Ca^{2+}阻断剂(维拉帕米、Mn^{2+}等)所阻断。

(3) 3期：又称快速复极末期。此期复极化速度加快，膜内电位由0mV左右迅速地下降到$-90mV$，占时100～150ms。3期的形成是由于2期末Ca^{2+}内流终止而K^+外流增大，导致膜内电位快速下降到$-90mV$。

(4) 4期：又称静息期。3期复极完毕，膜电位恢复后的时期。在心室肌细胞或其他非自律细胞，4期膜电位稳定在静息电位水平。由于在动作电位发生的过程中，有一定量的Na^+、Ca^{2+}内流的K^+外流。使膜内外原有离子的正常分布有所改变激活了细胞膜上的Na^+-K^+泵，通过Na^+-K^+泵主动转运和Na^+-Ca^{2+}交换，将Na^+、Ca^{2+}泵出膜外，K^+泵回膜内，恢复膜内外Na^+、Ca^{2+}、K^+的正常分布。

二、自律细胞的生物电现象

自律细胞跨膜电位最大的特点是4期膜内电位不稳定。当3期复极达到最大值(称为最大复极电位)之后，4期的膜电位并不稳定于这一水平，而是立即开始自动去极化，去极化达阈值电位后即引起一次新的动作电位。如此周而复始，动作电位就按一定的节律不断地产生。这种4期自动去极化是自律细胞产生自动节律性兴奋的基础，也是自律细胞与非自律细胞的区别。不同类型的自律细胞，其动作电位的特征、机制和4期去极化速度不完全相同。

(一) 窦房结细胞

窦房结P细胞的动作电位明显不同于心室肌细胞和浦肯野细胞，具有以下特征：①由0期、3期、4期构成，无1期和2期平台期。②0期去极化幅度小(约70mV)，速度慢，膜内电位仅上升到0mV左右。此期是当自动去极化到阈电位时，膜上Ca^{2+}通道被激活，Ca^{2+}缓慢持久内流引起的。③3期为最大复极电位(-70mV)，其形成是Ca^{2+}通道失活，Ca^{2+}内流停止，K^+外流增加而致。最大复极电位(-70mV)和阈电位(-40mV)的绝对值较小。④最大特征是4期膜内电位不稳定，当膜电位达-70mV时，K^+通道失活，K^+外流进行性减少，Na^+内流进行性增强，膜内电位缓慢上升，出现4期自动去极化，达到阈电位时，爆发新的动作电位。其自动去极化的速度(约0.1V/s)快于浦肯野细胞(图4-5)。

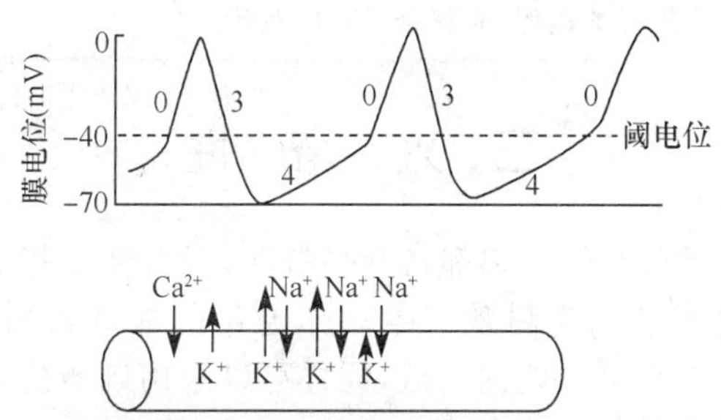

图4-5 窦房结P细胞动作电位和主要离子流示意图

(二) 浦肯野细胞

浦肯野细胞动作电位的形态与心室肌细胞相似，产生的离子基础也基本相同，但最大差别是4期自动去极化。4期自动去极化的主要机制包括进行性增强的Na^+内流和进行性衰减的K^+外流，以前者为主。浦肯野细胞4期自动去极化速度(约0.02V/s)，远比窦房结P细胞慢。

考点提示：心室肌细胞和自律细胞动作电位的特点

链接

心肌细胞按电生理特征分类

根据动作电位0期去极化速度的快慢将心肌细胞分为快反应细胞和慢反应细胞，然后再结合其自律性分为四种类型：快反应非自律细胞(心室肌、心房肌细胞)；快反应自律细胞(浦肯野细胞)；慢反应非自律细胞(结区细胞)；慢反应自律细胞(窦房结、房结区和结室区细胞)。

小 结

综上所述，心室肌细胞兴奋时产生的动作电位由去极化和复极化两个过程组成，通常分为0、1、2、3、4期共五个时期。心室肌细胞动作电位各期产生的离子基础归纳如表4-2所示。

表4-2 心室肌细胞动作电位产生的机制

分期	电位范围	产生机制
0期(去极化期)	-90mV→+30mV	Na^+快速内流
复极1期	+30mV→0mV	K^+外流
复极2期	0mV	Ca^{2+}缓慢持久内流与K^+外流
复极3期	0mV→-90mV	K^+迅速外流
复极4期	-90mV	Na^+-K^+泵使Na^+泵出、K^+泵入
		Na^+-Ca^{2+}交换，Na^+内流促使Ca^{2+}外运

与心室肌细胞等非自律细胞不同的是，窦房结和浦肯野细胞生物电的共同特征是3期复极达最大值(最大复极电位)后，立即自动去极化，表现为4期膜电位不稳定。而窦房结自动去极化的速度远较浦肯野细胞为快。4期自动去极化是自律细胞产生自律性兴奋的基础，也是自律细胞和非自律细胞的区别。

目标检测

一、名词解释

1. 最大复极电位 2. 快通道 3. 平台期

二、填空题

1. 心室肌细胞动作电位的特征是_______期，是由于_______与_______所形成。
2. 心肌自律细胞生物电的主要特征是4期_______。

三、判断题

1. 心室肌细胞动作电位复极化过程中有较长的平台期，是其动作电位的主要特征。
2. 4期自动去极化，是所有自律细胞的共同点。
3. 与心室肌细胞相比，窦房结细胞动作电位的复极化2期较短。

四、选择题

1. 心室肌动作电位0期去极化是由于膜对哪种离子通透性增高
   A. Mg^{2+}　B. Na^+
   C. K^+　D. Ca^{2+}
   E. Cl^-
2. 心室肌动作电位4期恢复细胞内外离子的正常分布靠
   A. 单纯扩散　B. 通道易化扩散
   C. 钠泵主动转运　D. 载体易化扩散
   E. 细胞膜渗漏
3. 心室肌动作电位1期复极是由于下列哪种离子流动的结果
   A. K^+内流　B. Na^+内流

C. K^+外流　　　D. Ca^{2+}内流

E. Cl^-外流

五、简答题

1. 简述心室肌细胞动作电位各期形成的离子基础。
2. 比较心室肌细胞与心肌自律细胞动作电位的异同。

第 3 节　心肌的生理特性

心肌组织具有自律性、兴奋性、传导性和收缩性四种生理特性。自律性、兴奋性和传导性，是以生物电活动为基础的，故又称为电生理特性。心肌的收缩性，属于机械特性。心肌组织的这些生理特性共同决定着心脏的活动。

一、自动节律性

心脏在没有外来刺激作用下，仍能自动地产生节律性兴奋和收缩的特征，称为自动节律性，简称自律性。具有自动节律性的组织或细胞，称自律组织或自律细胞，广泛存在于心脏特殊传导系统。自律性的高低可用组织、细胞自动兴奋的频率来衡量。窦房结P细胞自动兴奋频率约为100次/分，其自律性最高。末梢浦肯野细胞自律性最低(约25次/分)，而房室交界和房室束支的自律性介于两者之间。

正常情况下，由于窦房结的自律性最高，由它自动发出的兴奋依次激动心房肌、房室交界、房室束传导组织和心室肌，引起整个心脏兴奋和收缩。可见，窦房结是引起整个心脏搏动的正常起搏点。以窦房结为起搏点的心跳节律，称为窦性心律。其他部位自律组织在正常情况下不能表现出起搏点本身的自律性，称为潜在起搏点。在某些异常情况下，以窦房结以外的自律组织为起搏点(异位起搏点)的心跳节律，则称为异位心律。

链接

关于起搏点

德国医学学者斯坦尼(H. Stannius，1808～1883)，在1851年最早发现蛙心收缩起源于静脉窦，然后是心房，最后才是心室。如在腔静脉与心房之间作一个结扎(第一斯氏结)，整个心脏停止跳动，但静脉窦却仍在搏动。1907年英国A. Keith(1866～1956)与M. W. Flack(1882～1931)首先描述了哺乳动物的心脏起搏点。近代电生理学应用细胞内微电极技术记录到窦房结P细胞4期自动除极的速度最快为0.1V/s(浦肯野细胞为0.02V/s)，激动的时间最早，因而在每次心动周期中它首先达到阈电位而产生兴奋，发生冲动引起整个心脏兴奋，成为心跳起源中心。临床上使用起搏器进行人工起搏，其理论依据即在于此。

二、兴　奋　性

所有心肌细胞都具有兴奋性，兴奋性是指心肌细胞受到有效刺激产生动作电位的能力或特性。衡量心肌兴奋性的高低，同样可以采用刺激的阈值作指标，阈值小表示兴奋性高，阈值大表示兴奋性低。

(一) 兴奋性的周期性变化

心肌细胞受到刺激发生兴奋时，膜电位将发生一系列有规律的变化，兴奋性也随之发生相应的周期性改变，使心肌细胞在周期的不同时相对重复刺激表现出不同的反应能力。心室肌细胞一次兴奋过程中，其兴奋性的变化可分以下几个时期(图4-6)。

1. 有效不应期(绝对不应期和局部反应期)　心肌细胞发生一次兴奋后，从0期去极化开始到复极3期膜内电位达到约－55mV这一段时间内，任何强大的刺激，均不会使心肌细胞发生去极化(即兴奋性为

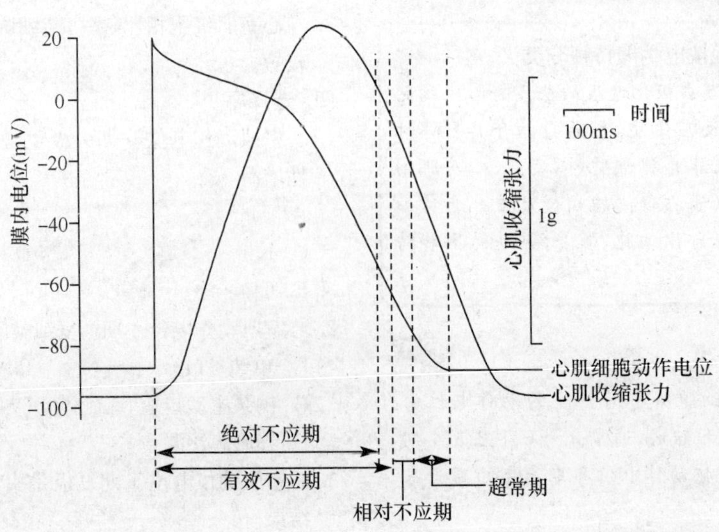

图4-6　心肌细胞动作电位、肌张力、兴奋性变化在时间上的关系示意图

零)，这段时间称为绝对不应期；之后膜内电位由－55mV继续下降到约－60mV，这一段时间内，如果给予足够强的刺激(阈上刺激)，只可发生局部兴奋，但不能引起动作电位，表明其兴奋性极低，称局部反应期。在0期去极化到3期膜内电位恢复到－60mV的这一段时期内，给予任何强大的刺激，心肌细胞均不能产生新的动作电位，故称为有效不应期。

2. 相对不应期　相当于3期复极过程中膜内电位由－60mV到－80mV的这段期间，此时须高于正常阈值的强刺激(即阈上刺激)才能引起动作电位。说明此期心肌的兴奋性逐渐恢复，但尚未恢复正常(低于正常)。

3. 超常期　相当于膜内电位由－80mV恢复到－90mV这一段时期，此时阈下刺激即能引起动作电位，表明兴奋性高于正常。这是由于膜电位更靠近阈电位，二者的差距较小，超常期后，膜电位经主动转运恢复正常静息水平，兴奋性也恢复正常。

在相对不应期和超常期产生的动作电位，由于膜电位的绝对值小于静息电位，其动作电位去极化的幅度和速度均低于正常，兴奋的传播速度减慢，容易导致心律失常。

(二) 兴奋性周期变化与收缩活动关系

心肌细胞兴奋性的特点是有效不应期很长，约200～300ms，相当于心肌收缩期和舒张早期。在此期任何刺激都不能引起心肌的兴奋和收缩。这一特点保证心肌始终作收缩与舒张交替的节律性活动，有利于心脏泵血功能的实现。

正常情况下，窦房结产生的每一次兴奋传播到心房肌或心室肌的时间，都是在它们前一次兴奋的不应期结束之后，因此，整个心脏按照窦房结的节律兴奋和收缩。如果在有效不应期之后下一次窦房结兴奋达到之前，心肌受到人工的或窦房结之外的病理性刺激而产生的兴奋和收缩，称期前兴奋和期前收缩。期前收缩之后有一段较长的心室舒张期，称为代偿间歇(图4-7)。代偿间歇的出现是因为窦房结下传的正常兴奋，正好落在期前兴奋的有效不应期内，故不能引起心室兴奋和收缩，形成一次“脱漏”即“兴奋-收缩脱耦联”。

链接

最常见的心律失常-期前收缩

期前收缩又称早搏，是临床上最常见的一种心律失常和异位心律。在窦房结的冲动发出之前，任何异位起搏点(窦房结以外的其他自律细胞)如能产生兴奋冲动并引起心脏一次搏动，即可成为期前收缩，频繁发生称为频发期前收缩。一般来说，心率缓慢较心率快时更易发生。正常人因精神紧张、情绪激动、过度疲劳和烟、酒、茶过量时也会出现，属于偶发期前收缩，一般对循环功能影响不大，只要避免以上诱因即可恢复正常。但在某些病理情况下(冠心病、心肌炎)，心脏某一部位(多为房室束及分支)的兴奋性异常升高，形成异位起搏点而出现期前收缩。过于频繁的期前收缩，可造成严重的心律失常。

三、传导性

所有心肌细胞都具有传导兴奋的能力，称心肌的传导性。传导速度可作为衡量传导性高低的指标。

链接

功能合胞体

心肌细胞彼此通过闰盘相接，在闰盘上有电阻很小的缝隙连接，允许局部电流自由通过，很容易引起相邻的细胞兴奋。所以心肌细胞膜的任何部位产生的兴奋不但可以沿整个细胞膜传播，而且可以通过闰盘迅速传递到另一个心肌细胞，从而引起整个心房或整个心室的兴奋。故左、右心房和左、右心室可以几乎同时兴奋和同时收缩，有功能合胞体之称。

心脏内兴奋传播的途径和特点：正常情况下，窦房结发出的兴奋主要通过心脏特殊传导系统传遍整个心脏。

(一) 心脏内兴奋传播的途径

兴奋在心房内的传播为：窦房结通过心房肌把兴奋直接传播到整个右心房和左心房，引起两心房的兴奋和收缩。然而，兴奋从心房传导到心室必须通过房室交界这条唯一的通道，其途径为：窦房结→“优势传导通路”→房室交界→房室束和左、右束支→浦肯野纤维网→左、右心室肌，再直接通过心室肌将兴奋由心内膜传导至心外膜，引起整个心室兴奋。

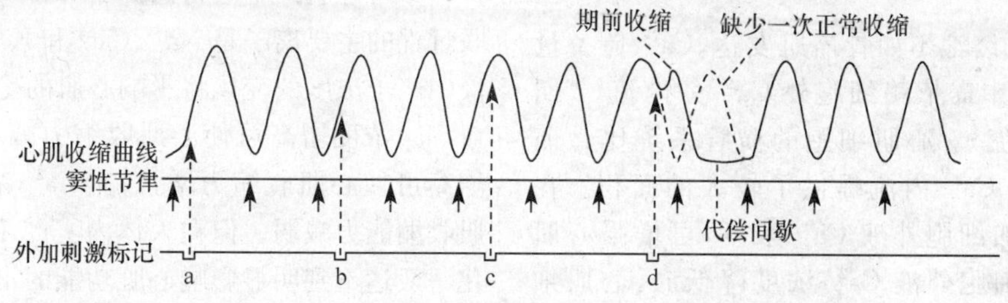

图4-7　期前收缩和代偿间歇示意图

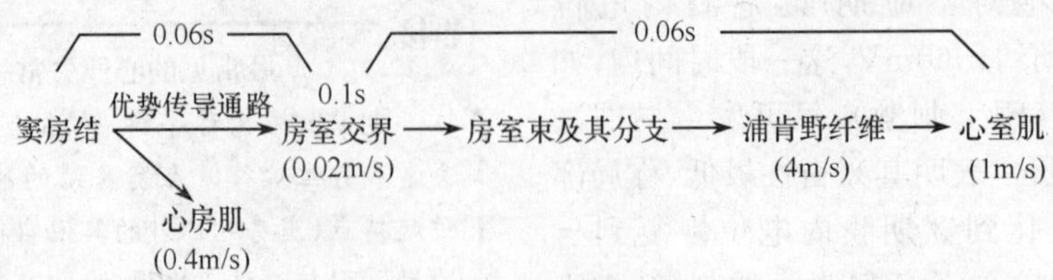

图 4-8 兴奋在心脏的传播示意图

(二) 兴奋传导速度

兴奋在心脏各个部分传播的速度是不相同的。普通心房肌传导速度较慢(约 0.4m/s),而"优势传导通路"的传导速度较快,窦房结的兴奋可沿着这些通路很快传到房室交界区。房室交界区细胞的传导速度很慢,其结区最慢(约 0.02m/s)。心室肌的传导速度较快(1m/s),浦肯野纤维传导速度最快(可达 4m/s)(图 4-8)。

(三) 传导特点及意义

房室交界的传导速度最慢,因此经过房室交界区的兴奋传播所需时间较长,称为"房-室延搁"。其生理意义在于使心室在心房收缩完毕之后才开始收缩,可避免心室和心房同时收缩,对于保证心室有充分的血液充盈和心室射血具有十分重要的意义。另外,浦肯野纤维网的高速传导对于保证心室肌的同步收缩也是十分重要。

正常情况下,心脏特殊传导系统能保证每个窦性冲动从心房同步地传到心室。如果冲动在房室传导过程中被延迟或阻滞,窦性兴奋将不能正常地向全心室传播,发生传导阻滞。房室交界区是临床上最常见的阻滞部位,称为房室传导阻滞。

四、收 缩 性

心肌接受刺激而发生收缩反应的能力,称为心肌的收缩性。心肌细胞收缩原理与骨骼肌相似,也是通过兴奋-收缩耦联来实现的,但与骨骼肌相比较,心肌的收缩过程有其自身的特点。

(一) 对细胞外液 Ca^{2+} 浓度的依赖性大

心肌细胞的终池不如骨骼肌发达,Ca^{2+} 储备量少,在收缩过程中需依赖细胞外 Ca^{2+} 的内流(2 期平台期 Ca^{2+} 内流)。心肌细胞的横管系统比骨骼肌发达,因而为 Ca^{2+} 内流提供了较大的面积。在一定范围内增加细胞外液 Ca^{2+} 浓度,可增强心肌收缩力量。当细胞外液 Ca^{2+} 浓度降低时,心肌细胞虽能兴奋,但不能收缩,这一现象称为"兴奋-收缩脱耦联"。

(二) 同步收缩

心房或心室肌细胞之间存在着缝隙连接(闰盘),兴奋传导速度很快,因而可将整个心房或整个心室看作两个功能合胞体,加上心脏特殊传导系统,使兴奋几乎同时到达心房肌或心室肌,从而引起整个心房或心室肌细胞同步收缩即"全或无"式收缩。这种形式的收缩力量大,有利于提高心脏泵血效率。

(三) 不发生强直收缩

由于心肌细胞兴奋的有效不应期很长,历时整个收缩期及舒张早期。在此期内任何强大的刺激均不能引起心肌的再一次兴奋和收缩。因此,心肌始终保持收缩与舒张交替进行,不会发生强直收缩,使心脏的充盈和射血得以正常进行。

考点提示:心肌的生理特性

五、理化因素对心肌生理特性的影响

(一) 温度

在一定范围内,体温升高心率加快,体温下降心率减慢;体温升高 1℃,心率加快约 10 次/min。

(二) 酸碱度

血液的 pH 降低(即酸中毒),心肌的收缩能力减弱,血液的 pH 升高(即碱中毒),心肌的收缩能力增强。

(三) 离子浓度

参与心肌细胞兴奋的产生和传导及兴奋-收缩耦联过程的主要离子是 Na^{+}、Ca^{2+} 和 K^{+}。因此,细胞外液中离子浓度的变化将影响心肌的生理特性。例如,血 Na^{+} 浓度增高可使心肌收缩力减弱;血 Ca^{2+} 浓度增高可使心肌收缩力增强;血 Ca^{2+} 浓度降低则使心肌收缩能力减弱。但在人体内 Ca^{2+} 和 Na^{+} 浓度的变化一般达不到明显影响心脏功能的水平。所以,具有实际影响意义的是细胞外液 K^{+} 浓度的变化。临床上

血 K^+ 升高对心肌的作用主要是抑制，引起心率减慢、传导阻滞、心肌收缩力减弱，甚至心跳骤停在舒张状态。低血 K^+ 时，心脏的自律性、兴奋性、收缩性提高而传导性下降，容易导致期前收缩和异位节律。因此，在临床上给患者补 K^+ 时，不能由静脉直接推注，须稀释后缓慢滴注，以防心搏骤停。

六、体表心电图

在正常人体，由窦房结发出的兴奋按一定的途径和时程依次传向心房和心室，引起整个心脏的兴奋，兴奋产生和传导时产生电变化可通过心脏周围的导电组织和体液传导到身体表面。如将心电图机的测量电极放置在人体表面的一定部位记录出来的心脏电变化曲线即为体表心电图(ECG)。心电图只反映心脏兴奋的产生、传导和恢复过程中的生物电变化，而与心脏的机械收缩活动无直接关系。

> **链接**
>
> **心电图导联**
>
> 心电图有多种引导方法。引导电极安放的位置和连线的方式，称为导联方式。临床上做心电图检查时，常同时记录12个导联，包括肢体导联和胸导联(V_1～V_6)。肢体导联包括标准导联(Ⅰ、Ⅱ、Ⅲ)和加压单极肢体导联(aVR，aVL，aVF)。心电图的记录方法原则上是细胞外记录法，是在身体体表间接记录出来的心电变化。由于安放电极的位置不同，记录出来的心电图曲线也不同。

正常心电图波形，由P波、QRS波群和T波组成，有时在T波后还出现一个小U波(图4-9)。随着引导电极位置的不同，各波的形态、幅度均有差异。正常典型心电图的波形及重要间期或时段的生理意义如下。

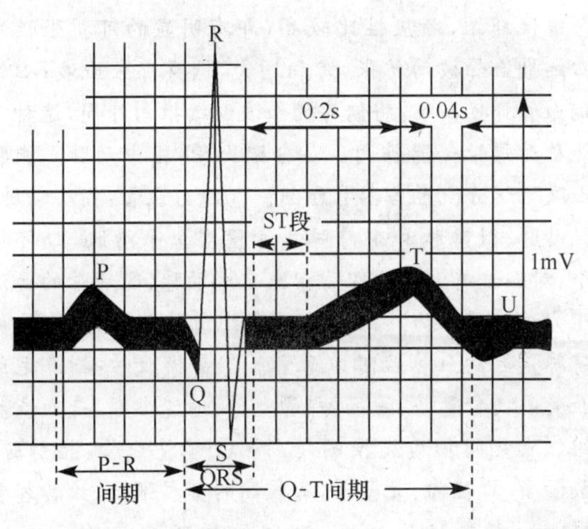

图4-9 正常人体心电图模式图

(一) P波

P波反映在左、右两心房的去极化过程。波形小而圆钝，历时0.08～0.10s，波幅不超过0.25mV。

(二) QRS波群

QRS波群代表左右两个心室去极化过程的电位变化。典型的QRS波群，包括3个紧密相连的电位波动：第1个是向下的Q波，第2个是向上的R波，第3个是向下的S波。但在不同导联中，3个波不一定都同时出现。QRS波的起点标志心室兴奋的开始，终点表示心室已全部兴奋。正常QRS波群历时0.06～0.10s，代表心室肌兴奋扩布所需的时间。各波波幅在不同导联中各不相同，变化较大。

(三) T波

T波反映心室复极过程中的电位变化。起点标志心室复极化的开始，终点表示心室复极化已全部完成。波幅一般为0.1～0.8mV。T波历时0.05～0.25s。在R波为主的导联中T波不应低于R波的1/10。T波的方向与QRS波群的主波方向相同。

(四) U波

U波有时出现，方向与T波一致，波宽0.1～0.3s，波幅大多在0.05mV以下。U波的意义和成因均不十分清楚。

(五) P-R间期

P-R间期是指从P波起点到QRS波起点之间的时程，为0.12～0.20s。P-R间期代表由窦房结产生的兴奋经由心房、房室交界和房室束到达心室，并引起心室开始兴奋所需要的时间，故也称为房室传导时间。在房室传导阻滞时，P-R间期延长。

(六) Q-T间期

Q-T间期从QRS波起点到T波终点的时间，代表心室开始去极化至完全复极化到静息状态的时间。

(七) ST段

ST段指从QRS波群终点到T波起点之间的与基线平齐的线段，它代表心室全部兴奋，各部分之间无电位差，也反映心室肌细胞动作电位2期(平台期)的长短。

链接

动态心电图

动态心电图，又称 Holter 监测仪，是一种可以携带的在活动状态下长时间记录心电图的装置。Holter 监测仪分两部分：①磁带记录仪。佩戴在监测者身上的便携式磁带录像仪，可记录 24～48h 的动态心电图，并能标明时间。②计算机分析仪。可将磁带记录仪录制的 24～48h 的动态心电图图像回放，用以分析过去这段时间内心率和心律的变化以及心肌缺血等表现。这些资料对诊断心血管系统的疾病意义十分重大。

小 结

心脏兴奋源起于自律细胞。自律细胞能在 4 期产生自动去极化，故能自动地产生节律性兴奋，这种特性称为自动节律性。其中窦房结的自律性最高，是心脏的正常起搏点。由窦房结发出的兴奋经心脏特殊传导系统传至心房和心室。由于房室交界传导速度缓慢，形成“房-室延搁”，从而使心房的兴奋和收缩超前于心室，不至于发生房室收缩重叠现象；心肌细胞在一次兴奋后，其兴奋性经历了周期性的变化，出现较长的有效不应期，横跨收缩期和舒张早期，使心肌不会发生强直收缩。由于上述两种原因，使心房和心室始终保持着收缩与舒张的交替进行，以保证心脏充盈和射血活动的正常进行。心肌属于功能合胞体，故心脏的收缩呈现同步性。伴随心肌细胞兴奋的产生、传导和恢复过程的心电变化，通过心脏周围的导电组织和体液传到体表，用引导电极置于体表一定部位记录的心电变化波形即为心电图(ECG)。通过心电图的波形、波幅和时间的分析，可了解心肌兴奋性和传导性及其变化。

目标检测

一、名词解释

1. 自动节律性 2. 有效不应期 3. 窦性心律 4. 心电图

二、填空题

1. 兴奋由心房传向心室，在________传导速度最慢，称为________现象。
2. 由于心室收缩期和舒张早期相当于心肌兴奋性变化的________，所以心肌不会发生________。
3. ________是心脏的正常起搏点。

三、判断题

1. 正常情况下，心脏的起搏点为窦房结，不存在其他潜在起搏点。
2. 心肌内兴奋传导速度最慢的部位是房室交界。
3. 心肌有效不应期特别长，是保证心脏节律性舒缩的重要性。
4. P 波代表两心房去极化过程；P-R 间期代表两心房复极化过程。

四、选择题

1. 心肌细胞中自律性最高的是
   A. 心房肌　B. 窦房结
   C. 房室束　D. 心室肌
   E. 房室交界
2. 心肌兴奋性周期性变化的特点是
   A. 兴奋性不稳定长　B. 超常期长
   C. 有效不应期　D. 相对不应期短
   E. 低常期短
3. 房室延搁的生理意义是
   A. 使心室肌不会产生强直收缩
   B. 有利于心室肌几乎同步收缩
   C. 使心室肌有效不应期长
   D. 使心房、心室不发生同时收缩
   E. 引起期前收缩

五、简答题

1. 试述心肌细胞的生理特性？
2. 简述期前收缩和代偿间歇形成的原因。
3. 何为“房-室延搁”？其生理意义是什么？

第 4 节 血管生理

血管是输送血液的管道系统。血液由心室射入大动脉，经中、小动脉和微动脉，通过毛细血管、微静脉和静脉又返回心房。血管具有运输血液、参与形成和维持动脉血压、分配器官血流、实现血液和组织细胞间物质交换的功能。

链接

血管的功能分类

血管从功能上可分为五类。①弹性储器血管：指主动脉和肺动脉主干及其最大分支。其管壁坚厚且富含弹性纤维，顺应性比较高(即有明显的可扩张性)。心缩期血管被动扩张，容积增大，储存部分血液；心舒期血管弹性回缩，将储存的血液继续推向外周，这种功能称为弹性储器作用。②分配血管：指中动脉。能将血液输送分配至各器官组织。③阻力血管：指小动脉、微动脉、微静脉和小静脉。管壁富含平滑肌，口径很小，对血流有较高的阻力。来自小动脉、微动脉的血流阻力称外周阻力。微动脉是毛细血管前阻力血管，微静脉是毛细血管后阻力血管。④交换血管：指真毛细血管。其数量多、管径细、管壁薄、通透性高，是血液和组织液之间物质交换的场所。⑤容量血管：指静脉。数量多、口径粗、管壁薄，有较高的可扩张性，故其容量较大。在安静状态下，可容纳循环血量的 60%～70%，起着储血库的作用，可调节回心血量和心输出量。

一、血流量、血流阻力和血压

血液在心血管系统中流动的一系列物理学问题属于血流动力学的范畴。血流动力学基本的研究对象是血流量、血流阻力和血压之间的关系。

(一) 血流量和血流速度

单位时间内流过血管某一截面的血量称血流量，也称容积速度，单位为 ml/min 或 L/min 表示。根据血流动力学原理，血流量(Q)与血管两端的压力差(⊿P)成正比，与血流阻力(R)成反比。这些关系可用公式 Q∝⊿P/R 表示。在体循环中，Q 为单位时间内的血流量，即心输出量。⊿P 为主动脉压与右心房压之差，因右心房压为零，故⊿P 可用 P 取代。R 是体循环总阻力。如果对某一器官，每分钟血流量则取决于该器官动、静脉的压力差和该器官的血流阻力。单位时间内流过某器官的血量称该器官的血流量。如肾的血流量约 1200ml/min，肺的血流量为 5.0L/min。

血液中的一个质点在血管内移动的线速度称血流速度(cm/s)。与血流量成正比，与血管的截面积成反比。血流速度在主动脉最快，在毛细血管中最慢。

(二) 血流阻力

血液在血管内流动时遇到的阻力称血流阻力。血流阻力来源于血液流动时血液成分之间的摩擦以及血液与管壁的摩擦。血流阻力与血管的口径、长度和血液黏滞度有关，而影响血流阻力的主要因素是小动脉、微动脉的口径(成反比)和血液黏滞度(成正比)。如果血液的黏滞度不变，器官的血流量就取决于该器官阻力血管的口径。阻力血管口径增大则血流阻力降低，血流量就增多；反之，血流量就减少。神经-体液因素可控制血管口径而改变血流阻力，从而调节各器官之间的血流分配。血细胞比容可影响血液黏滞度，使血流阻力发生改变，也可以影响血流量。

(三) 血压

血压是指血管内的血液对于单位面积血管壁的侧压力，也称压强。通常以毫米汞柱(mmHg)或千帕(kPa)来表示(1mmHg＝0.133kPa，1kPa＝7.5mmHg)。静脉压力较低，常以厘米水柱(cmH_2O)为单位($1cmH_2O$＝0.098kPa 或 98Pa)来表示。

二、动脉血压和动脉脉搏

案例 4-1

患者，女，64 岁。一年前因头晕、头痛、失眠来医院门诊就诊。查体：血压 190/120mmHg，其余未见异常。临床诊断为高血压病。遵医嘱长期服用降压药并定期复查血压，今来院复查，发现舒张压降至正常，收缩压仍保持在较高水平(150/70mmHg)。

问题：

1. 高血压病的诊断标准是什么？
2. 为什么患者服用降压药后，舒张压降至正常而收缩压仍保持较高水平？

(一) 动脉血压的概念和正常值

1. *动脉血压的概念* 血管内血液对动脉管壁的侧压力称动脉血压。在心动周期中，动脉血压随心脏的收缩和舒张发生周期性的变化。心室收缩血压上升达最高值，称为收缩压。心室舒张血压下降到最低值，称为舒张压。收缩压和舒张压的差值称为脉搏压(简称脉压)。心动周期中每一瞬间动脉血压的平均值称为平均动脉压。由于心动周期中心舒期的时间长于心缩期，故平均动脉压更接近于舒张压，约等于舒张压＋1/3 脉压。

2. *动脉血压的正常值* 一般所说的动脉血压是指主动脉压。为测量方便，也由于大动脉中血压降落很小，故通常测量肱动脉压代表主动脉压。在安静状态下我国健康成年人的收缩压为 100～120mmHg(13.3～16.0kPa)，舒张压为 60～80mmHg(8.0～10.6kPa)，血压记录为收缩压/舒张压。脉压为 30～40mmHg(4.0～5.3kPa)，平均动脉压为 100mmHg(13.3kPa)左右。

健康成人安静时动脉血压值较稳定，但有个体、性别和年龄的差异，还受到体重、能量代谢、情绪等影响。一般是同龄男性略高于女性，肥胖者略高于中等体型者。动脉血压随着年龄的增长逐渐增高，收缩压的升高比舒张压的升高更明显。动脉血压的相对稳定具有重要的生理意义：一定高度的动脉血压是推动血液流动和保证各器官与组织得到足够血液供应的必要条件。血压过高或过低都会对健康产生明显的影响。

考点提示：动脉血压及其正常值

链接

关于高血压

正常人理想的动脉血压为＜120/80mmHg，(130～139)/(85～89)mmHg为正常高值。目前，我国采用国际统一的高血压诊断标准：收缩压≥140mmHg或舒张压≥90mmHg即可确诊为高血压。高血压是临床上最常见的心血管疾病，也是现代社会威胁人类健康的重大疾病之一。其中95%以上病因不明，称为原发性高血压；约5%病因明确，是某些疾病的一种临床表现，称为继发性高血压。高血压继续发展将会导致心、脑、肾的缺血损伤，是导致脑卒中、心肌梗死、动脉粥样硬化和痴呆的主要危险因素。对该病及时、长期的进行非药物及药物治疗，使血压降至正常范围内，对防止和降低脑卒中、冠状动脉疾病和充血性心力衰竭发生的危险，降低其病残率和病死率有十分重要的意义。另外，如果收缩压持续低于90mmHg(12.0kPa)、舒张压低于60mmHg(8.0kPa)时，则可视为低血压。

（二）动脉血压的形成及影响因素

1. 动脉血压的形成　前提条件是循环系统有足够的血量充盈，两个基本因素是心脏射血和血管系统的阻力，即外周阻力。

(1) 心血管系统内有足够的血液充盈：正常心血管系统内的循环血量略大于血管容量，产生一定的循环系统平均充盈压。在密闭的心血管系统内有足够的血量充盈是动脉血压的形成前提条件。若循环血量增多或血管容积缩小，则循环系统平均充盈压就增高；反之亦然。

(2) 心脏射血和外周阻力：心室收缩时所释放的能量可分为两部分，一部分形成推动血流向外周流动的动能；另一部分以势能的形式储存在大动脉管壁，形成对血管壁的侧压。心室射血量直接影响动脉血压，心室射血量大，心输出量多，动脉血压高；心室射血量小，心输出量少，动脉血压低。假如仅有心脏射血而不存在外周阻力，心室射出的血液将全部流向外周，即心室收缩释放的能量可全部表现为血流的动能，对血管壁的侧压力不会增加。在整个循环系统中，主动脉平均血压的高低与总的外周阻力的大小呈正比，外周阻力大，动脉血压高；外周阻力小，动脉血压低。

(3) 大动脉的弹性：在射血期，由于外周阻力的存在和大动脉的可扩张性，搏出量约1/3流向外周，而2/3暂时储存在大动脉内，使主动脉和大动脉进一步扩张。这样心室收缩时释放的一部分能量以势能的形式储存在大动脉管壁中。心室舒张时射血停止，被扩张的血管弹性回缩，又将这部分势能转变为推动血液流动的动能，使储存在大动脉内的血液继续流向外周，并使主动脉舒张压维持一定的水平。可见，弹性储器血管的作用一方面缓冲动脉血压的大幅度升降，使收缩压不致因心室射血而上升得过高，舒张压不致因心室舒张停止射血而下降得过低；另一方面可使心室射血间断时血液仍能在动脉血管内连续不断地流动(图4-10)。

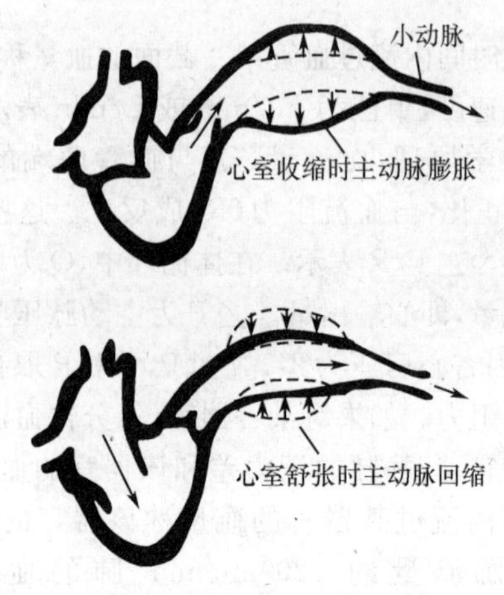

图4-10　主动脉壁弹性对血流和血压的作用

2. 影响动脉血压的因素　当参与动脉血压形成的因素发生改变时，均可对动脉血压产生明显的影响。

(1) 每搏输出量：当搏出量增大时，心缩期射入主动脉的血量增多，管壁所承受压力就增大，故收缩压升高明显。由于动脉血压升高、血流速度加快，心缩期流向外周的血量增多，到舒张期末，大动脉内存留的血量和搏出量增加之前相比，增多并不明显。因此，舒张压升高并不明显，故主要表现为收缩压升高、脉压增大。反之，搏出量减少，收缩压降低，脉压减小。由此可见，收缩压的高低主要反映搏出量的多少。

(2) 心率：在其他因素不变的情况下，如果心率加快，心舒期明显缩短，在心舒期流向外周的血量减少，心舒期末存留在主动脉内的血量增多，使舒张压升高。而在心缩期，由于动脉血压升高可使血流速度加快，有较多的血液流向外周，收缩压虽然升高，但不如舒张压升高显著，故脉压减小；相反，心率减慢时，舒张压降低显著，脉压增大。

(3) 外周阻力：在其他因素不变时，外周阻力增加，心舒期血液流向外周的速度减慢，心舒期末存留在主动脉中的血量增多，使舒张压明显升高。在心缩期，由于动脉血压升高使血流速度加快，因此收缩压的升高不如舒张压的升高明显，故脉压减小。可见，在一般情况下，舒张压的高低主要反映外周阻力的大小。外周阻力的改变，主要是由于阻力血管口径的改变。原发性高血压的发生，往往是由于阻力血管口径变小，外周阻力过高所致。另外，血液的黏滞度也可影响外周阻力，如果血液的黏滞度增高，外周阻力随之增大，舒张压也会升高。

(4) 主动脉和大动脉的弹性储器作用：主动脉和大动脉的弹性储器作用可缓冲动脉血压的波动，起到减小脉压的作用。老年人的大动脉管壁硬化，弹性减退，对动脉血压的缓冲作用减弱，故收缩压升高，舒张压降低，脉压明显增大。而老年人在大动脉管壁硬化时小动脉、微动脉也已经发生不同程度的硬化，外周阻力相应增大，舒张压也会升高，但升高的幅度较收缩压升高的幅度小，脉压仍较大。

(5) 循环血量和血管容量：正常情况下，循环血量和血管容量是相适应的，循环系统平均充盈压变化不大。当失血时，循环血量减少，而血管容量改变不大，必然引起循环系统平均充盈压的降低，使动脉血压降低。同样，如果循环血量不变而血管系统容量较大(如药物过敏或细菌毒素作用使全身小血管扩张)时，也会造成动脉血压急剧下降。

综上所述，都是在假设其他因素不变的前提下，某单一因素改变对动脉血压的影响。在临床实际工作中，动脉血压的变化，往往是由多种因素相互作用的综合结果。因此，分析影响动脉血压的因素，应根据不同的生理状态进行综合考虑。

(三) 动脉脉搏

在每个心动周期中，动脉内的压力和容积发生周期性的变化而导致动脉管壁周期性的搏动，称动脉脉搏，简称脉搏。脉搏波沿着动脉管壁向外周传播，因此用手指能摸到身体浅表部位的动脉搏动，也可用脉搏描记仪记录下来。典型的脉搏图由上升支和下降支组成(图 4-11)。上升支由心室快速射血，动脉血压迅速上升，管壁被扩张而形成。上升支的斜率和幅度受射血速度、心输出量以及射血所遇的阻力的影响。心室射血的后期，射血速度减慢，进入主动脉的血量少于由主动脉流向外周的血量，故被扩张的大动脉回缩，动脉血压逐渐降低，形成下降支的前段。随后心室舒张，动脉血压继续下降，形成下降支的其余部分。下降支的切迹降中峡和降中波是由于心室舒张，主动脉内的血液反流促使主动脉瓣关闭，并受到闭合的主动脉瓣阻挡弹回而引起动脉管壁扩张所致的折返波。

脉搏波的波形与心输出量、动脉的可扩张性以及外周阻力等因素密切相关。脉搏传导速度与动脉管壁的弹性呈反变关系，即弹性越好，传导速度越慢。因此，脉搏可以反映心血管系统功能活动的改变。祖

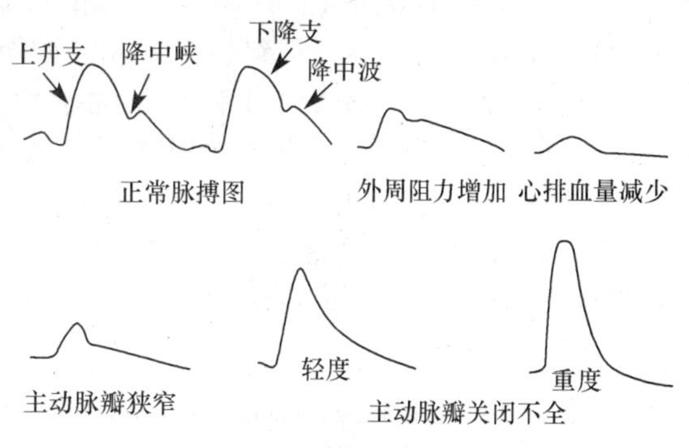

图 4-11 正常和某些异常的脉搏图

国医学非常重视脉象的研究，中医通过切脉(即研究各种生理和病理情况下桡动脉的特征)，来了解五脏六腑的功能状态，在诊断疾病、辨证论治中起着非常重要的作用。

考点提示：动脉血压的形成及其影响因素

三、静脉血压与血流

静脉在功能上不仅是血液回流入心脏的通道，而且起着储血库的作用。人体全部循环血量的约60%～70%储存于静脉。静脉的收缩或舒张可有效调节回心血量和心输出量，使循环机能适应机体各种生理状态下的需要。

(一) 静脉血压与中心静脉压

1. 中心静脉压和外周静脉压 静脉血压远低于动脉血压。体循环血液流经毛细血管到微静脉时，血压下降到约 15～20mmHg(2.0～2.7kPa)。右心房作为体循环的终点，血压最低接近于零(即接近于大气压)。通常把右心房和胸腔内大静脉的血压称为中心静脉压，而各器官静脉的血压称为外周静脉压。中心静脉压的正常值为 4～12cmH_2O(0.4～1.2kPa)。中心静脉压的高低取决于心脏泵血能力和静脉回心血量之间的相互关系。如果心脏泵血能力较强，能及时地将回流入心脏的血液射入动脉，中心静脉压就较低。反之，心脏泵血能力减弱(如有心肌损害、心力衰竭)时，中心静脉压就会升高。另一方面，如果静脉回流速度加快或静脉回心血量增多，中心静脉压也将升高。因此，在血量增加、全身静脉收缩或因微动脉舒张而使外周静脉压升高等情况下，中心静脉压都可能升高。故中心静脉压是反映心血管功能的又一指标。

2. 重力对静脉压的影响 血管内的血液因受地球重力场的影响而产生一定的静水压。平卧时，身体各部位血管与心脏都处在同一水平，故静水压也大致

相同。当人体由卧位转为直立时，由于重力作用，足部静脉血压增高，相当于从足部到心脏这一段血柱所形成的静水压，约 90mmHg(12.0kPa)。而心脏水平以上的部位，其血管内的压力较平卧时为低，例如颅顶脑膜矢状窦内压可降到－10mmHg(－1.33kPa)；直立时使手臂下垂，手背的皮下静脉充盈鼓起，当手举过头顶时，手背的皮下静脉就塌陷。

链接

如何测定中心静脉压

1. 直接法　在 X 线透视下，将消毒的静脉导管从颈外静脉或锁骨下静脉或股静脉插入上、下腔静脉与右心房交界处。

2. 间接法　取半仰卧位，观察颈外静脉充盈情况。通常颈外静脉充盈不会超过胸骨柄水平。如果在胸骨柄水平以上显示颈外静脉怒张，则表示中心静脉压过高。

3. 临床意义　临床上输液(如治疗休克)尤其对心功能不全的患者输液时，常须通过观察中心静脉压的变化来控制输液速度及输液量。如果中心静脉压偏低或有下降趋势，常提示输液不足；如果中心静脉压高于正常并有进行性升高的趋势，则提示输液过快或心脏射血功能不全。当中心静脉压超过 16cmH_2O(1.6kPa)时输液应慎重或暂停。

(二) 影响静脉回心血量的因素

静脉回心血量是指单位时间内由静脉回流入心脏的血量(和心输出量相等)。其多少取决于外周静脉压和中心静脉压之差以及静脉对血流的阻力。故凡能影响外周静脉压、中心静脉压以及静脉血流阻力的因素，都能影响静脉回心血量。

1. 循环系统平均充盈压　循环系统平均充盈压是反映血管充盈程度的指标。当循环血量增加或容量血管收缩时，循环系统平均充盈压升高，静脉回心血量增多。反之，循环血量减少或容量血管舒张时，循环系统平均充盈压降低，静脉回心血量减少。

2. 心脏收缩力量　心脏收缩力量增强时，心室排空较完全，心室剩余血量较少，在心舒期室内压较低，对心房和大静脉内血液的抽吸力量较强，静脉回心血量增加。右心衰竭时，射血力量显著减弱，心室剩余血量增加，心舒期右心室内压较高，血液淤积在右心房和大静脉内，导致中心静脉压升高而回心血量明显减少，患者可出现颈外静脉怒张、肝充血肿大、下肢水肿等特征。左心衰竭时，左心房内压和肺静脉压升高，导致肺淤血和肺水肿。

3. 体位改变　当人体从卧位转为直立时，身体下部的静脉扩张，容量增大，可多容纳 500～600ml 血液，故回心血量减少。而当体位由直立转为卧位时，则发生相反的改变。长期卧床的患者，静脉管壁的紧张性较低，可扩张性增加，加上腹壁和下肢肌肉的收缩力量减弱，对静脉的挤压作用减小，故由平卧位突然站起来时，可因大量血液积滞在下肢，回心血量过少，心输出量减少，导致动脉血压下降和脑供血不足，而发生眼前发黑、头晕甚至晕厥等现象。

4. 骨骼肌的挤压作用　肌肉收缩时可挤压肌肉内和肌肉间的静脉，使静脉血回流加快，由于静脉血管内有“静脉瓣”的作用，使静脉内的血液只能向心脏方向流动。肌肉舒张时，静脉内压力降低，有利于微静脉和毛细血管内的血液流入静脉，使静脉充盈。这样，骨骼肌交替节律性的收缩加上“静脉瓣”的存在，对静脉血回流发挥着“肌肉泵”或“静脉泵”的作用。例如，在步行或跑步时，下肢肌肉泵的作用就能使回心血量明显增加。但是，如果经常久立不动，肌肉持续紧张性收缩，不能更好地发挥肌肉泵的作用，使静脉回流减少，易引起下肢淤血导致下肢静脉曲张。

5. 呼吸运动　呼吸运动也能影响静脉回流。吸气时，胸膜腔负压值增大，使位于胸腔内的大静脉和右心房更加扩张，压力进一步降低，有利于静脉血液回流入右心房。呼气时，胸膜腔负压值减小，右心房的静脉回心血量减少。可见，呼吸运动对静脉回流也起着“泵”的作用。

考点提示：中心静脉压；影响静脉回心血量的因素

四、微 循 环

微循环是指微动脉和微静脉之间微血管内的血液循环。微循环的基本功能是进行血液和组织之间的物质交换。

(一) 微循环的组成和血流通路

1. 微循环的组成　人体内由于各器官、组织的结构和功能不同，微循环的结构也不相同。典型的微循环由微动脉、后微动脉、毛细血管前括约肌、真毛细血管、通血毛细血管、动-静脉吻合支和微静脉等七部分组成(图 4-12)。

2. 微循环的血流通路　血液可通过以下三条通路从微动脉流向微静脉。

(1) 迂回通路：血液由微动脉经后微动脉、毛细血管前括约肌和真毛细血管网，最后汇入微静脉。真毛细血管数量多，横截面积大，血流缓慢；管壁薄，通透性大；迂回曲折，穿行于细胞之间，是物质交换的主要场所，故又称为营养通路。

(2) 直捷通路：血液经微动脉、后微动脉和通血

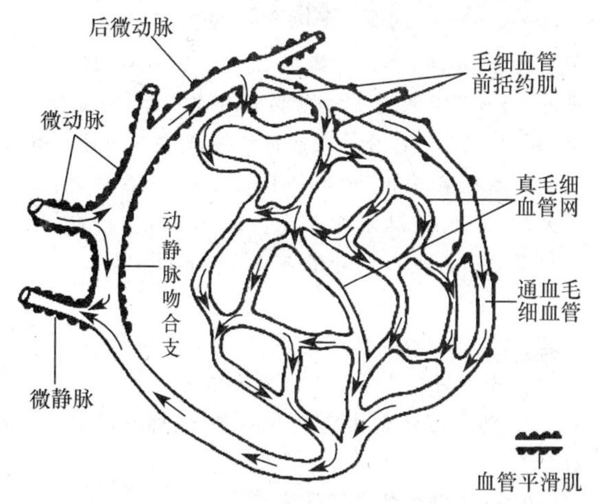

图 4-12 微循环模式图

毛细血管流到微静脉。通血毛细血管是后微动脉的直接延伸，管壁厚，管径大，血流速度较快。此通路经常开放，使一部分血液能迅速及时地回到心脏，保证回心血量。直捷通路在骨骼肌组织中较多见。

(3) 动-静脉短路：血液由微动脉经动-静脉吻合支直接流入微静脉。此通路多见于皮肤、耳郭等处，平时处于关闭状态，主要参与体温调节。当气温升高时，动-静脉短路开放增多，皮肤血流量增加，皮肤温度升高，散热增多。气温降低时，动-静脉短路关闭，皮肤血流量减少，散热减少，有利于保存体温。

3. 微循环的基本功能　主要有以下两个方面。

(1) 物质交换：迂回通路是物质交换的主要场所(营养通路)，该通路通过扩散、滤过和重吸收、吞饮等方式，实现血液与组织液之间营养物质与代谢产物、O_2 和 CO_2 的交换。

(2) 调节血量：安静时，微循环仅约 20% 的毛细血管床轮流开放，是一潜在的储血库。当循环血量减少时，通过神经-体液调节，使更多的毛细血管床关闭，以增加回心血量维持动脉血压。微循环的开放数量对维持循环血量、稳定动脉血压和血液分配都起着重要作用。

(二) 影响微循环血流量的因素

微动脉位于微循环的起始部，微静脉则位于微循环的终末端。微循环血量取决于血管的舒缩活动，微动脉起“总闸门”作用，微静脉起“后闸门”作用，并主要受交感神经、肾上腺素、去甲肾上腺素等体液因素的调节。后微动脉和毛细血管前括约肌位于真毛细血管的起始端，起“分闸门”作用，主要受缺氧和局部代谢产物的调节(无神经支配)。在安静状态下，真毛细血管是交替开放和关闭的。当组织代谢水平低时，组织中代谢产物积聚较少，后微动脉和毛细血管前括约肌收缩，使真毛细血管网关闭；一段时间后，代谢产物积聚，氧分压降低，导致局部的后微动脉和毛细血管前括约肌舒张及毛细血管开放，于是积聚的代谢产物被血流清除，后微动脉和毛细血管前括约肌又收缩，使毛细血管再次关闭，如此周而复始。后微动脉和毛细血管前括约肌每分钟交替性收缩和舒张 5～10 次，并保持约 20% 的真毛细血管处于开放状态。当组织代谢活动加强时，代谢产物积聚，导致更多的微动脉和毛细血管前括约肌舒张，更多的真毛细血管开放，以适应代谢活动水平增高的需求。

考点提示：微循环的基本功能及三条血流通路

五、组织液的生成和回流

存在于组织、细胞间隙内的液体称为组织液，绝大部分呈胶胨状，不能自由流动。组织液中各种离子及成分与血浆相同，但其蛋白质浓度明显低于血浆。

(一) 组织液的生成和回流机制

组织液是血浆经毛细血管壁滤过形成的。毛细血管壁的通透性是组织液形成的结构基础。组织液的滤过和重吸收取决于有效滤过压：即毛细血管血压和组织液胶体渗透压是促使液体由毛细血管内向血管外滤过的力量，血浆胶体渗透压和组织液静水压是将液体从毛细血管外重吸收入血管内的力量(图 4-13)。滤过的力量和重吸收的力量之差，称为有效滤过压。

有效滤过压＝(毛细血管血压＋组织液胶体渗透压)－(血浆胶体渗透压＋组织液静水压)

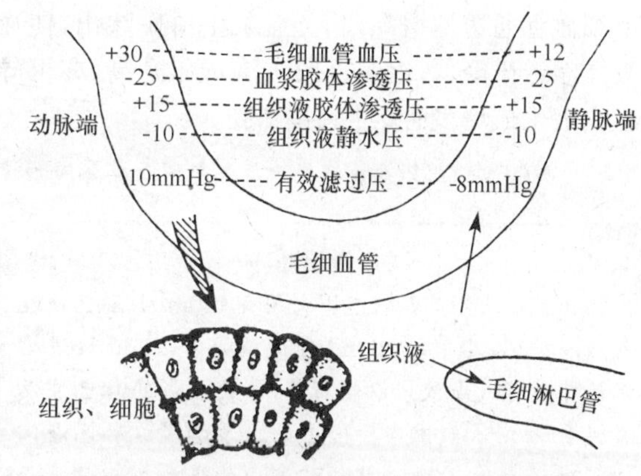

图 4-13 组织液生成和回流示意图
＋：代表使液体滤出毛细血管的力量；－：代表使液体吸收回毛细血管的力量(1mmHg＝0.133kPa)

有效滤过压为正值则组织液生成；有效滤过压为负值则组织液回流；在毛细血管动脉端的有效滤过压为＋10mmHg(＋1.34kPa)，使液体滤出毛细血管，进入组织间隙生成组织液；而在静脉端的有效滤过压为负值−8mmHg(−1.07kPa)，导致液体被重吸收回毛细血管，发生组织液的重吸收。经毛细血管动脉端滤过的液体，约90%在静脉端被重吸收回血液，其余约10%(以滤过到组织间隙的少量蛋白质分子为主)进入毛细淋巴管形成淋巴液经淋巴系统回流汇入静脉血。

(二) 影响组织液生成的因素

在正常情况下，组织液不断生成又不断被重吸收(回流)，保持动态平衡。如果发生组织液生成过多或重吸收(回流)减少，组织间隙中将有过多的液体潴留，形成组织水肿。凡能影响有效滤过压、毛细血管壁的通透性和淋巴循环的因素，都可影响组织液的生成与回流。

1. 毛细血管血压 当毛细血管血压升高而其他因素不变时，有效滤过压升高，组织液生成增多而回流减少。如炎症部位的微动脉扩张，引起毛细血管血压升高而发生局部水肿。又如右心衰竭时，静脉回流受阻，毛细血管压升高，组织液生成也会增加，引起全身水肿。炎症时，炎症部位的小动脉扩张，毛细血管的血量增加而致毛细血管血压升高，引起局部水肿。

2. 血浆胶体渗透压 某些肾脏或肝脏疾病，由于大量血浆蛋白随尿液排出或蛋白质合成减少，使血浆胶体渗透压降低，有效滤过压升高，组织液生成增多，也可引起水肿。

3. 淋巴液回流 正常时一部分组织液经淋巴管回流入血。如丝虫病患者由于淋巴管阻塞，淋巴回流受阻，受阻部位前组织液聚积，也可出现组织水肿。

4. 毛细血管通透性 在过敏反应或烧伤时，由于毛细血管通透性增高，部分血浆蛋白质渗出，使血浆胶体渗透压降低，组织液胶体渗透压升高，亦可导致组织液生成增多而发生局部水肿。

考点提示：组织液生成和回流的机制及其影响因素

链接

关于淋巴循环

正常成人在安静状态下大约有120ml/h淋巴液流入血液循环，其中约100ml经过胸导管，20ml经过右淋巴导管进入血液。以此推算，每天生成的淋巴液总量为2～4L，大致相当于全身的血浆总量。淋巴液回流的生理意义：主要是将组织液中的蛋白质回收至血液中，每天带回到血液的蛋白质多达75～200g；输送肠道吸收的脂肪和其他营养物质；调节血浆和组织液之间的液体平衡，并能清除组织中衰老的细胞、细菌和其他微粒。还能产生具有免疫功能的淋巴细胞，参与机体的免疫调节机制。

案例 4-2

患者，女，65岁。因疲乏无力、夜间呼吸困难(不能平卧)而入院。患者有心前区疼痛史。体检：脉搏130次/分，呼吸30次/分。颈静脉怒张，踝关节肿胀。双肺底部可闻及湿啰音。ECG：ST段改变。X线胸片：心脏扩大，有肺淤血、肺水肿表现。血流动力学检查：每搏输出量50ml，左心室舒张末压16mmHg，左心室射血分数40%。

问题：

1. 如何评估患者的心脏泵血功能？

2. 患者为什么出现颈静脉怒张、肺水肿、踝关节肿胀？

3. 如果需对患者输液治疗，应当注意什么事项，为什么？

分析提示：

1. 患者有心脏泵血功能降低的典型表现。心前区疼痛史与ST段改变提示冠脉供血不足，造成心肌缺氧，心肌收缩力下降，表现为泵血功能指标异常：每搏输出量50ml，左心室舒张末压16mmHg(正常充盈压为5～6mmHg，最适充盈压为12～15mmHg)，左心室射血分数40%(正常为55%～65%)。因心输出量降低导致组织血液供应不足而感疲乏。呼吸困难、肺淤血、肺水肿是左心功能不全的表现；颈静脉怒张，踝关节肿胀是右心功能不全的表现。

2. 由于心肌收缩力减弱，搏出量下降，使静脉压升高(颈静脉怒张)；毛细血管的滤过大于重吸收，致使组织液积聚，造成肺水肿(两肺底部湿啰音、呼吸困难)和外周水肿(踝关节肿胀)。

3. 对患者输液治疗应控制输液速度。因心力衰竭患者的细胞外液量明显增加，需严格限制钠和液体输入量，减轻心脏的负荷，防止水肿的进一步加重。

小 结

血压是血液对单位面积血管壁的侧压力。心室收缩动脉血压升高到最高值，称为收缩压。心室舒张动脉血压降低到最低值，称为舒张压。收缩压与舒张压之差，称为脉压。平均动脉压＝舒张压＋1/3脉压。动脉血压形成的前提是有足够的血液充盈于循环系统，基本因素是心脏的射血和外周阻力大动脉管壁的弹性对动脉血压起缓冲作用。影响动脉血压的因素主要有搏出量、心率、外周阻力、大动脉管壁弹性以及循环血量与血管容积。搏出量变化主要影响收缩压，单纯心率变化主要影响舒张压，外周阻力主要影响舒张压。故收缩压的高低主要反映搏出量的多少，舒张压的高低主要反映外周阻力的大小。

右心房或腔静脉内的压力称中心静脉压。中心静脉压反映了心脏射血能力和静脉回心血量，故在临床上常用作衡量补液量和补液速度的指标。影响静脉回心血量的因素包括：循环系统平均充盈压、心脏收缩力、体位改变、骨骼肌的挤压作用和呼吸运动。微循环是微动脉和微静脉之间的血液循环。其主要功能是实现血液与组织细胞之间的物质交换。组织液生成与回流的动力是有效滤过压。影响组织液的生成和回流的因素有毛细血管血压、血浆胶体渗透压、毛细血管壁的通透性及淋巴回流等，生成增多或回流减少均可引起水肿。

目标检测

一、名词解释

1. 收缩压 2. 舒张压 3. 脉压 4. 平均动脉压 5. 中心静脉压 6. 微循环 7. 动脉血压

二、填空题

1. 我国正常青年人安静时的收缩压为________，舒张压为________。
2. 中心静脉压的正常值是________，其高低主要取决于________和________。
3. 在组织液生成的有效滤过压中，促使液体滤过的力量是________和________，促使液体回流的力量为________和________。

三、判断题

1. 心率与外周阻力的变化影响舒张压为主。
2. 大动脉弹性减弱可使脉压减小。
3. 中心静脉压比外周静脉压高。
4. 血浆胶体渗透压降低时，组织液生成可多与回流。

四、选择题

1. 收缩压为100mmHg，舒张压为70mmHg，其平均动脉压为
   A. 70mmHg B. 75mmHg
   C. 80mmHg D. 85mmHg
   E. 90mmHg
2. 动脉血压相对稳定的意义是
   A. 保持血管充盈
   B. 保持足够的静脉回流量
   C. 防止血管硬化
   D. 保证器官的血液供应
   E. 减轻心肌的前负荷
3. 形成动脉血压的前提条件是
   A. 足够的循环血量 B. 心脏前负荷
   C. 心脏收缩做功 D. 外周阻力
   E. 大动脉的弹性升高的原因是
4. 使中心静脉压升高的原因是
   A. 血管容量增加 B. 静脉回心血量减少
   C. 循环血量减少 D. 心脏射血能力减弱
   E. 静脉回流速度减慢

五、简答题

1. 简述动脉血压的形成及其影响因素。
2. 试述静脉血回流受哪些因素的影响。
3. 说出微循环的三条血流通路及其主要功能。
4. 运用所学的知识分析可能引起水肿的几种因素。

第5节 心血管活动的调节

人体不同的生理状况下，各器官组织的代谢水平不同，对血流量的需要也不同。心血管活动能在机体的神经和体液调节下，通过改变心输出量和外周阻力，协调各器官组织之间的血流分配，以适应各器官组织在不同状态下对血流量的需求。

一、神经调节

心肌和血管平滑肌接受自主神经支配。机体对心血管活动的神经调节是通过心血管反射实现的。

（一）心血管的神经支配和作用

1. 心脏的神经支配 心脏受心交感神经和心迷走神经的双重支配。

（1）心交感神经及其作用：心交感神经的节前纤维起自脊髓胸1～5节灰质侧角，节前纤维末梢释放乙酰胆碱（ACh），在星状神经节或颈交感神经节内换元，节后纤维的轴突支配窦房结、房室交界、房室束、心房肌和心室肌。当心交感神经兴奋时，节后纤维末梢释放去甲肾上腺素，与心肌细胞膜上的β型肾上腺素能受体结合，使心率加快，房室交界的传导加速，心肌的收缩能力增强，致使心输出量增多，血压升高。β受体阻断剂普萘洛尔可阻断心交感神经对心脏的兴奋作用，使心率减慢。

链接

心迷走神经和心交感神经的故事

1845年德国生理学家韦伯兄弟（E. H. Weber 1798～1878；E. F. Weber 1806～1871）在实验中发现刺激颈部迷走神经外周端可引起心跳缓慢，甚至心跳暂停，以致血压明显下降的现象。这是首次发现迷走神经支配心脏并且具有抑制作用的一次重要实验。1863年，德国生理学家Albertvon Bezold（1838～1868）发现刺激起源于脊髓胸段的交感神经引起心跳加速。至此，生理学界和医学界知道心脏受交感神经和迷走神经的双重支配，即交感神经对心脏的作用是兴奋的，迷走神经对心脏的作用是抑制的。

（2）心迷走神经及其作用：心迷走神经属于副交感神经，其节前纤维起于延髓的迷走神经背核和疑核，终止于心壁内的神经元，换元后节后神经纤维支配窦房结、心房肌、房室交界、房室束及其分支，仅有

少量的迷走神经纤维支配心室肌。心迷走神经节前、节后神经纤维末梢都释放 ACh。当心迷走神经兴奋时，节后纤维末梢释放的 ACh 作用于心肌细胞膜的 M 型胆碱能受体，可引起心率减慢，心房肌收缩能力减弱，房室传导速度减慢等效应，使心输出量减少，血压下降。M 受体阻断剂阿托品可阻断心迷走神经对心脏的抑制作用。

2. 血管的神经支配　支配血管平滑肌的神经纤维可分为缩血管神经纤维和舒血管神经纤维两大类。绝大多数血管受单一的交感缩血管神经支配，但真毛细血管无神经支配。

(1) 交感缩血管神经纤维：其节前神经元位于脊髓胸 1 节至腰 2 或腰 3 节的灰质侧角，发出节前纤维于椎旁和椎前神经节内换元，其节后纤维支配体内几乎所有的血管。但不同部位的血管上交感缩血管纤维分布的密度不相同。皮肤血管中缩血管纤维分布最密，骨骼肌和内脏的血管次之，冠状血管和脑血管中分布较少。在同一器官中，交感缩血管神经纤维在动脉的分布密度高于静脉，而动脉中以微动脉的密度最高，后微动脉分布很少，毛细血管前括约肌中没有神经纤维的分布。交感缩血管神经节后纤维末梢释放的递质为去甲肾上腺素，主要与血管平滑肌细胞膜上的 α、β 肾上腺素能受体（以 α 肾上腺素能受体为主）结合，引起缩血管效应，外周阻力增大，血压升高。

在安静状态下，交感缩血管纤维持续发放低频冲动（1～3 次/s），称为交感缩血管紧张，从而使血管平滑肌保持一定程度的收缩状态。在此基础上，交感缩血管紧张增强，血管平滑肌进一步收缩；交感缩血管紧张减弱，则血管舒张，进而在不同状态下调节不同器官的血流阻力和血流量。

(2) 舒血管神经纤维：舒血管神经纤维主要有两种。

1) 交感舒血管神经纤维：主要支配骨骼肌血管。平时没有紧张性活动，只有当情绪激动、发怒或准备做剧烈肌肉运动时才发放冲动，其末梢释放乙酰胆碱，作用于血管平滑肌的 M 受体，使骨骼肌血管舒张，血流量增多，进而与肌肉活动强度相适应。

2) 副交感舒血管神经纤维：支配少数器官如脑膜、胃肠道的外分泌腺、唾液腺和外生殖器等部位的血管，作用范围局限。其兴奋时末梢释放乙酰胆碱，与血管平滑肌的 M 型胆碱能受体结合，引起血管舒张。故副交感舒血管纤维的活动只对所支配的器官组织的局部血流起调节作用，对循环系统总的外周阻力影响很小。

链接

乙酰胆碱递质的故事

奥地利药理学家、生理学家娄维（O. Loewi 1873～1961）在 1921 年做了一个著名“双蛙心灌注”的实验。娄维在实验中发现刺激心迷走神经能抑制蛙心的跳动，再将此灌流液引入另一个离体蛙心做灌注实验，也能抑制蛙心活动。由此推断迷走神经兴奋时，释放了某种抑制蛙心活动的物质，从而证明了神经递质的存在，将其取名为“迷走样物质”。后来证实这种“迷走样物质”就是乙酰胆碱（ACh）。为此 1936 年他与英国的戴尔（H. H. Dale 1875～1968）共同分享了诺贝尔生理学或医学奖。

（二）心血管中枢

在中枢神经系统中，与调节心血管功能活动有关的神经元集中的部位，称为心血管中枢。调节心血管功能活动的神经元分布于从脊髓到大脑皮质的各个水平，它们功能各异又相互联系，可发生不同程度整合，使心血管活动协调一致并与整体的功能活动相适应。

1. 延髓心血管中枢　最基本的心血管中枢位于延髓。延髓心血管中枢包括心迷走中枢和心交感中枢和交感缩血管中枢。延髓心血管中枢的心迷走神经元、心交感神经元和交感缩血管神经元，都具有一定紧张性，经常发放一定低频冲动，分别称为心迷走紧张、心交感紧张和交感缩血管紧张。在安静状态时，这些延髓神经元的紧张性活动表现为心迷走神经纤维和交感神经纤维持续的低频放电活动。目前认为，延髓头端腹外侧部是缩血管区，是心交感紧张和交感缩血管紧张的起源；延髓尾端腹外侧部是舒血管区，可抑制缩血管区神经元的活动；延髓孤束核是传入神经接替站；延髓的迷走背核和疑核是心抑制区，是心迷走紧张的起源。

2. 延髓以上的心血管中枢　在延髓以上的脑干、下丘脑小脑以及大脑中，也都存在与心血管活动有关的神经元。它们相互联系、统一协调，在心血管活动和机体其他功能之间起着复杂的整合功能。例如，下丘脑是非常重要的功能整合部位，在摄食、水平衡、体温调节、恐惧、发怒等情绪反应的整合中，都包含有一系列相应的心血管功能活动的改变。大脑皮质及边缘系统的一些结构，能调节下丘脑或延髓等其他部位的心血管神经元的活动，并与机体各种活动和行为的变化相协调。

（三）心血管活动的反射性调节

心血管活动的神经调节以反射的方式进行。在人体内存在着多种心血管反射，其生理意义在于使循环功能及时适应机体当时所处的状态或环境的变化。

1. 颈动脉窦和主动脉弓压力感受性反射 当动脉血压升高时，可引起压力感受性反射，其反射效应是使心率减慢，外周阻力降低，血压回降。因此，这一反射曾被称为减压反射。

(1) 反射弧：存在于颈动脉窦和主动脉弓血管外膜下的感觉神经末梢，称为压力感受器，能感受血压升高时对血管壁的机械牵张刺激。颈动脉窦的传入神经是窦神经，上行时加入舌咽神经；主动脉弓的传入神经是主动脉神经，行走于迷走神经干内。它们都进入延髓，到达孤束核，然后投射到心迷走中枢、心交感中枢和缩血管中枢；传出神经是心迷走神经、心交感神经和交感缩血管神经；效应器则为心脏和血管(图 4-14)。

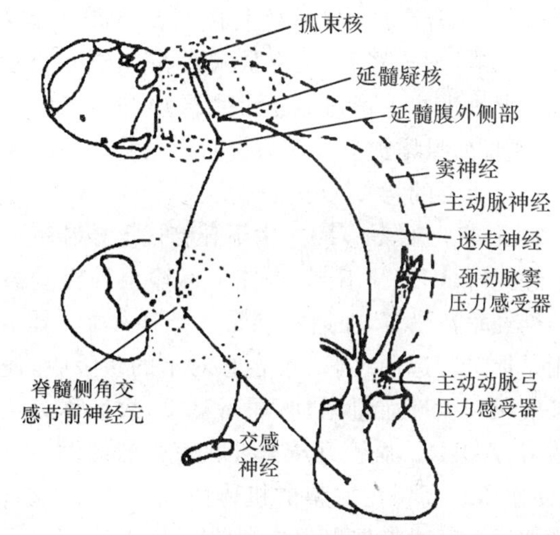

图 4-14 压力感受性反射的反射弧示意图
------ 传入神经；——传出神经

(2) 反射效应：动脉血压升高时，压力感受器所受刺激增强，传入神经将冲动传向延髓心血管中枢，使心迷走紧张加强，心交感紧张和交感缩血管紧张减弱，其效应为心率减慢，心肌收缩力减弱，心输出量减少，血管舒张，外周阻力降低，故动脉血压下降。反之，当动脉血压降低时，压力感受器所受刺激减弱，传入冲动减少，使心迷走紧张减弱，心交感紧张和交感缩血管紧张加强，从而引起心率加快，心肌收缩力增强，心输出量增加，外周阻力增高，血压升高(图 4-15)。

(3) 特点：压力感受性反射属于负反馈调节，平时经常起调节作用，其感受血压变化的范围是 60～180mmHg(8.0～24.0kPa)，对快速波动的血压改变更为敏感。动物实验表明，当颈动脉窦内压在正常平均动脉压水平(大约 100mmHg 或 13.3kpa)波动时，窦内压即使微小的变化也可引起动脉血压的明显改变(图 4-16)，此时的反射最为敏感，纠正偏离正常水平的血压的能力最强；而当颈动脉窦内压过低(＜60mmHg)或过高(＞180mmHg)时，压力感受性反射纠正异常血压的能力将明显降低。

(4) 生理意义：压力感受性反射在心输出量、外周血管阻力、血量发生突然变化的情况下，对动脉血压进行快速调节，使动脉血压不致发生过大的波动。其生理意义在于缓冲血压的急剧变化，维持动脉血压相对恒定。在日常生活中，如体位的改变、劳动或运动状态下，均有降压反射的参与。临床上有时应用按压颈动脉窦的方法，增强心迷走中枢的紧张性，用以治疗室上性心动过速。

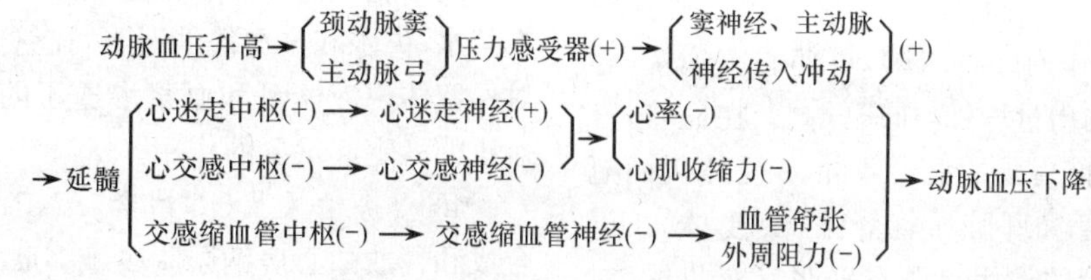

图 4-15 压力感受性反射过程示意图

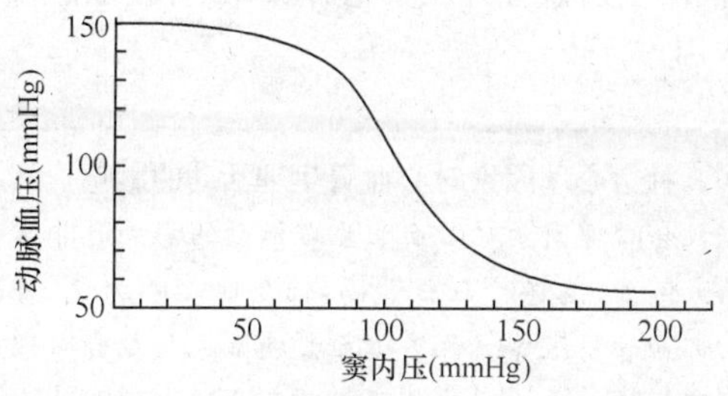

图 4-16 颈动脉窦内压与动脉血压的关系

链接

高尔兹反射

用手指压迫眼球至出现胀感，或挤压叩击腹部均可以反射性地引起心率减慢，血压下降，严重时甚至心搏骤停，称为高尔兹反射(又称心眼反射)。临床上应用按压眼球的方法来抑制窦性心动过速，有一定的疗效。在拳击比赛规则中规定运动员禁止拳击对方腹部，就与该反射有关。

2. 颈动脉体和主动脉体化学感受性反射 在颈总动脉分叉处和主动脉弓区域，存在一些感受血液中某些化学成分变化的感受器，称为颈动脉体和主动脉体化学感受器。当动脉血中 O_2 分压降低、CO_2 分压升高、H^+ 浓度升高时，刺激化学感受器使其兴奋产生神经冲动，分别由窦神经和迷走神经传入延髓，使呼吸中枢神经元和缩血管中枢神经元的活动发生改变。主要引起呼吸加深加快，并反射性引起心率加快，心输出量增加，外周阻力增大，血压升高。化学感受性反射在平时主要对呼吸运动具有经常性调节，对心血管活动并无明显的调节作用。但在低氧、窒息、失血、动脉血压过低和酸中毒等应激情况下，化学感受性反射对维持动脉血压和重新分配血量，以保证心、脑等重要器官的血液供应有重要意义。

考点提示：减压反射

二、体液调节

心血管活动的体液调节是指血液和组织液中的一些化学物质或代谢产物对心肌和血管平滑肌的活动发生影响并起调节作用。根据体液因素作用的范围可分为全身性体液因素和局部性体液因素两大类。

（一）全身性体液因素

1. 肾上腺素和去甲肾上腺素　血液中的肾上腺素和去甲肾上腺素主要来自肾上腺髓质。肾上腺素能神经末梢释放的去甲肾上腺素仅有一小部分进入血中。肾上腺素和去甲肾上腺素对心脏和血管的作用，决定于它们与肾上腺素能受体（α、β 受体）的结合能力和受体分布的不同。

（1）肾上腺素对心脏和血管的作用：肾上腺素对心肌有较强的兴奋作用（β_1 受体），可使心率加快，心肌收缩力加强，心输出量增加，血压升高。在血管，肾上腺素可使皮肤、肾、胃肠的血管收缩（α 受体），而冠状动脉、骨骼肌血管和肝脏血管舒张（β_2 受体）。可见，肾上腺素对血管的作用是既有舒张又有收缩，对总的外周阻力的影响不大。其主要调节作用是使器官的血流分配发生改变，尤其是肌肉组织的血液流量明显增加。

（2）去甲肾上腺素对心脏和血管的作用：去甲肾上腺素兴奋心脏的作用相对较弱（β 受体）。注射去甲肾上腺素后，因血压急剧升高，引起了压力感受性反射使心率减慢，这种反射的效应超过了去甲肾上腺素对心脏的直接效应，故心率减慢。在血管，去甲肾上腺素的缩血管作用比肾上腺素强，除冠状动脉（β_2 受体）外，去甲肾上腺素可使全身小血管广泛收缩（α 受体），使外周阻力增大，动脉血压升高。

由于肾上腺素对心脏的直接作用较强，对总的外周阻力影响不大，故临床上常用作“强心药”。去甲肾上腺素可引起全身小血管广泛收缩，外周阻力增大，血压明显升高，故临床上常用作“升压药”。

2. 肾素-血管紧张素系统　肾素是由肾球旁细胞合成和分泌的一种酸性蛋白酶。肾素进入血液可将血浆中的血管紧张素原变成血管紧张素Ⅰ；在肺循环内，血管紧张素Ⅰ经血管紧张素转换酶的作用，再转变为血管紧张素Ⅱ；血管紧张素Ⅱ还可在血液中氨基肽酶的作用下转变成为血管紧张素Ⅲ。

血管紧张素中最重要的是血管紧张素Ⅱ。血管紧张素Ⅱ是一种已知最强的活性很高的升压物质：①直接使全身微动脉收缩，增大外周阻力；②使静脉收缩，回心血量增多；③促使交感神经末梢释放递质增多；④增强交感缩血管中枢紧张性，使外周血管阻力增大，血压升高；⑤刺激肾上腺皮质球状带合成和释放醛固酮，形成肾素-血管紧张素-醛固酮系统。醛固酮能促进远曲小管和集合管对 H_2O 和 Na^+ 的重吸收，使循环血量增加。故该系统对于动脉血压的长期调节具有重要的意义。

3. 血管升压素（VP）　由下丘脑视上核和室旁核的神经元合成，经下丘脑-垂体束运输至神经垂体储存的神经垂体激素，在适宜刺激下释放入血。其主要作用是促进肾远曲小管、集合管对水的重吸收，使细胞外液量和循环血量增加，尿量减少，故又称为抗利尿激素（ADH）。血管升压素还具有强烈的缩血管效应，使血压升高。在完整的机体内，血浆中的血管升压素浓度升高时首先出现抗利尿效应；只有当其血浆浓度明显高于正常时，才引起血压升高。血管升压素对体内细胞外液量和血浆渗透压的调节起重要作用。在禁水、失水和失血等情况下，血管升压素释放增加，对保留体内液体量和血浆渗透压的稳态及维持动脉血压的稳定起重要的作用。

4. 心房钠尿肽（心钠素，ANP）　由心房肌细胞合成和释放的心房钠尿肽属于多肽类，具有较强的舒血管效应，使外周阻力降低；也可使每搏输出量减少，心率减慢，故心输出量减少；同时，心房钠尿肽抑制肾素、醛固酮以及血管升压素的释放，具有较强的排钠、利尿作用。

链接

社会心理因素对心血管生理活动的影响

社会心理因素对心血管生理活动的影响时非常明显的。例如，愤怒时血压升高，惊恐时心跳加速，害羞时面部血管扩张等。许多心血管疾病也与社会心理因素有密切的关系。一些从事工作压力较大的职业人员中，由于极度紧张的竞争环境使高血压的发病率显著增加。有酗酒、吸烟等不良生活习惯的人群中，高血压的发病率明显高于无此类不良生活习惯的人群。在一些发达国家高血压的发病率高达1/4,在我国的一些大城市的普查资料也显示较高的发病率,如1991年北京成人高血压的发病率为22.6%;而生活在偏僻地区的生活较平静的人群中,高血压的发病率却小于1%。事实说明社会心理因素对心血管功能和心血管疾病的发生有着十分重要的影响。因此,全社会应当高度重视社会心理因素的影响,积极预防心血管疾病的发生。

(二)局部性体液因素

1. 激肽　激肽释放酶-激肽系统参与对局部组织血流和血压的调节。常见的激肽有缓激肽和血管舒张素。具有强烈的舒血管作用,并能增加毛细血管壁的通透性。在一些腺体器官中生成的激肽,可以使器官局部的血管舒张,以增加局部血流量。循环血液中的缓激肽和血管舒张素能引起全身性血管舒张,使外周阻力降低而出现血压降低。

2. 组胺　在皮肤、肺和肠黏膜的肥大细胞中含有大量的组胺,当组织受到损伤或发生炎症和过敏反应时释放出来。具有强烈的舒血管作用,并能增加毛细血管和微静脉管壁的通透性,导致局部组织水肿。

3. 局部代谢产物　器官血流量主要通过局部代谢产物的浓度进行自身调节。具体的机制已在本章微循环的调节中叙述。

4. 其他　近年发现血管内皮能生成和释放多种血管活性物质,对血管平滑肌的舒缩活动起调节作用。其中,内皮素(ET)可引起血管强烈的收缩,而一氧化氮(NO)则具有舒血管作用。此外,前列环素(PGI_2)主要在产生的局部发挥舒张血管的作用;前列腺素E_2(PGE_2)也参与血压调节,与激肽一起产生降压效应。

考点提示:肾上腺素和去甲肾上腺素对心脏和血管的作用

案例4-3

患者,男,32岁,体重60kg。1小时前因外伤出血约800ml而急救入院。体检:血压100/80mmHg,心率120次/分,呼吸25次/分,面色苍白,四肢冰冷。

问题:

1. 如何评估患者的失血状况?此时应密切观察患者哪些生命体征?

2. 患者的动脉血压变化有什么特点?患者为什么会有心率加快、面色苍白,四肢冰冷的表现?

分析提示:

1. 以全身血量占体重的8%估计,患者的失血量约占全身血量的16%。此时应密切观察患者的脸色、意识、表情、肢端温度、定时测量血压、脉搏及呼吸,监测24h的尿量。

2. 患者的动脉血压降低,收缩压降低,脉压减小。由于失血引起循环血量减少,心脏前负荷降低,故收缩力减小,搏出量下降,收缩压降低。当血压降低时,通过压力感受性反射、心肺感受器反射作用,引起心迷走神经抑制、心交感神经和交感缩血管神经兴奋,故可引起心率加快,小动脉、小静脉收缩,外周阻力增大。这些代偿调节作用使得血压不致明显降低。因心率加快,外周阻力增大,使舒张压降低不明显。因皮肤小动脉收缩,使皮肤的血流量减少,引起面色苍白,四肢冰冷等表现。

小　结

心血管功能活动通过神经-体液调节,以适应环境的变化和代谢的需要。心血管的基本中枢在延髓。压力感受性反射是维持动脉血压相对稳定的十分重要的反射,具有负反馈调节的特点。如动脉血压突然升高,引起压力感受性反射使动脉血压下降;反之,当动脉血压突然降低时,反射活动减弱,使血压升高。在缺氧、CO_2增多及H^+浓度增加时,化学感受性反射活动加强,直接兴奋呼吸,从而使动脉血压升高。肾上腺素主要提高心肌收缩力,使心输出量增多,血压升高,临床上常用于"强心";去甲肾上腺素主要使全身小血管收缩,尤使小动脉、微动脉收缩,使动脉血压升高,临床上常用于"升压";肾素-血管紧张素系统可直接使全身微动脉收缩,增大外周阻力,并促使肾上腺皮质球状带释放醛固酮,促进远曲小管和集合管对水、Na^+的重吸收,血量增加,使血压升高。心房钠尿肽、激肽、组胺以及局部组织代谢产物都可使血管舒张。

目标检测

一、名词解释

1. 心迷走紧张　2. 心交感紧张　3. 心血管中枢

二、填空题

1. 心交感神经兴奋时,其节后纤维末梢释放的递质是________,其作用可被________受体阻断剂所阻断。
2. 肾上腺素对血管的生理效应表现为皮肤、肾、胃肠道血管平滑肌________;骨骼肌血管和肝脏血管平滑肌________。
3. 血管紧张素Ⅱ可使全身________收缩,血压升高;使________而引起回心血量增加。

三、判断题

1. 临床常用的强心药是去甲肾上腺素。
2. 影响人体动脉血压的主要因素是心输出量和外周阻力。
3. 动物实验证明,阻断颈总动脉血流可使血压降低。
4. 骨骼肌血管接受交感缩血管神经和副交感舒血管神经支配。

四、选择题

1. 调节心血管活动的基本中枢位于

A. 大脑皮质　　　　B. 脊髓

C. 延髓　　D. 下丘脑

E. 脑干

2. 在正常情况下，支配全身血管舒缩，调节动脉血压的主要传出神经纤维是

A. 交感缩血管纤维　　B. 交感舒血管纤维

C. 副交感舒血管纤维　　D. 迷走神经

E. 肽能神经

3. 迷走神经对心血管的主要作用是

A. 心率减慢，传导加速

B. 心率减慢，传导减慢

C. 血管舒张，外周阻力降低

D. 心室肌收缩力减弱

E. 冠状动脉血流量减少

4. 由卧位突然变为立位，正常人血压变化很小，主要原因是

A. 压力感受器反射　　B. 化学感受器反射

C. 心肺感受器反射　　D. 心血管自身调节

E. 脑缺血反射

五、简答题

1. 简述压力感受性反射的基本过程及其生理意义。

2. 比较肾上腺素与甲肾上腺素对心血管调节作用的异同点。

第6节　器官循环

根据血流动力学的一般规律，各器官的血流量取决于该器官的动、静脉压力差和血流阻力。由于各器官的结构和功有各异，故血流量的调节也有其自身的特点。本节主要叙述心、肺、脑的血液循环特征及其调节。

一、冠脉循环

冠脉循环是指心脏的血液循环。心肌的血液供应来自左、右冠状动脉。冠状血管起至主动脉根部，使冠脉循环压力高、途径短、流速快。

> **链接**
>
> **冠脉循环的解剖特点**
>
> 冠状动脉的主干行走于心脏的表面，其小分支以垂直于心脏表面的方向穿入心肌，并在心内膜下层分支成网。这种分支方式使冠状动脉血管在心肌收缩时容易受到压迫。冠状动脉的毛细血管网分布极为丰富，毛细血管数和心肌纤维数的比例为1∶1。冠状动脉的侧支较细小，血流量少。故当冠状动脉突然发生阻塞时，不易很快建立有效的侧支循环，常可导致心肌梗死。

（一）冠脉循环的特点

1. 血流量大、耗氧量多　在安静状态下，中等体重的人总的冠脉血量流量为225ml/min(每100克心肌血流量是60～80ml/min)，占心输出量的4%～5%。当心肌活动加强，冠脉达到最大舒张状态时，每100克心肌由安静时的60～80ml/min增加到300～400ml/min，约为安静时的4～5倍。心肌对缺血、缺氧很敏感，由于心肌的耗氧量多，一旦冠状动脉供血不足，极易使心肌缺血、缺氧而引起心绞痛。

2. 冠脉血流呈周期性变化　由于冠脉血管的分支大部分都深埋于心肌内，使冠脉血管在心肌收缩时极易受压，从而影响冠脉血流量，尤其左冠脉血流量影响更为明显。图4-17显示犬的左、右冠状动脉血流在一个心动周期中的变化。在左心室等容收缩期，由于心肌收缩的压迫，使左冠脉血流阻力增大，引起血流量急剧减少，甚至倒流。在射血期，主动脉压升高，冠脉血压也随之升高，使血流量有所增加。在心室舒张期，随着主动脉压下降，冠脉血管的压迫解除，故冠脉血流量迅速增加。一般而言，左心室在收缩期的冠脉血流量只有舒张期的20%～30%。当心肌收缩加强时，心缩期血流量所占的百分比则更小。右心室肌比较薄弱，收缩时对右冠状动脉的压迫作用较小，因此，右冠脉血流量在心动周期中的变化不大。由此可见，冠脉的供血主要在舒张期，动脉舒张压的高低和心舒期的长短是影响冠脉血流量的重要因素。

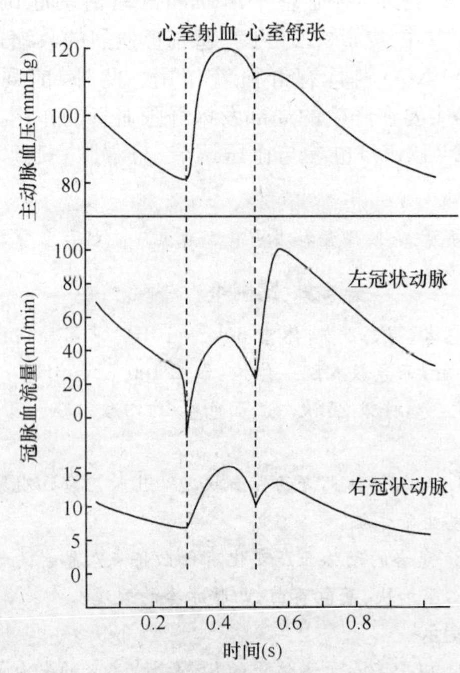

图4-17　实验犬心动周期中冠脉血流的变化

(二)冠脉血流量的调节

调节冠脉血流量最重要的因素是心肌本身的代谢水平,神经调节的作用较为次要。

1. 心肌代谢水平　实验证明,心肌收缩的能量来源于有氧代谢,冠脉血流量与心肌代谢水平成正比。心肌的耗氧量较大,但心肌的氧储备较小。在心肌代谢活动增强,对氧的需求量也随之增加,主要通过冠脉血管舒张,增加冠脉血流量以满足心肌对氧的需求。目前认为,心肌代谢增强引起冠脉血管舒张的原因并非低氧而是由于某些心肌代谢产物(乳酸、腺苷、H^+、CO_2)的增加,其中最重要的是腺苷,具有强烈舒张冠脉作用。当心肌代谢增强而局部氧分压降低时,腺苷浓度会增加3～5倍。此外,缓激肽等也能引起冠脉舒张。

2. 神经调节　冠状动脉受迷走神经和交感神经支配。迷走神经的直接作用是引起冠状动脉舒张,但迷走神经兴奋又使心率减慢,心肌代谢率降低,这些因素可抵消迷走神经对冠状动脉直接的舒张作用。心交感神经的直接作用是使冠脉收缩,同时又能使心率加快,心肌收缩加强,耗氧量增加,从而冠状动脉舒张。但在整体条件下,冠脉血流量主要由心肌本身的代谢水平调节,神经因素的影响在很短时间内就会被心肌代谢产物引起的血流变化所掩盖。

3. 激素调节　肾上腺素和去甲肾上腺素可通过增强心肌的代谢活动和耗氧量使冠脉血流量增加。甲状腺素也可通过加强心肌代谢使冠脉舒张,血流量增加。血管紧张素Ⅱ以及大剂量的血管升压素(抗利尿激素)可使冠状动脉收缩,冠脉血流量减少。

> **链接**
>
> **冠心病**
>
> 冠心病是当今最常见、最多发的心血管疾病,是冠状动脉粥样硬化性心脏病的简称。冠心病是血管狭窄或阻塞,以及血栓形成造成管腔闭塞,引起冠脉循环障碍,继而心肌缺血缺氧,发展下去可致心肌损伤、缺血、变性、坏死、纤维组织增生、心脏扩大,导致心绞痛、心肌梗死甚至猝死。心电图(ECG)运动试验对冠心病的诊断起辅助作用。ST段下移1mm,冠心病的可能性在90%以上。本病多发生在40岁以后,在高压力、快节奏、高脂肪、快餐化的生活方式影响下,患病率呈逐年上升的趋势,患病年龄趋于年轻化。冠心病防治的关键在于早期预防和科学的饮食起居。治疗目标是解除冠脉痉挛,增加心肌供血,改善心室肌的舒张功能。

二、脑循环

(一)脑循环的特点

1. 脑血流量大,耗氧量大　脑组织的代谢水平高,血流量较多。在安静状态下,每100克脑组织的血流量为50～60ml/min,整个脑的血流量约为750ml/min,占心输出量15%左右。脑组织的耗氧量也较大,安静时整个脑的耗氧量约占全身耗氧量的20%。脑细胞对缺氧的耐受力很低,如果脑供血停止3～10s,将会引起意识丧失,停止供血超过5～6min,将会引起不可逆的永久性脑损伤。

2. 血流量变化小　脑位于骨性颅腔内,其容积固定。颅腔内由脑、脑血管和脑脊液所填充,三者的容积总和也是固定的。由于脑组织和脑脊液的不可压缩性,故脑血管舒缩在一定程度上受到很大的限制,血流量的变化比其他器官小很多。

3. 存在血-脑屏障和血-脑脊液屏障　在毛细血管血液和脑组织之间存在限制某些物质自由扩散的屏障,称为血-脑屏障。在毛细血管血液和脑脊液之间也存在特殊的屏障,称为血-脑脊液屏障。甘露醇、蔗糖和许多离子不易通过,而O_2、CO_2等脂溶性物质、某些麻醉药物及葡萄糖和氨基酸容易通过血-脑屏障和血-脑脊液屏障。这两种屏障的存在,对于保持脑组织内环境的相对稳定和防止血液中有害物质侵入脑内,保证脑组织的正常活动具有十分重要的生理意义。

(二)脑血流量的调节

1. 脑血管的自身调节　脑血流量的多少主要取决于脑动、静脉之间的压力差和脑血管的血流阻力。在正常情况下,平均动脉压在60～140mmHg(8.0～18.6kPa)范围内变化时,脑血管可通过自身调节的机制使脑血流量保持恒定。但当平均动脉压降低到60mmHg(8.0kPa)以下时,脑血流量就会显著减少,引起脑功能障碍。反之,当平均动脉压超过脑血管自身调节的上限140mmHg时,脑血流量显著增加,严重时可因毛细血管压过高引起脑水肿。

2. 局部性体液调节　脑血管的舒缩活动主要受局部化学因素的影响。当血液CO_2分压升高(主要因素)或O_2分压降低时,CO_2进入脑组织,使细胞外液H^+浓度升高而使脑血管舒张,血流量增加。而过度通气时,CO_2呼出过多,动脉血CO_2分压过低,脑血流量显著减少,可引起头晕等病状。此外,脑的各部分的血流量与该部分脑组织的代谢活动程度有关。实验证明,当脑的某一部分代谢活动加强时,可能通过H^+、K^+、腺苷等代谢产物,引起脑血管舒张,使该部分的血流量增多。例如,在握拳时,对侧大脑皮质运动区的血流量就增加。在阅读时脑的许多区域血流量增加,尤皮质枕叶和额叶与语言功能有关的部分血流量明显增加。

3. 神经调节　脑血管接受少量的交感缩血管纤维和副交感舒血管纤维支配,但神经对脑血管活动的调节作用很小。刺激或切除支配脑血管的交感或副交感神经,脑血流量并不发生明显的变化。在多种心血管反射中,脑血流量的变化都很小。

三、肺 循 环

肺循环是指从右心室到左心房的血液循环。肺循环的功能是使血液在流经肺泡时和肺泡气之间进行气体交换。气管和支气管的血液供应来自体循环的支气管动脉,支气管血管的末梢之间与肺循环之间有吻合支沟通。因此,有一部分支气管静脉血液可经过吻合支进入肺静脉和左心房,使主动脉血液中掺入1%～2%的静脉血。

(一) 肺循环的生理特点

1. 血流阻力小,血压低　与体循环相比,肺循环血管及其分支短而粗,管壁薄,其顺应性高,对血流的阻力较小,血压较低,是一个低阻力、低血压系统,易受心功能的影响。正常人肺动脉的收缩压为22mmHg(2.9kPa),舒张压为8mmHg(1.1kPa),平均动脉压约13mmHg(1.7kPa)。毛细血管平均压为7mmHg(0.9kPa)肺静脉和左心房内压为1～4mmHg(0.13～0.53kPa),平均约2mmHg(0.27kPa)。由于肺毛细血管压仅7mmHg(0.9kPa),低于血浆胶体渗透压(25mmHg或3.3kPa),因此,正常情况下,肺泡的有效滤过压为负值,使肺泡间隙内没有组织液生成,肺泡膜和毛细血管壁紧密相贴,既有利于肺泡和血液之间的气体交换,也有利于吸收肺泡内的液体,保持肺泡内干燥,更利于肺的通气功能。当左心功能不全时常引起肺淤血和肺水肿,导致呼吸功能障碍。

2. 血容量大,变动范围大　肺血容量约为450ml,占全身血量的9%。在用力呼气时,肺部血容量减少至约200ml;而在深吸气时可增加到约1000ml。由于肺的血容量较多,且变化范围也较大,故肺循环血管起着储血库的作用。当机体失血时,肺循环可将一部分血液转移至体循环,起代偿作用。肺循环血量在每一个呼吸周期中,也发生周期性的变化,并对左心输出量和动脉血压产生影响,出现动脉血压的呼吸波:在吸气开始时动脉血压下降,到吸气后半期以后逐渐回升;呼气前半期血压继续升高,呼气后半期又开始下降。

(二) 肺循环血流量的调节

1. 神经调节　肺循环血管受交感神经和迷走神经支配。刺激交感神经对肺血管的直接作用是引起收缩和血流阻力增大。但在整体情况下,交感神经兴奋时体循环的血管收缩,将一部分血液挤入肺循环,使肺血容量增加。刺激迷走神经可使肺血管舒张,血流阻力降低。

2. 肺泡的氧分压　肺泡的氧分压对肺部血管的舒缩活动有明显的影响。当一部分肺泡因通气不足而氧分压降低时,这些肺泡周围的微动脉收缩,使局部血流阻力增大,于是血流量减少,而使较多的血液流入其他通气充足的肺泡,使血液得到充分地氧合。肺泡低氧引起局部缩血管反应,有利于肺泡和血液之间进行有效的气体交换。假如没有这种缩血管反应,血液流经通气不足的肺泡时,血液不能充分氧合,这部分含氧较低的血液回流入左心房,就会影响体循环血液的含氧量。此外,某一部分肺泡二氧化碳分压升高时,也可引起局部缩血管反应。

3. 血管活性物质对肺血管的影响　肾上腺素、去甲肾上腺素、血管紧张素Ⅱ、血栓素 A_2 等能使肺部微静脉收缩,乙酰胆碱使肺血管舒张。

小　结

冠脉循环的特点是冠脉血流量大,心脏的供血主要发生在舒张期,舒张压的高低和心舒期的长短是决定冠脉血流量多少的重要因素。心肌代谢(腺苷为主)水平在冠脉血流量的调节中起主导作用。肺循环的特点是血压低,血流阻力小,肺泡内无组织液生成,肺血容量变化大。脑循环血流的特点是脑血管容积变化受颅腔限制,脑血流量变化小,耗氧量大,对缺血缺氧的耐受力低,存在血-脑屏障和血-脑脊液屏障。

目标检测

一、名词解释

1. 血-脑屏障　2. 血-脑脊液屏障

二、填空题

1. 冠脉血流量主要取决于________的高低和________的长短。
2. 肺循环是一个低________和低________的循环系统。
3. 平均动脉压在________范围内,脑血管通过________使脑血流量保持相对稳定。

三、选择题

1. 引起冠状动脉舒张作用最强的是
   A. 肾上腺素　　B. 乙酰胆碱
   C. 血管紧张素　　D. 乳酸
   E. 腺苷
2. 在正常情况下,组织液的压力为负压的器官是
   A. 脑组织　　B. 骨骼肌
   C. 肺泡　　D. 肾脏
   E. 肝脏

四、简答题

冠脉循环有哪些特点?受哪些因素的调节?

(赵淑琳)

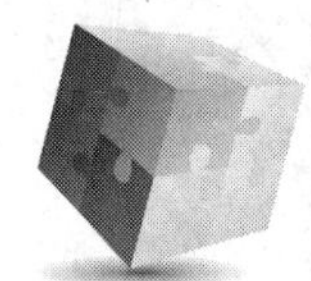

第5章 呼　　吸

机体在新陈代谢过程中，需要不断地从外界环境中摄取氧气并排出二氧化碳。机体与环境间的氧和二氧化碳气体交换过程称为呼吸。呼吸过程由三个连续的环节组成（图 5-1）：①外呼吸，指外界环境与肺毛细血管之间的气体交换过程，包括肺通气（肺与外界环境之间的气体交换过程）和肺换气（肺泡与肺毛细血管之间的气体交换过程）；②气体在血液中的运输；③内呼吸，又称组织换气。

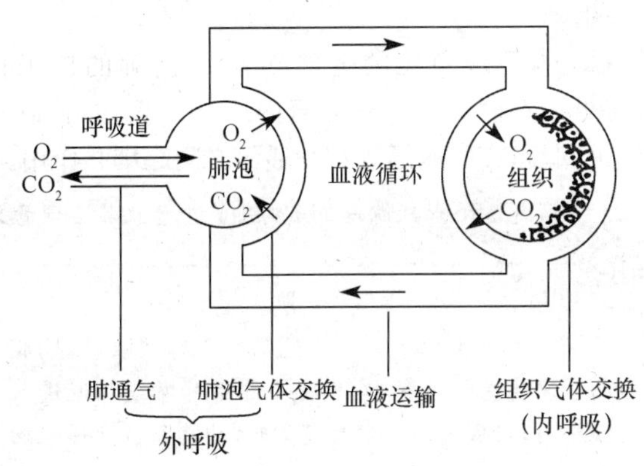

图 5-1　呼吸全过程示意图

由此可见，呼吸是维持机体新陈代谢正常进行的必要条件之一。呼吸过程中的任何一个环节发生障碍，均可导致机体缺氧和（或）二氧化碳积聚，使内环境遭到破坏，影响新陈代谢的正常进行，尤其是心、脑、肾的正常活动，甚至危及生命。

考点提示：呼吸的概念及呼吸的环节

案例 5-1

患者，46 岁，慢性咳嗽、气喘 16 年，急性发作伴持续性呼吸困难 30h。16 年间多发于春秋季节，呈呼气性呼吸困难，后无明显季节性。2 天前感冒，咳嗽加重，呼吸困难，难以平卧，来院急诊。查体：体温 36.8℃，脉搏 105 次/分，呼吸 30 次/分，血压 130/80mmHg。神志清楚，表情痛苦，面色苍白，口唇发绀。急性病容，呼吸急促，端坐位。双肺布满哮鸣音，未闻及湿啰音，心率 105 次/分。检查：血气分析：pH7.37，PaO_2 55.3mmHg，$PaCO_2$ 49.1mmHg；X 线胸片：两肺纹理增多；ECG：未见异常。

问题：

1. 诱发支气管哮喘的物质有哪些？来自何处？
2. 支气管哮喘将对肺通气和肺换气产生哪些影响？

第1节　肺　通　气

肺通气是肺与外界环境之间的气体交换过程。实现肺通气的主要结构有呼吸道、肺泡和胸廓等。呼吸道是肺通气时气体进出的通道，肺泡是气体交换的场所，胸廓的节律性呼吸运动是实现肺通气的动力。

一、肺通气的原理

气体进出肺取决于两个因素的相互作用：一是推动气体流动的动力；二是阻止其流动的阻力。动力必须克服阻力，才能实现肺通气。

（一）肺通气的动力

肺通气的直接动力是肺泡内压与大气压之间的压力差，这种压力差源于呼吸运动。因此，呼吸运动是肺通气的原动力。

1. *呼吸运动*　由呼吸肌收缩和舒张引起的胸廓节律性的扩大和缩小，称为呼吸运动，包括吸气运动和呼气运动。参与呼吸运动的吸气肌主要有膈肌和肋间外肌，呼气肌主要有肋间内肌和腹肌。

（1）平静呼吸：安静状态下平稳、均匀的呼吸称为平静呼吸。呼吸频率为 12～18 次/分。平静吸气时，肋间外肌和膈肌收缩，肋骨和胸骨上举，膈顶下降，使胸廓的前后径、左右径和上下径扩大，引起胸腔和肺容积扩大，肺内压低于大气压（1～2mmHg），外界气体入肺，完成吸气。平静呼气时，肋间外肌和膈肌舒张，肋骨、胸骨和膈顶均回位，胸腔容积缩小，肺依靠自身的回缩力而回缩，肺内压高于大气压（1～2mmHg），肺内气体被呼出，完成呼气。平静吸气是主动过程，平静呼气是被动过程。

（2）用力呼吸：当人体剧烈运动或强体力劳动时，呼吸加深加快，称为用力呼吸。用力吸气时，除肋间外肌和膈肌收缩加强外，辅助吸气肌（如胸锁乳突肌、胸大肌、斜角肌等）也参与收缩，使胸廓进一步扩大，胸腔和肺明显增大，肺内压大幅下降，吸入大量气体；用力呼气时，除肋间外肌和膈肌舒张外，呼气肌（肋间内肌和腹壁肌）也参与收缩，使胸廓明显缩小，胸腔和肺容积明显缩小，肺内压大幅升高，呼出大量气体。因此,用力呼吸时吸气和呼气均为主动过程。

考点提示:呼吸的原动力、直接动力;参与的呼吸主要肌肉

2. 呼吸运动的形式 有胸式呼吸和腹式呼吸。以肋间外肌收缩和舒张活动为主,胸壁起伏明显的呼吸运动,称为胸式呼吸。以膈肌收缩和舒张活动为主,腹壁起伏明显的呼吸运动,称为腹式呼吸。正常成年人呼吸运动是胸式和腹式的混合式呼吸。女性和青年人胸式呼吸占优势;成年男性和儿童腹式呼吸占优势;婴幼儿的肋骨倾斜度小,位置趋于水平,主要表现为腹式呼吸。当胸廓活动受限,如胸膜炎或胸腔积液时多为腹式呼吸;而妊娠后期,腹腔疾患等情况使膈肌运动受阻,以胸式呼吸为主。

考点提示:呼吸的类型

3. 肺内压 是指肺泡内的压力。平静吸气时,肺内压下降,低于大气压 1～2mmHg,外界空气吸入肺,到吸气末肺内压等于大气压,吸气停止;呼气之初肺内压升高,高于大气压为 1～2mmHg,肺内气体排出,到呼气之末肺内压等于大气压,呼气停止。由此可见,在呼吸运动过程中,由于肺内压的周期性交替升降,造成肺内压与大气压之间的压力差,是决定气流方向的动力。

链接

人工呼吸

在自然呼吸停止时,可用人为的方法建立肺内压与大气压之间的压力差,以维持肺通气,这就是人工呼吸。人工呼吸分为正压法和负压法两类。施以正压引起吸气的人工呼吸为正压人工呼吸,施以负压引起吸气的人工呼吸为负压人工呼吸。例如,口对口人工呼吸为正压人工呼吸,节律性地举臂压背或挤压胸廓为负压人工呼吸,临床用的人工呼吸机可实施正压或负压人工呼吸。人工呼吸适用于溺水、触电、麻醉过深、煤气中毒等原因引起呼吸运动停止的抢救。

4. 胸膜腔内压 胸膜腔是由胸膜脏层与壁层构成的密闭、潜在的腔隙。腔内无气体只有少量浆液起润滑作用。呼吸时,浆液可减少两层胸膜之间的摩擦,因浆液量很少还能使两层之间相互紧贴,保证肺能随胸廓的运动而运动。胸膜腔内的压力称为胸膜腔内压。测量结果表明,正常人平静呼吸的全过程胸膜腔内压都低于大气压,即胸膜腔内为负压,简称胸内负压。正常成人平静呼气末胸膜腔内压为－5～－3mmHg,平静吸气末为－10～－5mmHg(图 5-2)。

(1) 胸膜腔负压的形成:从胎儿出生后第一次呼吸开始,肺即被牵张而扩张。在生长发育过程中,胸廓的发育比肺快,胸廓经常牵引肺处于扩张状态,而肺具有一定的回缩力。因此,胸膜腔就受到两种力的作用:一是使肺泡扩张的肺内压;二是使肺泡缩小的

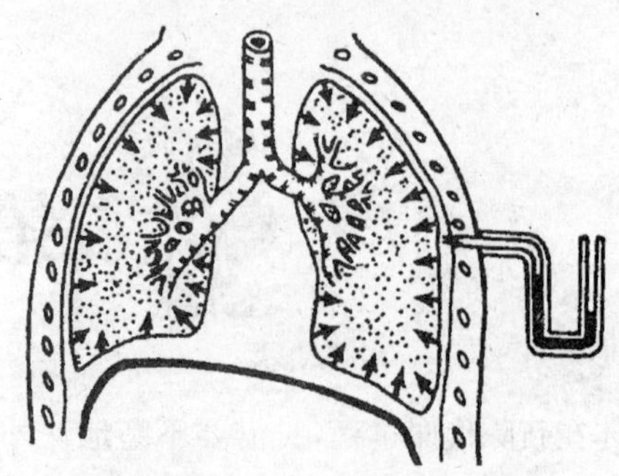

图 5-2 胸膜腔负压直接测量示意图

肺回缩力。胸膜腔内实际的压力是肺内压减去肺回缩力,即:胸膜腔内压＝肺内压－肺回缩力。在吸气末或呼气末,肺内压等于大气压,则:胸膜腔内压＝大气压－肺回缩力。若视大气压为 0,则:胸膜腔内压＝－肺回缩力。由此可见,胸膜腔内压是由肺的回缩力形成的。

(2) 胸膜腔负压的生理意义:维持肺的扩张状态;降低中心静脉压和胸导管内压,有利于静脉血和淋巴液回流;在呼吸运动和肺通气之间起耦联作用。

考点提示:形成胸内负压的主要力量及其生理意义

链接

气 胸

在外伤或疾病等原因导致胸壁或肺破裂时,胸膜腔的密闭性受到破坏,空气将立即由外界或肺泡进入胸膜腔内,形成气胸。发生气胸时,肺将靠自身弹性回缩力而塌陷,不再随呼吸运动而扩张和缩小,同时血液和淋巴回流受阻。严重气胸可因肺通气功能和循环功能障碍而危及生命。

(二) 肺通气的阻力

肺通气过程中所遇到的阻力为肺通气的阻力,包括弹性阻力和非弹性阻力。平静呼吸时,前者约占总阻力的 70%,后者约占 30%。

1. 弹性阻力 是指弹性体受到外力作用变形时所产生的一种对抗变形的力。肺和胸廓是弹性体,所以都会产生弹性阻力。胸廓弹性阻力的临床意义小,本书中不作介绍。肺弹性阻力约 1/3 来自肺泡壁弹性纤维的回缩力,2/3 来自肺泡表面张力。肺泡表面张力是指肺泡内液-气界面使肺泡表面积缩小的力。正常在液-气界面之间还分布着单分子层的肺泡表面活性物质。它是由肺泡壁Ⅱ型细胞分泌的,主要成分是二棕榈酰卵磷脂。其作用:①能降低肺泡表面张力,减小吸气阻力,有利于肺的扩张;②防止肺泡内液体积聚;③通过调整肺泡的表面张力,维持大小肺泡的容积及内压的相对稳定。胎儿在六七个月或以后,肺泡Ⅱ型细胞才开始合成和分泌肺表面活性物质,因

此，早产儿可因缺乏肺表面活性物质而出现新生儿呼吸窘迫综合征，导致死亡。成人患肺充血、肺血栓等疾病时，也可因肺表面活性物质减少而发生肺不张。

肺和胸廓弹性阻力的大小难以测定，因此通常用顺应性来表示。顺应性是指在外力作用下弹性组织的可扩张性。弹性阻力小，容易扩张则顺应性大；弹性阻力大，不容易扩张则顺应性小。可见顺应性与弹性阻力呈反变关系。如肺充血、肺水肿及肺纤维化时，肺弹性阻力增大，顺应性小，表现为吸气极为困难。

考点提示：顺应性与弹性阻力的关系

2. 非弹性阻力　主要指气流通过呼吸道时的摩擦阻力。包括气道阻力、惯性阻力和黏滞阻力，其中气道阻力占非弹性阻力 80%～90%，而正常情况下，惯性阻力和黏滞阻力较小可以忽略不计。气道阻力是指气流通过呼吸道时，气体分子之间以及气体分子与管道之间的摩擦力。随气体的流速、气流形式和呼吸道口径大小而变化，但主要取决于呼吸道口径。支气管平滑肌受自主神经支配，吸气时交感神经兴奋，使支气管平滑肌舒张；呼气时迷走神经兴奋，支气管平滑肌收缩。故呼吸道阻力随呼气运动而发生周期性变化。吸气时气道口径增大，阻力变小；呼气时气道口径变小，阻力增大。

链接

支气管哮喘

支气管哮喘是变态反应为主的呼吸道慢性病变，患者呼吸道对刺激性物质很敏感，引发支气管平滑肌痉挛。发病机制主要是具有过敏体质的人接触抗原后，机体产生抗体，当再次接触抗原时，产生变态反应。肥大细胞和嗜碱粒细胞释放组胺、过敏性慢反应物质等，使支气管平滑肌收缩。支气管壁内炎症细胞释放多种炎性物质，使支气管黏膜水肿、腺体分泌增加。由于呼吸道口径变小，肺通气阻力增大，产生呼气性呼吸困难。另外，由于夜间睡眠时以迷走神经兴奋为主，所以支气管哮喘大发作好发于午夜。临床护理工作中应予以重视。

二、肺容量与肺通气量

肺容量和肺通气量是衡量肺通气功能的指标，在不同状态下，气量有所不同。

（一）肺容量

肺容量是指肺所容纳的气体量。其数值可用肺量计测定（图 5-3）。

1. 潮气量　每次呼吸时吸入或呼出的气量称为潮气量。潮气量可随呼吸的幅度而变化。正常成人平静呼吸时，潮气量为 400～600ml，平均约 500ml。

2. 补吸气量　平静吸气末，再尽力吸气所能增加吸入的气量称为补吸气量。正常成人补吸气量为 1500～1800ml。

3. 补呼气量　平静呼气末，再尽力呼气所能增加呼出的气量称为补呼气量。正常成人为 900～1200ml。

4. 残气量和功能残气量　最大呼气后仍残留在肺内不能被呼出的气量称为残气量。正常成人为 1000～1500ml。支气管哮喘和肺气肿的患者，残气量增大。平静呼气末存留在肺内的气量称为功能残气量。即补呼气量与残气量之和，正常成人约 2500ml。肺气肿患者功能残气量增多，而肺实质性病变功能残气量减少。

5. 肺活量和时间肺活量　最大吸气后，再尽力呼气所能呼出的最大气量称为肺活量。它是潮气量、补吸气量与补呼气量之和。其数值有较大的个体差异，与年龄、性别、身材、呼吸肌强弱等有关。正常成年男性平均值约为 3500ml，女性约为 2500ml。肺活量的大小反映了一次通气的最大能力，在一定程度上可作为衡量肺通气功能的指标。但由于测定时不限时间，有时不能完全反映肺通气功能的好坏。如肺通气功能有障碍的患者，可通过延长呼气时间，使肺活量仍能达到正常范围。时间肺活量是指最大吸气后用力做最大速度的呼气，测定一定时间内所能呼出的气量，通常用第 1、2、3 秒内呼出气量占肺活量的百分

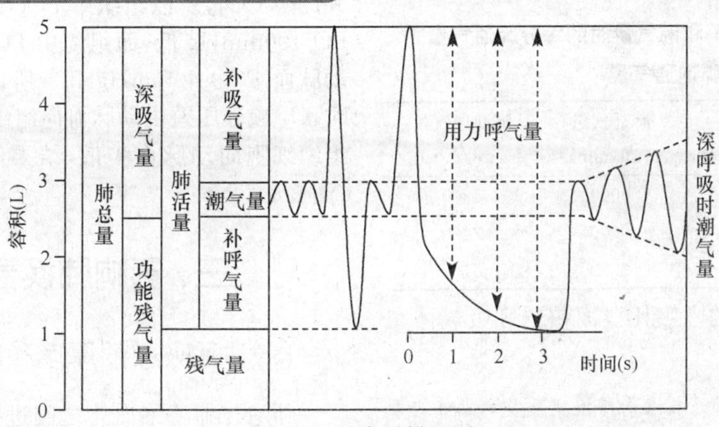

图 5-3　肺容量描记图

数来表示。正常成人第1、2、3秒末所呼出的气量分别占肺活量的83%、96%、99%，其中第1秒末的时间肺活量意义最大，低于60%属于不正常。此指标不仅能反映肺活量的大小，还能反映肺组织的弹性状态和气道的通畅程度，如肺纤维化、哮喘等阻塞性肺部疾病的患者，时间肺活量明显降低。

6. 肺总量　肺所容纳的最大气量称为肺总量。它是肺活量和残气量之和，正常成人男性为平均约5000ml，女性为约3500ml。

考点提示：潮气量和肺活量

（二）肺通气量

1. 每分通气量　是指每分钟吸入肺或呼出肺的气体总量，简称为每分通气量。每分通气量＝潮气量×呼吸频率。正常成人安静时潮气量约为0.5L，呼吸频率约为12～18次/分，则每分通气量约为6.0～9.0L。剧烈运动时，每分通气量增加可达到70～120L。最大限度地做深而快的呼吸时，每分钟所能吸入或呼出的最大气量称为最大随意通气量，它可反映在连续通气状态下肺的最大通气能力和储备能力，从而反映受试者能从事或胜任的活动强度。

2. 每分肺泡通气量

(1) 无效腔：有解剖无效腔和肺泡无效腔。解剖无效腔是指从鼻至终末细支气管气道内不参与肺泡与血液之间气体交换的气道，正常约150ml；而肺泡无效腔是指进入肺泡的气体未能与血液进行气体交换的肺泡气体量，正常人为零。解剖无效腔和肺泡无效腔合称为生理无效腔。

(2) 每分肺泡通气量：是指每分钟进肺泡或出肺泡的有效通气量，简称为肺泡通气量。由于无效腔的存在，所以每次吸入的气体总有一部分存留在无效腔不能够到达肺泡。肺泡通气量＝(潮气量－无效腔气量)×呼吸频率。当呼吸深度和频率改变时，对肺通气量和肺泡通气量影响不同(表5-1)。

表5-1　不同呼吸频率和潮气量时的每分肺通气量和肺泡通气量

呼吸频率(次/分)	潮气量(ml)	肺通气量(ml/min)	肺泡通气量(ml/min)
12	500	6000	4200
24	250	6000	2400
6	1000	6000	5100

由此可见深而慢的呼吸比浅而快的呼吸气体交换效率高。

考点提示：肺通气量和肺泡通气量的计算公式

第2节　气体交换

气体交换是指肺泡与血液之间以及血液与组织细胞之间 O_2 和 CO_2 的交换，分别称肺换气和组织换气。

一、气体交换的原理

肺换气和组织换气的交换原理是相同的，都是以扩散形式来实现的。气体扩散的方向是气体由分压高处向分压低处移动，直到动态平衡。故分压差是气体扩散的动力，并决定气体扩散的方向。在呼吸过程中，肺泡、血液和组织各处的 O_2 和 CO_2 分压不同(表5-2)。

表5-2　肺泡、血液和组织液内 O_2 和 CO_2 分压(mmHg)

	肺泡气	静脉血	动脉血	组织液
PO_2	102	40	100	30
PCO_2	40	46	40	50

考点提示：气体交换的动力和方向

二、气体交换的过程

（一）肺换气

当静脉血流经肺毛细血管时，静脉血 PO_2 是40mmHg，比肺泡气的 PO_2 102mmHg低，因此肺泡气中的 O_2 便向静脉血扩散，使血液中 PO_2 逐渐升高，最后接近肺泡气的氧分压。静脉血中的 PCO_2 是46mmHg高于肺泡气的 PCO_2 40mmHg，所以 CO_2 由静脉血向肺泡气中扩散。经肺泡气体交换后，静脉血变为动脉血(图5-4)。

（二）组织换气

在组织中，由于组织细胞新陈代谢不断消耗 O_2，并产生 CO_2，所以组织中 PO_2 为30mmHg较动脉血 PO_2 100mmHg低，而组织中 PCO_2 高达50mmHg较动脉血 PCO_2 40mmHg高。所以当动脉血流经组织时，O_2 顺分压差由动脉血向组织细胞扩散，CO_2 则由组织细胞向动脉血扩散，结果使动脉血变成静脉血(图5-4)。

三、影响肺换气的因素

（一）呼吸膜的厚度和面积

肺泡与肺毛细血管之间进行气体交换时通过的

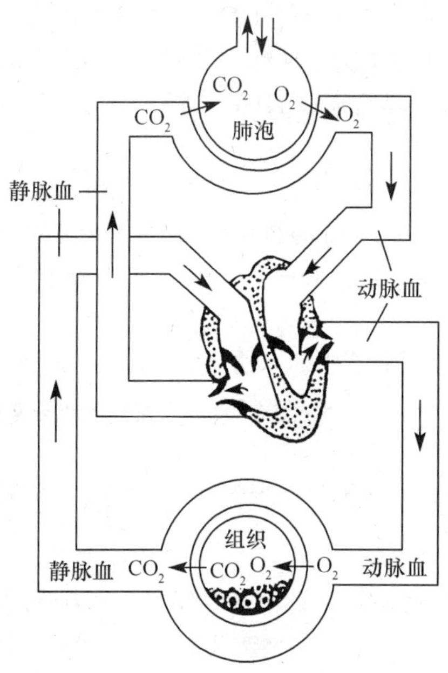

图 5-4 气体交换示意图

结构称为呼吸膜。正常呼吸膜由六层结构组成(图 5-5):①肺泡表面活性物质层;②液体分子层;③肺泡上皮细胞层;④肺泡与毛细血管之间的间质层;⑤毛细血管基膜层;⑥毛细血管内皮细胞层。这六层结构总厚度不到 1μm,有的部位仅 0.2μm,故通透性很大,气体分子很容易通过。正常人肺约 3 亿多个肺泡,扩散总面积约 $70m^2$。安静时,能进行交换的面积约为 $40m^2$,运动时扩散面积可增多达 $70m^2$。

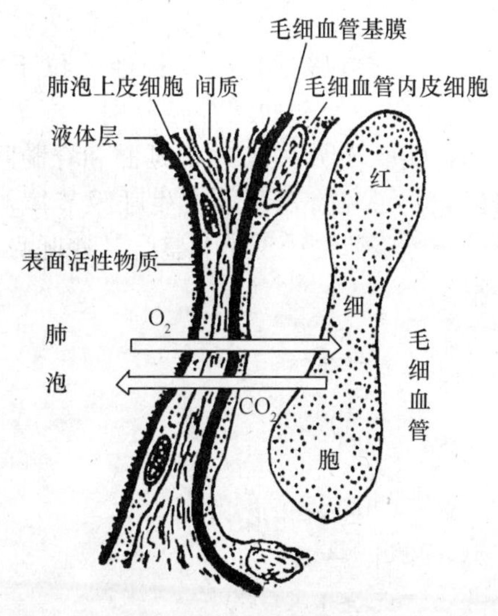

图 5-5 呼吸膜结构示意图

气体扩散速率与呼吸膜厚度成反比,与呼吸膜面积成正比。病理情况下,呼吸膜增厚(如肺纤维化、肺水肿等)或呼吸膜面积减小(如肺气肿、肺不张等),气体交换速度减小。

考点提示:气体扩散速率与呼吸膜厚度和面积的关系

(二) 通气/血流比值

每分钟肺泡通气量(V)与每分钟肺血流量(Q)的比值,称为通气/血流比值(V/Q)。正常成人安静时约为 4.2/5=0.84。保持比值为 0.84 时,肺泡通气量和肺血流量比例适当,气体交换效率高。若比值>0.84,说明通气过剩或血流不足,有部分肺泡气未能与血液进行气体交换,出现肺泡无效腔增大;若比值<0.84,则说明通气不足或血流过剩,部分血液流经通气不良的肺泡,静脉血中的气体未能得到充分更新,没有变成动脉血就流回心脏,形成了功能性动-静脉短路。由此可见,无论通气/血流比值增大或减小,气体交换效率都会降低。

考点提示:呼吸膜和通气/血流比值公式

第 3 节 气体在血液中的运输

在呼吸过程中,血液担负着运输气体的任务。O_2 和 CO_2 在血液中的运输形式有物理溶解和化学结合。物理溶解的量很少,但很重要,因为气体必须先有溶解才能进行化学结合。而且,无论是在肺还是在组织,只有溶解形式的气体才能进行自由交换。

一、O_2 的运输

(一) 物理溶解

O_2 在血液中溶解的量很少,每 100ml 血液中仅溶解 0.3ml,占血液运输 O_2 总量的 1.5%。

(二) 化学结合

化学结合是 O_2 运输的主要形式。血红蛋白是运输 O_2 工具。当血液中氧分压升高时,血红蛋白中的 Fe^{2+} 与氧结合,形成氧合血红蛋白(HbO_2);氧分压降低时,HbO_2 解离形成去氧血红蛋白(Hb)和氧。

$$Hb+O_2 \underset{PO_2\text{ 降低(组织)}}{\overset{PO_2\text{ 增高(肺部)}}{\rightleftharpoons}} HbO_2$$

此反应特点是:①反应快,可逆,不需酶的催化,反应方向取决于 PO_2 的高低;②该反应为氧合反应(因 HbO_2 中的 Fe^{2+} 仍保持低铁状态)而不是氧化反应;③氧合血红蛋白(HbO_2)呈鲜红色,而去氧血红蛋白(Hb)呈暗蓝色。动脉血氧合血红蛋白含量较多,呈鲜红色;静脉血去氧血红蛋白含量较多,呈暗红色。患肺炎或心功能不全等疾病而发生气体交换障碍时,血液中去氧血红蛋白的含量增多。如每升血液中去氧血红蛋白的含量达到 50g 以上时,则在毛细血管丰富的部位(如口唇或甲床等)呈现紫蓝色,称发绀。发绀是缺氧的指征之一。

考点提示：在血液中的主要运输形式；发绀

链接

CO中毒

CO和血红蛋白(Hb)亲和力是O_2的210倍。当环境中CO浓度稍有提高，就使CO与Hb很容易地结合，形成一氧化碳血红蛋白(HbCO)，使氧合血红蛋白(HbO_2)下降，造成机体严重缺O_2，称为CO中毒。CO中毒的患者，虽然缺氧但无发绀，口唇皮肤黏膜呈樱桃红色(HbCO为樱桃红色)，同时伴有头痛、头晕、四肢无力，严重时昏迷，甚至死亡。遇有CO中毒患者时，应立即使患者脱离CO中毒环境(开窗通风或搬离事发地)，让其呼吸新鲜空气改善缺氧状态，严重者立即送往医院抢救。

二、CO_2的运输

(一) 物理溶解

CO_2在血液中的溶解度比O_2大。每升静脉血液中溶解的CO_2为30ml，约占CO_2总运输量的5%。

(二) 化学结合

化学结合约占CO_2运输总量的95%，其中88%是形成碳酸氢盐，还有7%是形成氨基甲酸血红蛋白。

1. 碳酸氢盐　当血液流经组织时，CO_2由组织扩散进入血浆，血浆中的CO_2大部分进入红细胞。在碳酸酐酶作用下，CO_2迅速与H_2O结合形成H_2CO_3，H_2CO_3进一步解离HCO_3^-和H^+。在此反应中，红细胞内产生的HCO_3^-浓度不断增加，大部分HCO_3^-顺浓度梯度通过红细胞膜扩散进入血浆形成$NaHCO_3$，少部分在红细胞内形成$KHCO_3$。由于HCO_3^-进入血浆使红细胞内负离子减少，于是血浆中Cl^-向细胞内转移替换HCO_3^-，以维持细胞内外电平衡，这一现象成为氯转移。上述反应中产生的H^+，大部分与Hb结合形成HHb。在肺部，反应向相反方向进行。

2. 氨基甲酸血红蛋白　进入红细胞内的CO_2还有一少部分与Hb的自由氨基结合形成氨基甲酸血红蛋白(HbNHCOOH)。此反应无需酶催化，而且迅速、可逆。

CO_2在血液中的运输示意图见图5-6。

考点提示：CO_2在血液中的主要运输形式

第4节　呼吸运动的调节

呼吸运动是一种节律性活动。呼吸的深度和频率随机体状态的不同而改变以适应机体代谢的需要。呼吸运动的这种适应性变化主要依赖于中枢神经系统的调节和控制。

一、呼吸中枢

呼吸中枢是指中枢神经系统内产生和调节呼吸运动的神经细胞群，分布在大脑皮质、脑干和脊髓等部位，各级中枢对呼吸运动的产生和调节起着不同作用。

(一) 脊髓

脊髓中支配呼吸肌的运动神经元位于脊髓前角，它们发出膈神经和肋间神经分别支配膈肌和肋间肌。动物实验证明，在动物的延髓和脊髓间横断，则呼吸停止。可见脊髓不能产生呼吸节律，它是联系上位脑与呼吸肌的中继站和整合某些呼吸反射的初级中枢。

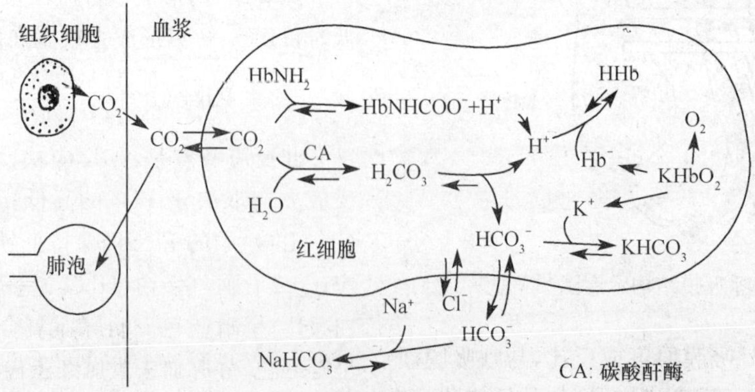

图5-6　CO_2在血液中的运输示意图

（二）延髓

在延髓网状结构中存在支配呼吸运动的两组神经元。一组主要集中在延髓的背内侧，兴奋时产生吸气；另一组主要集中在延髓的腹侧，兴奋时产生呼气。故两者分别被称为吸气中枢和呼气中枢。动物实验证明，延髓破坏后呼吸运动立刻停止。这说明，延髓是呼吸运动的基本中枢。若破坏实验动物延髓以上脑组织，虽然呼吸运动仍可维持，但多是喘息样呼吸。表现为呼气时间延长，吸气突然发生，又突然停止。说明正常呼吸节律有赖于延髓以上呼吸中枢的参与。

（三）脑桥

若保留脑桥和延髓的动物，呼吸能基本维持正常节律和频率，所以脑桥是呼吸调整中枢，其作用是：限制吸气，促使吸气向呼气转换，防止过深过长的吸气，加快呼吸频率，维持正常的呼吸节律。

由上述可知，正常呼吸节律的形成是延髓和脑桥呼吸中枢互相配合、共同作用的结果。

（四）大脑皮质对呼吸运动的调节

大脑皮质可以随意控制呼吸运动，如人在说话、唱歌、吹奏乐器、吞咽、排便时，都可在一定限度内随意屏气或加强、加快呼吸，以保证呼吸的同时完成其他相关活动。

考点提示：呼吸的基本中枢及各级呼吸中枢在调节呼吸运动中的作用

二、呼吸运动的反射性调节

呼吸运动可因机体受到各种刺激而发生反射性的加快、加强或是受到抑制。例如，伤害性刺激、冷刺激等都可反射性的影响呼吸运动。下面介绍几种重要的呼吸反射。

（一）肺牵张反射

肺牵张反射是指由肺的扩张和缩小所引起的反射性呼吸调节。其反射过程是：当吸气时肺扩张，气道受到牵拉而随之扩张，使位于支气管和细支气管内的感受器兴奋，冲动沿迷走神经传入延髓呼吸中枢，抑制吸气神经元活动，使吸气转向呼气。当呼气时肺缩小，肺牵张感受器受到刺激减弱，传入冲动减少，吸气神经元抑制解除，吸气神经元再次兴奋，出现吸气。

肺牵张反射有种属差异，其中兔的肺牵张反射最明显，而人在平静呼吸时不明显，但在病理情况下，如肺水肿、肺纤维化时，肺的顺应性降低，肺牵张反射才会起作用。肺牵张反射的作用是：使吸气不致过长、过深，促使吸气及时转向呼气，属于负反馈调节。它的生理意义在于与脑桥的呼吸调整中枢共同调节呼吸的频率和深度，形成基本呼吸节律。

考点提示：肺牵张反射的概念和生理意义

（二）呼吸肌本体感受性反射

呼吸肌本体感受性反射是指当呼吸道阻力增大时，呼吸肌收缩阻力增加，使肌梭感受器兴奋，传入冲动使脊髓吸气肌运动神经元兴奋，引起呼吸运动加强。

（三）防御性呼吸反射

防御性呼吸反射是指当呼吸道受到机械性或化学性刺激时，可兴奋分布于呼吸道黏膜上皮内的感受器，而引起喷嚏反射、咳嗽反射等防御性反射，以清除刺激物，避免进入肺泡。

（四）化学感受性呼吸反射

动脉血、组织液或脑脊液中 PO_2、PCO_2 和 H^+ 浓度变化时，通过化学感受器反射性地引起呼吸运动变化，称为化学感受性呼吸反射。化学感受器有两种：一类是位于颈动脉体和主动脉体，感受血液中 PO_2、PCO_2 和 H^+ 浓度变化的叫外周化学感受器；另一类是位于延髓呼吸中枢附近，感受脑脊液中 H^+ 浓度变化的叫中枢化学感受器。

1. CO_2 对呼吸运动的调节　CO_2 是调节呼吸运动的最重要生理刺激因素。在麻醉动物或人，动脉血中 PCO_2 降得很低时可发生呼吸暂停。当吸入气中 CO_2 在一定范围内（2%～4%）增加时，可使呼吸加深加快，肺通气量增加，使 CO_2 排出增加，保证动脉血中 PCO_2 接近正常水平；但当吸入气 CO_2 含量过高（超过 7%）时，肺通气量不能相应增加，动脉血中 PCO_2 显著升高，导致中枢神经系统包括呼吸中枢抑制，引起呼吸困难、头痛、头昏，甚至昏迷。总之，在一定范围内，动脉血 PCO_2 的升高，可加强对呼吸的刺激作用，但超过一定限度则有抑制和麻醉效应。

CO_2 对呼吸的作用是通过中枢化学感受器和外周化学感受器两条途径实现的，但以中枢化学感受器的作用为主。当血液中 PCO_2 升高时，CO_2 能通过血-脑屏障与脑脊液中的 H_2O 反应生成 H_2CO_3，然后解离出 H^+，刺激中枢化学感受器而兴奋呼吸中枢。

考点提示：CO_2 对呼吸的影响

2. H^+对呼吸运动的调节　动脉血中H^+浓度升高时，呼吸运动加深加快，肺通气量增加；反之，则呼吸抑制。由于H^+不易透过血-脑屏障，限制了它对中枢化学感受器的作用，故血中H^+浓度升高引起呼吸增强主要是通过外周化学感受器发挥作用。

考点提示：H^+浓度对呼吸的影响

链接

陈-施呼吸的产生机制

陈-施呼吸又称潮式呼吸，其特点是呼吸逐渐增强增快又逐渐减弱减慢与呼吸暂停交替出现，每个周期约45s到3min。产生原因是因为某种原因使呼吸受到刺激时(如心力衰竭或脑干损伤患者)，肺通气量增加，呼出过多的CO_2，使肺泡、血液中PCO_2下降，此低PCO_2的血液进入脑部，使呼吸中枢抑制，呼吸变慢变浅甚至停止。呼吸的抑制又使CO_2排出减少，使肺泡、血中及脑部PCO_2升高，又刺激呼吸中枢，引起呼吸变快变深，再次使PCO_2下降，呼吸再次受到抑制。如此周而复始地进行，即是病理性的周期性呼吸。

3. 低氧对呼吸运动的调节　当动脉血中PO_2降至80mmHg以下时，可兴奋呼吸中枢，使呼吸加强。实验表明，低O_2对呼吸运动的调节完全是依靠外周化学感受器起作用。而低氧对呼吸中枢的直接作用是抑制。轻度缺O_2可以通过对外周化学感受器的刺激而兴奋呼吸中枢，但严重缺O_2时，外周化学感受器的兴奋作用对抗不了低O_2对呼吸中枢的直接抑制作用，可使呼吸减弱，甚至停止。

考点提示：低氧对呼吸的影响

链接

吸氧必知

吸氧治疗是纠正缺氧的一项有效措施。氧气治疗的目的是提高肺泡内氧浓度或氧分压，改善机体缺氧状态。给缺氧患者吸氧时氧气浓度是越高越好吗？针对不同疾病需采取不同措施。急性呼吸衰竭如呼吸、心搏骤停、急性呼吸窘迫综合征、急性中毒(如一氧化碳中毒即煤气中毒)呼吸抑制等，必须分秒必争地使用高浓度或纯氧进行抢救。而慢性支气管炎、肺气肿、肺心病等，也称慢性阻塞性肺病的患者，常伴有低O_2和CO_2潴留。长时间的CO_2潴留使中枢化学感受器对CO_2的刺激作用产生适应，而此时低O_2通过刺激外周化学感受器使呼吸中枢兴奋成为调节呼吸运动的主要因素。因此，这类患者吸氧时不能给纯氧，应低浓度持续给氧，以免突然解除低氧对呼吸的刺激导致呼吸抑制。

小　结

呼吸是机体与外界环境之间的气体交换过程，它包括肺通气、肺换气、气体在血液中的运输和组织换气四个连续的环节。呼吸运动是实现肺通气的原动力，而肺内压与大气压之间的压力差是实现肺通气的直接动力。肺通气的阻力包括弹性阻力和非弹性阻力。弹性阻力主要来自肺泡表面张力，而非弹性阻力主要是气道阻力。肺泡表面活性物质可以降低肺泡表面张力，以防止肺水肿，维持大小肺泡的稳定。胸膜腔负压主要由肺弹性回缩力造成的，其作用是可以维持肺扩张和促进静脉血和淋巴液回流。

肺容量是指肺所容纳的气量，衡量指标有潮气量、补吸气量、补呼气量、残气量与功能残气量、肺活量和时间肺活量，肺通气量包括每分肺通气量和每分肺泡通气量。

气体交换的动力是气体的分压差，而交换的方向总是从分压高的地方向分压低的地方扩散。

O_2和CO_2在血液中的运输是以物理溶解和化学结合两种形式进行的，其中主要是化学结合。O_2的主要运输形式是HbO_2，而CO_2主要是以碳酸氢盐形式运输。

呼吸运动是受呼吸中枢控制的，延髓是呼吸的基本中枢，脑桥为呼吸调整中枢。另外，血中CO_2、O_2、H^+浓度的变化可以通过化学感受器反射性调节呼吸运动。

目标检测

一、名词解释

1. 呼吸　2. 呼吸运动　3. 肺活量　4. 肺牵张反射
5. 通气/血流比值

二、填空题

1. 呼吸的全过程包括________、________、________和________四个环节。其中________和________称为外呼吸。
2. 胸廓和肺扩张的难易程度可用________表示，其与肺弹性阻力的关系是________关系。
3. 肺通气的原动力是________，直接动力是________。
4. 肺通气的阻力包括________阻力和________阻力。
5. 呼吸运动的基本中枢在________。
6. 维持正常呼吸的必需条件是吸入气中混有一定量的________，CO_2对呼吸运动的影响主要通过________途径。
7. 严重缺氧可直接________呼吸中枢的活动，轻度缺O_2通过外周化学感受器的反射作用可引起呼吸运动________。
8. 肺动脉栓塞时V/Q比值________，意味着通气________，血流________。
9. 气体分子的扩散方向和速度决定于该气体的________，肺泡内的氧分压比静脉血________，所以O_2从________

扩散入________中。

三、判断题

1. 肺与外界环境间的气体交换称为外呼吸。
2. 肺通气的直接动力是呼吸运动。
3. 气胸时胸内负压增大。
4. 深而慢的呼吸使肺泡通气量增大。
5. 严重贫血患者容易出现发绀。

四、选择题

1. 氧分压最高的是
   A. 组织液　B. 肺泡气
   C. 毛细血管血液　D. 动脉血
   E. 静脉血
2. 肺换气是指
   A. 肺泡与大气的气体交换
   B. 肺泡与血液之间的气体交换
   C. 肺泡与组织的气体交换
   D. 肺泡内 O_2 和 CO_2 的交换
   E. 肺泡与动脉血之间的气体交换
3. 时间肺活量第 3 秒末的正常值约占肺活量的
   A. 85%　B. 90%
   C. 83%　D. 99%
   E. 100%
4. 胸膜腔负压主要是由
   A. 肺的回缩力形成　B. 胸廓的回缩形成的
   C. 呼吸运动形成的　D. 肺的扩张形成的
   E. 胸廓的回缩形成的
5. 下列哪种呼吸通气效率最低
   A. 平静呼吸　B. 深而慢的呼吸
   C. 浅而快的呼吸　D. 深而快的呼吸
   E. 潮式呼吸
6. 破坏动物的延髓呼吸中枢可使呼吸
   A. 加深、加快　B. 停止
   C. 加深、变慢　D. 正常
   E. 浅而慢
7. 同时切断家兔双侧迷走神经则出现
   A. 呼吸频率变快
   B. 呼吸停止
   C. 呼吸频率变慢、吸气延长
   D. 呼吸频率变快、呼气延长
   E. 呼吸正常

五、简答题

1. 胸膜腔内负压有何生理意义？
2. 说出影响肺换气的因素？
3. 试述血液中 CO_2、H^+ 浓度增高及低氧对呼吸的影响及作用机制。

（连彩兰）

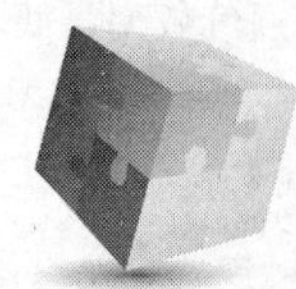

第6章 消化与吸收

人体从外界环境中摄取的食物中有六大营养素：糖类、脂肪、蛋白质、水、维生素、无机盐，主要成分是糖类、蛋白质和脂肪。这些大分子物质必须经过消化系统的加工变成小分子物质，如葡萄糖、氨基酸、甘油和脂肪酸等，才能透过消化管黏膜进入血液和淋巴液，供人体利用。无机盐、维生素和水不需要分解就可直接吸收利用。

人体的消化系统由消化管和消化腺组成，消化管自上而下由口腔、咽、食管、胃、小肠和大肠组成，消化腺主要有唾液腺、肝、胰和散在分布于消化道壁内的无数小腺体。消化系统的主要功能是对食物进行消化和吸收，为机体新陈代谢提供物质和能量来源。此外，消化系统还有重要的内分泌和免疫功能。

消化是指食物在消化道内被分解为小分子物质的过程。消化的方式有两种，即机械性消化和化学性消化。机械性消化是指通过消化管肌肉舒缩运动，将食物磨碎，并与消化液充分混合，同时向消化道远端推送的过程。化学性消化是通过消化液中消化酶将大分子物质分解为小分子物质的过程。吸收是指食物经消化后，通过消化道黏膜进入血液和淋巴液的过程。消化是吸收的前提，两者是相辅相成、紧密联系的过程。不能被消化和吸收的食物残渣，最后以粪便的形式排出体外。

考点提示：消化、吸收的概念及消化的两种方式

案例 6-1

患者，女，36岁，周期性上腹疼痛5年。腹痛位于上腹部偏左，多为钝痛，一般较轻，能忍受，呈反复发作。伴有反酸、嗳气等症状。多在春秋季节发作，精神紧张或服用阿司匹林等药物也可诱发。疼痛多在餐后半小时出现，持续1～2小时后逐渐消失，直至下次进餐后重复上述症状。每次发作短则数天，长则数月，经治疗后好转或自行缓解。发作期与缓解期交替出现。

检查结果：胃镜检查显示胃小弯处黏膜溃疡，基底部有白色或灰白色厚苔，边缘整齐，周围黏膜充血、水肿、易出血。病检证实为良性溃疡。幽门螺杆菌检测阳性；粪便潜血阳性。

诊断：胃溃疡。

问题：

1. 消化液有几种？它们各自的成分及其作用是什么？
2. 胃酸分泌过多对机体有何危害？
3. 胃黏膜如何保护自身免受胃液的侵蚀？

第1节 口腔内消化

食物首先进入口腔，消化过程从口腔开始。食物在口腔内通过咀嚼被磨碎，并与唾液混合，形成食团，而后被吞咽。由于唾液的作用，食物中的少量淀粉开始进行化学分解。

一、唾 液

唾液是由口腔内的腮腺、下颌下腺和舌下腺及众多散在的小唾液腺所分泌的混合液。

（一）唾液的性质和成分

唾液是无色、无味、近于中性的低渗液体。正常成人每日分泌量为1.0～1.5L，其中水分约占99%；有机物主要是唾液淀粉酶、溶菌酶、黏蛋白、黏多糖、免疫球蛋白等；无机物有Na^+、K^+、HCO_3^-、Cl^-等。

（二）唾液的作用

唾液的主要生理作用有：①湿润口腔、溶解食物，利于吞咽和说话，引起味觉。②清洁和保护口腔，唾液可冲洗和清除口腔中的食物残渣，减少细菌繁殖。溶菌酶和免疫球蛋白有杀灭细菌和病毒的作用。③分解淀粉，唾液淀粉酶可将淀粉分解为麦芽糖，故淀粉类食物在口腔内被细嚼时会感到甜味。

（三）唾液分泌的调节

唾液分泌的调节完全是神经反射性调节，包括非条件反射和条件反射。进食之前，食物的形状、颜色、气味，进食的环境，以及语言文字的描述引起唾液分泌，都是条件反射性分泌。进食时，食物对口腔黏膜的机械、温度和化学刺激所引起的唾液分泌为非条件反射性分泌。

二、咀嚼和吞咽

(一) 咀嚼

咀嚼是由咀嚼肌群的顺序舒缩所完成的节律性动作。咀嚼的作用是:①将食物切碎、研磨、搅拌,使之与食物混合形成食团,便于吞咽;②使食物与唾液淀粉酶充分接触有利于化学性消化;③加强食物对口腔内各种感受器的刺激,反射性地引起胃、胰、肝、胆囊等活动加强,为食物的进一步消化做好准备。

(二) 吞咽

吞咽是由一系列复杂动作组成的反射活动,它是由口腔和舌协调运动将食团经咽和食管送入胃内的过程。根据食团经过的部位,可将吞咽过程分为三期。

第一期:由口腔至咽。这是在大脑皮质控制下的随意动作。主要通过舌肌和下颌舌骨肌的顺序收缩,将食团推至咽部。

第二期:由咽至食管上端。食团刺激咽部感受器,反射性地引起咽部肌群收缩,使软腭上升,咽后壁前压,封闭鼻咽通道;喉头上升贴紧会厌,封闭气管开口;食管上口张开,使咽与食管通道开放,食团从咽被推入食管。

第三期:由食管至胃。食团进入食管后,通过食管蠕动,将食团推送入胃。

蠕动是消化道平滑肌共有的运动形式,是一种由环形肌舒缩为主向前推进的波形运动。表现为食团上端平滑肌收缩,下端平滑肌舒张,收缩波与舒张波形成蠕动波依次下行,同时反射性地引起食管贲门括约肌舒张,食团被推送入胃。

考点提示:蠕动是消化道共有的运动形式

吞咽是在中枢神经系统的调节下完成的。在深度麻醉、昏迷或脑神经功能障碍(如偏瘫)的患者,会出现吞咽功能障碍。因此,进食时食物(尤其是流质)易误入气管,应加强对这些患者的口腔护理。

第2节 胃内消化

胃是消化道中最膨大的部分,具有暂时储存食物和消化食物的功能。成人胃的容量1~2L。食物经胃的化学性消化和机械性消化,部分蛋白质可初步分解,食物与胃液混合形成半流体食糜逐渐排入十二指肠。

一、胃液及其作用

胃液是由胃腺(贲门腺、泌酸腺、幽门腺)和胃黏膜上皮细胞分泌的。纯净的胃液是一种无色酸性液体,pH 为 0.9~1.5。正常成人每日分泌量为1.5~2.5L。

(一) 胃液的成分及作用

胃液中除含大量水和无机盐外,主要成分为盐酸、胃蛋白酶原、内因子、黏液和碳酸氢盐。

1. 盐酸 又称胃酸,由泌酸腺的壁细胞所分泌。胃液中的盐酸有两种形式:一种呈游离状态,即游离酸;另一种与蛋白质结合,称为结合酸。两者酸度的总和称总酸度。胃液中盐酸含量通常以单位时间内分泌的毫摩尔(mmol)数表示,称为盐酸排出量。正常人空腹时盐酸的排出量称为基础酸排出量,为0~5mmol/h。在食物或某些药物(如胃泌素或组胺等)的刺激下,盐酸分泌量明显增加,最大排出量可达20~25mmol/h。男性的酸分泌高于女性,50岁后其分泌量有所降低。盐酸的排出量反应胃的能力,它主要取决于壁细胞的数量,但也与壁细胞的功能状态有关。

链接

盐酸的分泌

胃液中的盐酸是由壁细胞逆着巨大的浓度梯度主动分泌的。现已证明,H^+是壁细胞内的水解离生成的,H^+在质子泵的作用下被分泌到小管内,而留在胞质中的 OH^- 和 CO_2 在碳酸酐酶的催化下形成 HCO_3^-。胞质内的 HCO_3^- 通过壁细胞的基底侧膜上的 Cl^--HCO_3^- 逆向转运体,被转运至细胞外进入血液,与 Na^+ 结合生成 $NaHCO_3$。盐酸中 Cl^- 来自血浆,血浆中的 Cl^- 靠载体顺浓度差转运入细胞,再通过小管膜上氯泵主动转运入小管内。这样,H^+ 和 Cl^- 在小管内形成 HCl,然后再分泌入管腔。

盐酸的生理作用有:①激活胃蛋白酶原,并为其提供适宜的酸性环境;②使食物中的蛋白质变性,易于消化;③杀灭进入胃内的细菌;④盐酸进入小肠内可促进胰液、胆汁和小肠液的分泌;⑤盐酸所造成的酸性环境有利于小肠对铁和钙在小肠内吸收。

当胃酸分泌过少或缺乏时,胃内的细菌容易繁殖,细菌可使食物发酵、腐败,产生气体或有害物质,使人体出现嗳气、腹胀等消化不良的症状;盐酸分泌过多对胃和十二指肠黏膜有侵蚀作用,使黏膜层受损,是导致胃和十二指肠溃疡的原因之一。

2. 胃蛋白酶原　由泌酸腺的主细胞合成和分泌，是胃液中最重要的消化酶。迷走神经兴奋、进餐等刺激可引起其释放。胃蛋白酶原进入胃腔后，在盐酸或已激活的胃蛋白酶的作用下，转变为具有活性的胃蛋白酶。胃蛋白酶作用的最适 pH 为 2.0～3.5，随着 pH 的升高，胃蛋白酶的活性降低。胃蛋白酶的功能是分解蛋白质为脲和胨，以及少量的多肽和氨基酸。但胃蛋白酶缺乏者，蛋白质消化仍正常。

3. 内因子　是由壁细胞分泌的一种糖蛋白，它可与进入胃内的维生素 B_{12} 结合形成复合物，以保护维生素 B_{12} 不被消化酶破坏，并促进维生素 B_{12} 的吸收。因此内因子缺乏时，将引起维生素 B_{12} 的吸收障碍，影响红细胞的生成，出现巨幼红细胞性贫血。

4. 黏液和碳酸氢盐　胃的黏液是由胃黏膜表面的上皮细胞和黏液细胞、贲门腺、幽门腺共同分泌的。胃黏液具有润滑作用，可减少粗糙的食物对胃黏膜的机械与化学性损伤。

HCO_3^- 主要由胃黏膜的非泌酸细胞所分泌。胃黏液和 HCO_3^- 两者共同构成一个抗胃黏膜损伤的屏障即黏液-碳酸氢盐屏障（图 6-1）。该屏障将胃蛋白酶与胃黏膜相隔离，并中和 H^+，减缓 H^+ 向黏膜的弥散，从而防止胃酸和胃蛋白酶对胃黏膜的侵蚀，起到有效保护胃黏膜的作用。

考点提示：胃液的主要成分及其作用

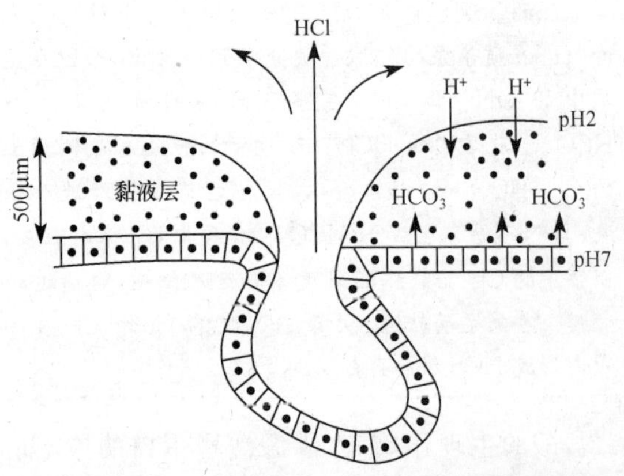

图 6-1　胃黏液-碳酸氢盐屏障示意图

除黏液-碳酸氢盐屏障外，由胃黏膜上皮细胞膜和细胞间的紧密连接所构成的胃黏膜屏障，能防止胃腔内 H^+ 向胃黏膜内扩散。这样既能使盐酸在胃腔内适应消化的需要，又能使胃壁各层免遭 H^+ 逆向扩散的损害。许多因素如乙醇、胆盐、阿司匹林类药物以及幽门螺杆菌感染等，均可破坏或削弱胃黏膜的屏障作用，严重时可造成胃黏膜的损伤，引起胃炎或消化性溃疡。

链接

幽门螺杆菌可导致消化性溃疡

1982 年，澳大利亚学者巴里·马歇尔和罗宾·沃伦发现了幽门螺杆菌，并证明该细菌感染胃部会导致胃炎、胃溃疡和十二指肠溃疡。这一研究成果打破了当时流行的医学教条，最终于 20 多年后帮助两位科学家赢取了 2005 年诺贝尔奖。

大量研究表明，超过 90% 的十二指肠溃疡和 80% 左右的胃溃疡，都是有幽门螺杆菌感染所致。目前，消化科医生已经可以通过内窥镜检查和呼气试验等诊断幽门螺杆菌感染。抗生素的治疗方法已被证明能够根治胃溃疡等疾病。马歇尔和沃伦的发现，革命性的改变了世人对胃病的认识，大幅度提高了胃溃疡等患者获得彻底治愈的机会，为改善人类生活质量作出了贡献。

（二）胃液分泌的调节

1. 消化期的胃液分泌　空腹时胃液不分泌或分泌很少。进食时和进食后，在神经和体液因素的调节下，胃液分泌开始增多。胃液分泌可分为头期、胃期和肠期。

（1）头期：胃液分泌是由进食动作而引起。此过程包括条件反射和非条件反射。头期胃液分泌受情绪和食欲的影响，其分泌量占整个消化期分泌量的约 30%，胃液的酸度和胃蛋白酶原含量都很高，因而消化力强。

（2）胃期：胃液分泌是指食物入胃后引起的胃液分泌。胃期胃液分泌量占整个消化期的约 60%，胃液的酸度高，但胃蛋白酶原的含量比头期少，故消化力比头期弱。

（3）肠期：胃液分泌是指食物进入小肠上段（主要是十二指肠）后引起的胃液分泌。肠期胃液分泌量约占胃液分泌总量的 10%，总酸度和胃蛋白酶原含量均较低。

考点提示：各期胃液分泌的特点

2. 胃液分泌的抑制性调节　正常的胃液分泌过程还受到多种抑制性因素的调节，主要有盐酸、脂肪和高渗溶液，分别通过神经和体液途径，抑制胃液分泌。

二、胃的运动

胃运动的主要作用是将食糜进一步研磨、粉碎并与胃液充分混合，加快食物的排空。

（一）胃运动的形式

1. 容受性舒张　当咀嚼和吞咽时，食物对咽、食管等处感受器的刺激，可通过迷走神经反射性地引起胃底和胃体上端平滑肌的舒张，称为容受性舒张。这种舒张可使胃腔容量由空腹时的50ml左右增加到进食后的1.5L，它适应于大量食物的涌入，而保持胃内压基本不变，从而防止食糜过早排入小肠，有利于食物在胃内充分消化。

2. 紧张性收缩　胃壁平滑肌经常处于一种缓慢、微弱而持续的收缩状态，称为紧张性收缩。其作用是保持胃的正常形态和位置，不致出现胃下垂；维持一定的胃内压，有助于胃液渗入食物内，促进化学性消化。

3. 蠕动　食物入胃后5分钟，胃便开始蠕动。蠕动起始于胃体的中部，有节律地向幽门方向推进，其频率为3次/分，一个蠕动波约需1分钟到达幽门，所以通常是一波未平，一波又起。其作用是搅拌和磨碎食物，使胃液与食物充分混合，形成粥样食糜，有利于化学性消化，推动食糜通过幽门排入十二指肠。

（二）胃的排空

1. 胃的排空过程　食糜由胃排入十二指肠的过程称为胃的排空。食糜入胃5分钟即有部分食糜被排入小肠。不同食物的排空速度不同，这和食物的物理性状和化学组成都有关。一般稀的、流体食物比稠的或固体食物排空快；切碎的、颗粒小的食物比大块的食物排空快；等渗液体比非等渗液体快。三大营养物质中，糖类排空最快，蛋白质次之，脂肪最慢。普通的混合食物排空需4～6h。

2. 胃排空的控制　胃排空的动力是胃运动时产生的胃内压与十二指肠内压之差。因此，胃排空的速度受来自胃和十二指肠两方面因素的控制。

(1) 胃内促进排空的因素：食物对胃的扩张刺激可通过迷走-迷走反射或壁内神经反射，引起胃运动加强；食物的化学和扩张刺激还可直接或间接地刺激胃窦部G细胞释放胃泌素，胃泌素对胃的运动有中等程度的兴奋作用。

(2) 十二指肠内抑制胃排空的因素：进入小肠的酸、脂肪、高渗溶液以及食糜本身的体积等，均可刺激十二指肠壁上的化学、渗透压和机械感受器，通过肠-胃反射而抑制胃的运动；另外，当大量食糜，特别是酸或脂肪进入十二指肠后，可刺激小肠黏膜释放促胰液素、缩胆囊素、抑胃肽等，这些激素可抑制胃的运动，从而抑制胃的排空。

（三）呕吐

呕吐是将胃及上段小肠内容物从口腔强力驱出体外的动作，是一个复杂的反射过程，其中枢位于延髓。呕吐是一种具有保护意义的防御反射，它可把摄入胃内的有害物质排出。但长期剧烈的呕吐会影响进食和正常消化活动，并使大量的消化液丢失，造成体内水电解质和酸碱平衡的紊乱。

案例6-1提示

1. 消化性溃疡为全球多发病，多发于胃和十二指肠，该病的病因涉及遗传、胃肠黏膜屏障破坏、幽门螺杆菌感染、环境、药物、精神紧张和饮食不良习惯等。

2. 消化性溃疡发病机制：胃和十二指肠局部黏膜损害因素和黏膜保护因素之间失去平衡所致，即损害因素增强或保护因素减弱。

第3节　小肠内消化

小肠内消化是整个消化过程中最重要的阶段。在这里，食糜受到小肠内胰液、胆汁和小肠液的化学性消化和小肠运动的机械性消化后，消化过程基本完成。同时，许多营养物质也都在这里被吸收，未被吸收的食物残渣则进入大肠。食物在小肠停留的时间与食物的性质有关，一般混合性食物在小肠内停留的时间为3～8h。

一、小肠内的消化液

案例6-2

患者，男，42岁，上腹部疼痛6小时。自述在饱餐、饮酒后约3小时突然发作上腹疼痛，呈持续性，伴阵发性加重，向后腰背放射，取前倾位可缓解疼痛；伴有恶心、呕吐，吐出物含有胆汁；中等度发热，无冷汗。

检查结果：轻微黄疸，中度腹胀，腹壁紧张，但腹式呼吸尚存。上腹部有压痛和反跳痛。肝浊音界可叩出，肠鸣音减少。血中性粒细胞比例明显增高；尿淀粉酶320U；血清淀粉酶超过500%（Somogyi法）；超声检查发现胰腺中度肿大。

诊断：急性胰腺炎。

问题：

1. 为什么胰液是最重要的消化液？

2. 胰液中的蛋白酶均以酶原形式储存和分泌，有何意义？

3. 为什么急性胰腺炎发病与胆结石、胆囊炎、暴饮暴食和酗酒等因素有关？

（一）胰液

1. 胰液的性质、成分　胰液是无色透明的碱性液体，pH 7.8～8.4。由胰腺的腺泡细胞和小导管的管壁细胞所分泌，正常成人每日分泌胰液量1～2L。胰液中含有无机物和有机物，主要成分有碳酸氢盐、胰淀粉酶、胰脂肪酶、胰蛋白酶和糜蛋白酶。

2. 胰液作用

(1) 碳酸氢盐：碳酸氢盐主要作用是中和进入十二指肠的胃酸，使肠黏膜免受强酸的侵蚀；同时提供小肠内多种消化酶活动的最适的pH环境(pH7～8)。

(2) 胰淀粉酶：是水解淀粉效率最高的一种酶，可将淀粉分解为麦芽糖。

(3) 胰脂肪酶：是消化脂肪的主要消化酶，可将脂肪分解为甘油、甘油一酯及脂肪酸，其最适pH为7.5～8.5，但需在辅脂酶的存在下才能充分发挥作用。

(4) 胰蛋白酶和糜蛋白酶：两者均以无活性的酶原形式存在，当进入小肠后，在肠激酶的作用下胰蛋白酶原激活为胰蛋白酶。此外，酸、胰蛋白酶本身以及组织液也能使胰蛋白原活化。糜蛋白酶原在胰蛋白酶作用下转化为有活性的糜蛋白酶。胰蛋白酶和糜蛋白酶作用相似，都能将蛋白质分解为脲和胨，当两者协同作用，则可使蛋白质进一步分解为小分子的多肽和氨基酸。

由于胰液中含有消化三种主要营养物质的消化酶，因而胰液是消化液中消化食物最全面、消化能力最强的一种消化液。当胰液分泌缺乏时，会严重影响蛋白质和脂肪的消化和吸收，但对糖的消化和吸收影响不大。

考点提示：胰液是体内消化最全面、消化力最强的消化液

(二) 胆汁

1. 胆汁的性质和成分　胆汁是肝细胞分泌的一种具有苦味的液体。正常成人每日分泌量为800～1000ml，胆汁呈金黄色(pH7.8～8.6)。在非消化期，肝胆汁大部分流入胆囊储存，因被浓缩而颜色变深，因碳酸氢盐被吸收而呈中性或弱酸性(pH7.0～7.4)；在消化期间，胆汁可直接由肝脏及胆囊排入十二指肠。

胆汁的成分复杂，除水和无机盐外，有胆盐、胆色素、胆固醇、脂肪酸、卵磷脂和黏蛋白。此外，还含有少量的离子，如Cu^{2+}、Zn^{2+}、Mn^{2+}、Al^{3+}等。胆汁中不含消化酶。在正常情况下，胆汁中的胆盐、胆固醇和卵磷脂的适当比例是维持胆固醇成溶解状态的必要条件。当胆固醇分泌过多，或胆盐、卵磷脂合成减少时，胆固醇就容易沉积下来，形成胆结石。

2. 胆汁的作用　主要由胆盐来承担，其主要作用有：①胆盐、胆固醇和卵磷脂等都可作为乳化剂，使脂肪乳化成微滴，增加了胰脂肪酶的作用面积，促进脂肪的消化；②胆盐可与脂肪的分解产物，如脂肪酸、甘油一酯等形成水溶性复合物(混合微胶粒)，促进脂肪的吸收；③胆盐与脂溶性维生素(A、D、E、K)结合，促进脂溶性维生素的吸收。此外，胆盐通过肠-肝循环被吸收后可直接刺激肝细胞合成和分泌胆汁，称为胆盐的利胆作用。

(三) 小肠液及其作用

小肠液是由十二指肠腺和小肠腺分泌的一种碱性黏稠液体，pH约7.6。成人每日分泌量为1～3L。小肠液中除水和无机盐外，还有肠激酶(肠致活酶)、黏蛋白等。其主要作用如下：①保护作用，碱性黏稠液体可保护十二指肠黏膜免受胃酸的侵蚀；②消化作用，肠致活酶可激活胰蛋白酶原，从而促进蛋白质的消化；③稀释作用，稀释消化产物，降低肠腔内容物的渗透压，有利于水和营养物质的吸收。此外，小肠上皮细胞内存在多种消化酶，如分解多肽的肽酶，分解中性脂肪的脂肪酶和四种分解双糖的酶，如蔗糖酶、麦芽糖酶、异麦芽糖酶和乳糖酶。这些消化酶可随脱落的细胞进入肠腔内，但对小肠内的消化不起作用。

二、小肠的运动形式

1. 紧张性收缩　小肠平滑肌紧张性是小肠其他运动形式有效进行的基础。紧张性收缩是指小肠平滑肌经常处于一种持续微弱的收缩状态，空腹和进食时均存在，且进食后显著增强。当小肠紧张性降低时，肠腔易于扩张，肠内容物的混合和转运减慢；相反，当小肠紧张性升高时，食糜在小肠内的混合和转运就加快。

2. 分节运动　是一种以肠壁环形肌为主的节律性收缩和舒张运动，是小肠特有的运动形式。食糜所在的一段肠管，环形肌在许多部位同时收缩，把食糜分割成许多节段，随后，原来收缩处舒张，而原先舒张处收缩，将原先的食糜分成两半，而相邻的两半则合成为一个新的节段，如此反复交替进行，使食糜不断分开又不断混合(图6-2)。分节运动的推动作用很小，它的主要作用在于，使食糜与消化液充分混合，有利于化学性消化的进行；同时能增强食糜与肠壁紧密接触，并促进血液和淋巴的回流，为吸收创造良好的条件。

3. 蠕动　小肠的任何部位都可发生蠕动，但小肠蠕动波的传播速度较慢，每秒仅0.5～2cm，近端小肠的蠕动速度大于远端。蠕动的意义在于，使经过分节运动作用的食糜向前推进，到达新的肠段，再开始新的分节运动。此外，吞咽动作或食糜进入十二指肠还可引起小肠产生一种速度快(2～25cm/s)、传播距离较远的蠕动，称蠕动冲。它可把食糜从小肠始端一直推送到小肠末端。

考点提示：小肠特有的运动形式

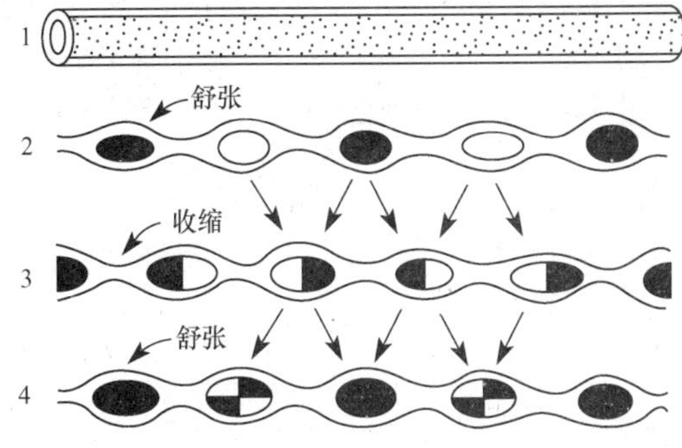

图 6-2 小肠分节运动模式图

案例 6-2 提示

1. 急性胰腺炎是内科常见急症，系胰腺自身消化所致的急性炎症。

2. 暴饮暴食等刺激胰液大量分泌；胆结石和胆囊炎可致胰液排除不畅或受阻，造成大量胰液淤积于胰腺组织中。

3. 胰蛋白酶抑制物的作用受到破坏，胰蛋白酶原被异常激活，胰蛋白酶产生自身催化并激活其他蛋白水解酶和磷脂酶 A_2，造成大量胰腺组织的破坏和消化。

链接

肠蠕动亢进时，肠鸣音增强；肠麻痹时肠鸣音减弱或消失。在急性胃肠炎、机械性肠梗阻的早期，肠鸣音增强，肠梗阻晚期，由于引起肠麻痹，肠鸣音减弱或消失。

第 4 节 大肠的功能

大肠没有重要的消化活动。其主要功能在于吸收水、无机盐、及由大肠内细菌产生的 B 族维生素和维生素 K，并能储存食物残渣、形成和排出粪便。

一、大肠液的分泌

大肠液是由大肠黏膜的柱状上皮细胞和杯状细胞分泌。其主要成分是黏液和碳酸氢盐，pH8.3～8.4。大肠液的主要作用在于其中的黏液蛋白，它能保护肠黏膜和润滑粪便。

链接

大肠内细菌的活动

大肠内有大量的细菌，主要是大肠杆菌、葡萄球菌等。细菌主要来自空气和食物，大肠内的酸碱度和温度等对上述细菌的生长极为适宜，因此细菌在此繁殖，细菌体内的酶对食物残渣进行分解。糖和脂肪的分解叫发酵，其产物有乳酸、醋酸、CO_2、脂肪酸、甘油、胆碱等。蛋白质的细菌分解叫腐败，其产物有胨、氨基酸、氨、硫化氢、组胺、吲哚等，其中有的成分经肠壁吸收到肝脏中解毒。大肠内细菌利用较简单的物质合成维生素 B 复合物和维生素 K，经肠内吸收后对人体有营养作用。估计，粪便中死的和活的细菌占粪便固体重量的 20%～30%。

二、大肠的运动和排便

（一）大肠的运动形式

1. *袋状往返运动* 是空腹时最多见的一种运动形式，由环形肌无规律地收缩引起，它使结肠袋中内容物向两个方向做短距离的位移，但并不向前推进。

2. *分节或多袋推进运动* 这是一个结肠袋或一段结肠收缩，使内容物被推移到下一段肠管的运动，进食后或结肠受到拟副交感药物刺激时运动增多。

3. *蠕动* 大肠的蠕动是一些稳定向前的收缩波所组成。蠕动速度较慢，有利于大肠吸收水分和储存粪便。此外，在大肠还有一种进行快速、推进距离很远的蠕动，称集团蠕动。它通常开始于横结肠，可将一部分大肠内容物推送至降结肠或乙状结肠。集团蠕动常见于进食后，最常发生在早餐后 60 分钟之内，可能是胃内食物进入十二指肠，由十二指肠-结肠反射引起。

（二）排便

排便反射是受意识控制的脊髓反射。肠蠕动将粪便推入直肠时，刺激直肠壁内的感受器，冲动沿盆神经和腹下神经传入脊髓腰骶段的初级排便中枢，同时上传到大脑皮质，引起便意和排便反射。当环境条件允许时，传出冲动沿盆神经下传，使降结肠、乙状结肠和直肠收缩，肛门内括约肌舒张；同时阴部神经冲动减少，使肛门外括约肌舒张，使将粪便排出体外，发生排便反射。在排便时，腹肌和膈肌收缩，使腹内压增加，促进粪便的排出。

排便反射受大脑皮质的意识控制，昏迷或脊髓高位损伤时，初级中枢失去了大脑皮质的意识控制，可发生排便失禁。如果环境不允许排便，粪便在大肠内滞留过久，水分吸收过多而干硬，可引起排便困难和排便次数减少，称为便秘，是引起痔疮和肛裂等疾病的主要原因。此外，直肠黏膜由于炎症而敏感性提高，即使肠内只有少量粪便和黏液，也可引起便意及排便反射，并在便后有排便未尽的感觉，称为“里急后重”，常见于肠炎或痢疾。

第 5 节 吸 收

一、吸收的部位

消化道不同部位的吸收能力和吸收速度是不同

的，这主要取决于各部分消化道的组织结构，以及食物在各部位被消化的程度和停留的时间。在口腔和食管内，食物几乎不被吸收。在胃内仅吸收少量水分、酒精和某些药物。糖类、蛋白质和脂肪的消化产物大部分是在十二指肠和空肠吸收的，回肠有其独特的功能，即主动吸收胆盐和维生素 B_{12}（图 6-3）。大肠主要吸收水分和无机盐。

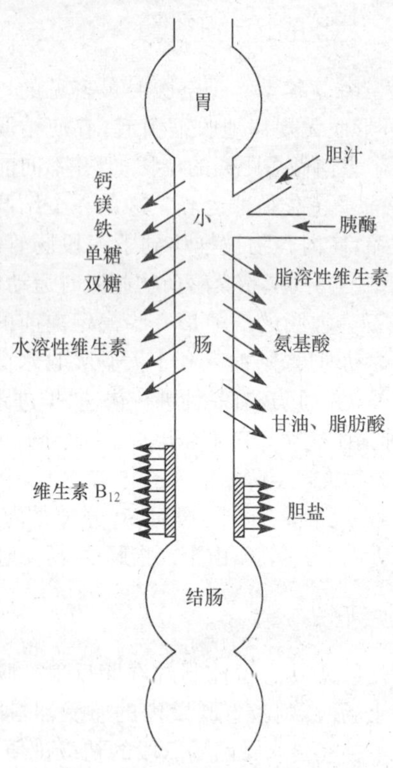

图 6-3 营养物质在小肠的吸收部位

小肠之所以是吸收的主要部位，是因为：①吸收面积大。人的小肠长 4～7m，它的黏膜具有环形皱褶，皱褶上有大量的绒毛，肠绒毛上又有微绒毛，最终使小肠的吸收面积达到 $200m^2$ 左右。②食物在小肠内停留的时间较长，一般为 3～8h。③食物在小肠内已被消化成可吸收的小分子物质。④小肠绒毛的特殊结构和运动，绒毛内有丰富的毛细血管、淋巴管、平滑肌和神经纤维网等结构，有利于吸收。

考点提示：小肠是吸收的主要部位

二、营养物质的吸收

（一）糖的吸收

食物中的糖类主要是淀粉，必须分解为单糖才能被小肠上皮细胞所吸收。肠道中的单糖主要是葡萄糖、半乳糖、果糖。各种单糖的吸收速度有很大差别，其中以半乳糖和葡萄糖的吸收为最快，果糖次之。

葡萄糖的吸收是逆浓度差进行的主动转运过程，其能量来自钠泵的活动，属继发性主动转运，通过肠黏膜上皮细胞的钠泵供能，与小肠黏膜上皮细胞上的载体蛋白结合形成转运体，经毛细血管进入血液（图 6-4）。

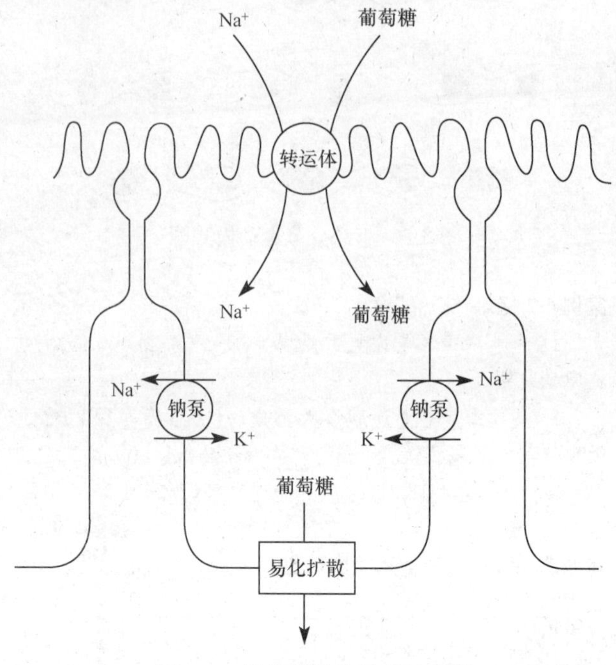

图 6-4 葡萄糖吸收过程示意图

（二）蛋白质的吸收

蛋白质吸收的主要形式是氨基酸。氨基酸的吸收与单糖的吸收相似，即通过继发性主动转运而吸收。氨基酸及少量未水解的二肽、三肽吸收进入小肠上皮细胞，再进入血液。少量的食物蛋白可完整地进入血液，由于吸收的量很少，从营养角度来看是无意义的，相反，它们常可作为抗原而引起过敏反应或中毒反应，对人体不利。

（三）脂肪的吸收

在小肠内，脂肪的消化产物脂肪酸、甘油一酯、胆固醇等很快与胆盐形成混合微胶粒。由于胆盐有亲水性，能携带脂肪的消化产物通过覆盖在小肠绒毛表面的非流动水层到达微绒毛。在这里甘油一酯、脂肪酸和胆固醇等又逐渐地从混合微胶粒中释出，并通过微绒毛的脂蛋白膜而进入肠黏膜上皮细胞，胆盐则被遗留于肠腔内，形成新的混合微胶粒，反复转运脂类的消化产物，最后在回肠被吸收。进入上皮细胞的中、短链脂肪酸由于水溶性高，可直接经肠上皮细胞扩散进入绒毛内的毛细血管。长链脂肪酸及甘油一酯被吸收后，在肠上皮细胞的内质网中大部分被重新合成为甘油三酯，并与细胞中生成的载脂蛋白结合成乳糜微粒以出胞的形式被释出胞外，进入细胞外组织间隙，再扩散入淋巴（图 6-5）。由于人类膳食中的动、植物油以长链脂肪酸较多，所以脂肪的吸收途径以淋巴为主。

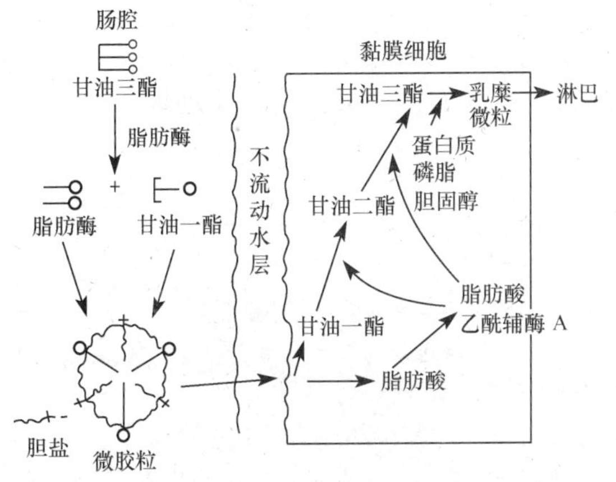

图6-5　脂肪吸收过程示意图

（四）水、无机盐的吸收

水、无机盐不经消化可被小肠直接吸收入血。成人每日摄入1～2L水，每日分泌的消化液为6～8L，因此胃肠道每日吸收的水约为8L。水的吸收主要通过渗透作用而被动吸收，特别是NaCl的主动吸收而产生的渗透压梯度是水吸收的动力。

无机盐只有在溶解状态才能被吸收，其中钠97%～99%在小肠吸收回血液，结肠也可吸收钠，钠的吸收是通过Na^+泵主动转运的，其为葡萄糖和氨基酸的吸收提供动力。反之，葡萄糖和氨基酸的存在也促进Na^+的吸收。铁和钙主要在小肠上段吸收，属主动过程，两者在酸性环境中溶解度大，吸收快。食物中的铁绝大部分为三价铁，不易被吸收，须还原为亚铁才能被吸收，维生素C能将三价铁还原为亚铁而促进铁的吸收。维生素D可促进小肠对钙的吸收。

（五）维生素的吸收

维生素分为脂溶性维生素和水溶性维生素两类。大部分维生素在小肠上段被吸收，但维生素B_{12}在回肠被吸收。水溶性维生素主要通过依赖于Na^+的同向转运体被吸收，但维生素B_{12}必须与内因子结合形成水溶性复合物才能在回肠被吸收。脂溶性维生素(A、D、E、K)的吸收机制与脂肪吸收相似。

第6节　消化器官功能活动的调节

一、神经调节

消化器官的神经支配分为外来神经系统和内在神经系统两大部分，两者相互协调，共同完成对消化管运动和消化腺分泌的调节(图6-6)。外来神经包括交感神经和副交感神经；内在神经是指分布在食管中段至肛门的消化道管壁内的神经结构，称为壁内神经丛。

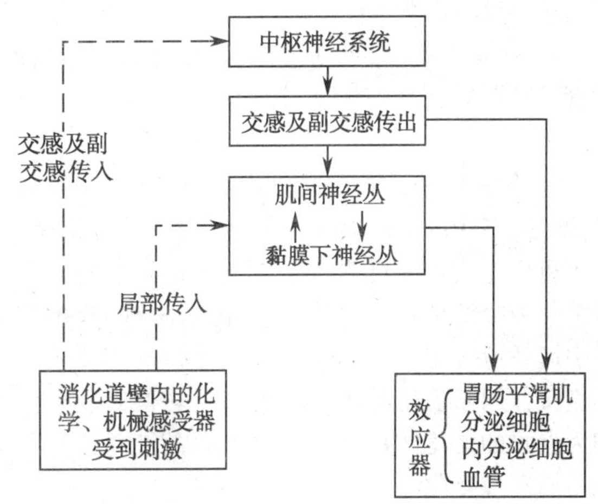

图6-6　消化系统的局部和中枢性反射通路

（一）交感神经和副交感神经

除口腔、咽、食管上端的肌肉及肛门外括约肌由躯体运动神经支配外，其余部分主要接受自主神经系统的支配，其中副交感神经对消化功能的影响更大。

1. 副交感神经　支配消化器官的副交感神经主要迷走神经和盆神经。副交感神经兴奋时，节后纤维末梢释放乙酰胆碱，作用于消化腺和消化道平滑肌的M受体。促进消化腺的分泌，使消化液分泌增加；促进消化道的运动，使胃肠的紧张性增加，蠕动加快加强，但括约肌松弛，胃肠内容物推进加速；促进胆囊收缩，胆汁排放。

2. 交感神经　起源于脊髓的第5胸节至第2腰节侧角，在神经节换元后，节后纤维末梢释放去甲肾上腺素作用于胃肠道平滑肌。交感神经兴奋时，除能使少数唾液腺(如下颌下腺)增加分泌外，对其他消化腺的分泌和胃肠运动都起抑制作用，使胆囊舒张，括约肌收缩。因此，交感神经的作用是使消化过程减弱。

考点提示：副交感神经和交感神经兴奋时对胃肠道的调节作用

（二）壁内神经丛

壁内神经丛包括位于黏膜下层的黏膜下神经丛和位于环行肌和纵行肌之间的肌间神经丛。它们由神经元和神经纤维组成复杂的神经网络，神经元之间的传导递质有乙酰胆碱(ACh)、缩胆囊素、去甲肾上腺素(NE)、血管活性肠肽等。壁内神经丛可以独立完成消化腺分泌、消化道运动及血管舒缩等局部反射，但在整个机体内，壁内神经丛常受外来神经的控制。

（三）消化器官活动的反射性调节

参与消化器官反射性调节的中枢在延髓、下丘脑、边缘叶及大脑皮质等处。消化器官的反射性调节包括条件反射和非条件反射。

1. 非条件反射　在进食时，食物直接刺激口腔、食管、胃等，通过非条件反射引起唾液、胃液、胰液和胆汁等消化液的分泌增加，胃肠运动加强。

2. 条件反射　人在进食前或进食时，食物的形状、颜色、气味以及进食的环境与进食有关的语言、文字等可以作为条件刺激，都能反射性地引起胃肠运动和消化液分泌活动的变化。"望梅止渴"就是条件反射引起唾液分泌增加的典型的例子。条件刺激尽管不直接作用于消化器官的相应感受器，但其反射效应却为食物的消化做好了准备，使机体的消化活动更好地适应环境变化。

二、体液调节

调节消化器官活动的体液因素主要是胃肠激素。胃肠激素是由胃肠道黏膜层内的内分泌细胞合成和释放的多种有生物活性的化学物质。这些激素几乎都是肽类，故又称为胃肠肽。目前已发现的有30余种。胃肠激素的生理作用广泛，主要作用有：①调节消化腺的分泌和消化道的运动；②营养作用，即刺激消化道组织的代谢和促进组织生长；③调节其他激素的释放。其中最主要的四种胃肠激素的生理作用见表6-1。

表6-1　四种胃肠酸激素的主要生理作用

激素名称	主要生理作用
胃泌素	促进胃酸和胃蛋白酶分泌，促进胃肠运动和胃黏膜生长
缩胆囊素	促进胰酶分泌和胆囊收缩，胆汁排放，抑制胃排空，促进胰腺外分泌组织的生长
促胰液素	促进胰液及胆汁中的分泌，抑制胃分泌和运动，抑制胃排空
抑胃肽	抑制胃的运动和分泌，抑制胃排空，刺激胰岛素分泌

链接

林可胜与肠抑胃素

林可胜是我国现代生理学的奠基人。20世纪30年代，他发现进食脂肪可抑制犬的去除外来神经的移植小胃的分泌和运动，认为这种抑制是通过血液传递的某种物质(激素)实现的，他命名为肠抑胃素。这是中国人首次发现的胃肠激素。现在认为，肠抑胃素是促胰液素、抑胃肽、神经降压肽等的总称。

小　结

消化器官的主要生理功能是对食物进行消化和吸收，为机体新陈代谢提供必需的物质和能量。消化是指食物在消化道内被分解的小分子物质的过程。有机械消化和化学消化两种方式。吸收是指食物经消化后，通过消化道黏膜进入血液和淋巴的过程。

消化过程从口腔开始。食物在口腔内通过咀嚼而后被吞咽。由于唾液的作用，食物中的少量淀粉开始进行化学分解。

胃液的主要成分有盐酸、胃蛋白酶原、内因子、黏液和碳酸氢盐。胃运动的形式包括容受性舒张、紧张性收缩和蠕动，其中容受性舒张是胃特有的运动形式。胃的排空是指食糜由胃排入十二指肠的过程。

小肠内的消化液有胰液、胆汁和小肠液。胰液中主要含有胰淀粉酶、胰脂肪酶、胰蛋白酶和糜蛋白酶，所以胰液是消化液中消化食物最全面、消化能力最强的一种消化液。胆汁的主要成分是胆盐，参与脂肪的消化和吸收。小肠的运动形式有紧张性收缩、分节运动和蠕动，其中分节运动是小肠特有的运动形式。小肠是消化和吸收的主要部位。糖类主要以单糖的形式吸收，蛋白质主要以氨基酸的形式吸收，吸收后都直接进入血液。脂肪的分解产物吸收后大部分进入淋巴，小部分进入血液。

消化器官受外来神经系统和内在神经系统的调节，其中外来神经系统主要包括交感和副交感神经。副交感神经可加强消化管运动和消化腺的分泌，而交感神经则相反。胃肠激素主要有胃泌素、促胰液素、缩胆囊素和抑胃肽等，分别调节胃肠道的消化和吸收功能。

目标检测

一、名词解释

1. 消化　2. 吸收　3. 胃排空　4. 分节运动

二、选择题

1. 消化管共有的运动形式是
   A. 容受性舒张　B. 蠕动
   C. 分节运动　D. 集团蠕动
   E. 以上都是
2、胃蛋白酶原转变为胃蛋白酶的激活物是
   A. 内因子　B. 黏液
   C. HCl　D. 维生素 B_{12}
   E. 维生素D
3. 三种食物在胃内排空的速度由快到慢依次顺序是
   A. 蛋白质、糖、脂肪　B. 糖、脂肪、蛋白质
   C. 糖、蛋白质、脂肪　D. 脂肪、糖、蛋白质
   E. 蛋白质、脂肪、糖
4. 不含有消化酶的消化液是
   A. 胃液　B. 胆汁

C. 胰液　　D. 小肠液
E. 唾液

5. 含消化酶种类最多、消化能力最强的消化液是
A. 胰液　　B. 胆汁
C. 唾液　　D. 小肠液
E. 胃液

6. 营养物质吸收的主要部位是
A. 食管　　B. 胃
C. 小肠　　D. 大肠
E. 口腔

7. 小肠特有的运动形式是
A. 蠕动　　B. 分节运动
C. 容受性舒张　　D. 集团蠕动
E. 蠕动冲

8. 吸收胆盐和维生素 B_{12} 的主要部位是
A. 空肠　　B. 回肠末端
C. 结肠上段　　D. 十二指肠
E. 结肠上段

9. 排便反射的初级中枢位于
A. 脊髓腰骶段　　B. 中脑
C. 延髓　　D. 脑桥
E. 脊髓胸段

三、简答题

1. 简述胃液的主要成分及胃酸的生理作用。
2. 简述胆汁的主要成分及其作用。
3. 为什么说小肠是吸收的主要部位?

（孙晓霞）

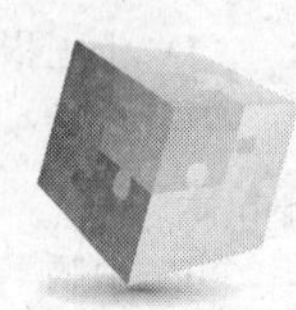

第7章　能量代谢和体温

案例 7-1

患者，女，节食减肥一个月。某日上班后感觉心慌、无力、出冷汗，随即昏迷。诊断为低血糖昏迷。立即静脉推注 50％葡萄糖 60ml，患者逐渐苏醒。

问题：

1. 请分析患者发生低血糖的原因。
2. 请分析患者无力和昏迷的原因。

第1节　能量代谢

能量代谢是新陈代谢不可分割的组成部分，是伴随物质代谢过程发生的能量的释放、转移、储存和利用过程。

一、机体能量的来源和去路

（一）能量的来源

人体的能量主要来源于食物消化吸收的三大营养物质，即糖、脂肪和蛋白质。三种营养物质在体内主要以有氧氧化和无氧酵解的方式为人体提供能量。

1. 糖　正常状态下，糖是人体主要的供能物质。人体所需能量的 70％由糖供应，每克糖在体内氧化分解可产生 17.167kJ(4.1kcal)能量。由食物消化吸收入血的糖主要是葡萄糖，即血糖。当血糖降低时，在生命活动中能量消耗较大的肌肉组织和大脑组织则会由于能量供应不足而发生功能障碍。

2. 脂肪　是体内能源物质储存的主要形式，一般占体重的 20％左右，每克脂肪在体内氧化分解可产生 39.777kJ(9.5kcal)能量。当机体摄入并吸收过多能源物质而活动相对较少时，脂肪储存将增多，是导致肥胖的主要原因之一。当人体糖储存不足或糖利用障碍时，脂肪就成为机体的主要能源物质，在有氧条件下为机体供能。脂肪分解供能可产生酮体。

链接

糖尿病酮症酸中毒(diabetic ketoacidosis，DKA)是糖尿病最常见的急性并发症之一，是体内胰岛素严重缺乏引起的高血糖、高血酮、酸中毒、水电解质紊乱为特征的一组临床综合征。主要是由于糖代谢紊乱，体内酮体产生过多，导致血中 HCO_3^- 浓度减少，失代偿时，则血液 pH 下降，引起酸中毒症。早期呈糖尿病症状加重，随后出现食欲减退、恶心、呕吐、腹痛、呼吸深大、呼气中有烂苹果味。随着病情进一步发展，出现明显失水，尿量减少，血压下降，意识模糊，嗜睡以致昏迷。实验室检查：尿糖、尿酮体均强阳性。

3. 蛋白质　可为人体提供约 18％的能量。每克蛋白质在体内氧化分解可产生 18.004kJ(4.3kcal)能量。正常状态下，糖与脂肪可以代替蛋白质提供能量，只有糖和脂肪供能不足时，蛋白质才会通过糖异生的形式为人体供能。

（二）能量的去路

糖、脂肪、蛋白质在体内氧化时所释放的能量，约有 50％转化为热能以维持体温，其余不足 50％以化学能的形式储存于组织细胞内的三磷酸腺苷(ATP)。在机体进行功能活动时，ATP 分解释放出能量，被各种生理活动所利用，如合成代谢、神经传导、肌肉收缩及细胞内外各种物质的主动转运等。除骨骼肌运动时消耗的能量用于完成机械外功，其余功能活动所消耗的能量，最终都转变为热能并且主要通过体表发散到外环境(图 7-1)。

考点提示：能量的来源、储能和功能物质

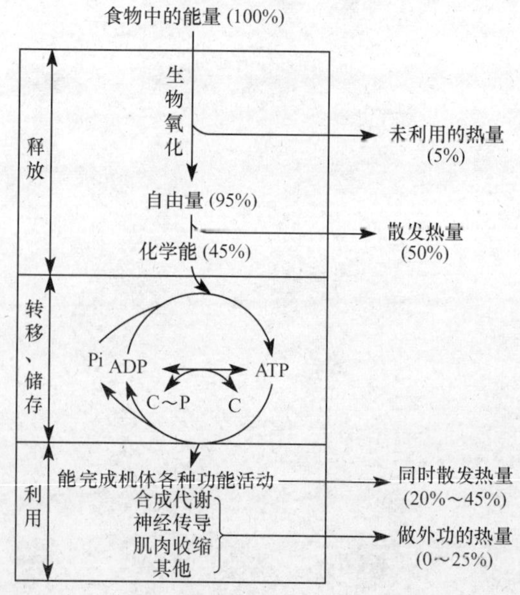

图 7-1　体内能量的释放、转移、储存和利用示意图
C：肌酸；Pi：无机磷酸；C～P：磷酸肌酸

二、影响能量代谢的因素

机体完成各种功能所消耗的能量，除肌肉活动对外做功外，其余都转变为热能。因此，影响产热量的因素也就是影响能量代谢的因素。

(一) 肌肉活动

肌肉活动对能量代谢的影响最为显著。运动或劳动时，机体的耗氧量和产热量显著增加，机体产热量的增加同肌肉活动的强度成正比。剧烈运动或进行高强度劳动时，短时间内机体的产热量可比平时增加数倍至数十倍。表7-1显示不同强度的劳动或运动时，能量代谢的增长情况。

表7-1 运动和劳动时能量代谢值

活动方式	平均产热量[kJ/(m² · min)]
躺卧	2.730
开会	3.400
擦窗子	8.303
洗衣服	9.890
扫地	11.372
打排球	17.049
打篮球	24.222
踢足球	24.975

(二) 精神活动

精神和情绪活动对能量代谢有明显影响。平静思考时，能量代谢受到的影响不大，当精神处于紧张状态，如激动、愤怒、恐惧及焦虑时，产热量显著增加，这与精神紧张时骨骼肌张力增加导致产热量增加、交感神经兴奋、儿茶酚胺释放增多、代谢增强有关。

(三) 食物的特殊动力作用

人在进食后1～8小时内，机体产生的热量比进食前增加。这种食物引起机体额外产生热量的现象称为食物的特殊动力作用。食物的特殊动力作用在各种营养物质是不同的。蛋白质食物可增加产热量30%，脂肪或糖类食物可增加产热量4%和6%，混合食物可增加产热量10%左右。

(四) 环境温度

人在安静状态时的能量代谢，以在20～30℃的环境中最为稳定。环境温度低于或高于此温度范围，产热量均增高。当环境温度低时，产热量增加，主要是由于寒冷刺激反射性地引起寒战以及骨骼肌紧张性增强所致；环境温度高时，代谢率增加，主要是由于体内化学反应速度增加、发汗功能旺盛以及呼吸、循环功能增强等因素引起。

考点提示：影响能量代谢的因素和食物的特殊动力作用的概念

三、基 础 代 谢

(一) 基础代谢和基础代谢率

基础代谢是指人体在基础状态下的能量代谢。单位时间内的基础代谢，称为基础代谢率(BMR)。所谓基础状态是指在室温18～25℃、清晨空腹、清醒安静时的状态。这时，人体的各种生理活动和代谢都相对稳定，能量消耗仅用于维持心跳、呼吸及其他基本生命活动的需要。

能量代谢率与体表面积基本上成正比。因此，为了比较不同个体之间的能量代谢情况，基础代谢率以每小时每平方米体表面积的产热量为单位，通常以kJ/(m² · h)表示。

链接

我国成年人基础代谢率测定相关公式：

体表面积(m²)＝0.0061×身高(cm)＋0.0128×体重(kg)－0.1529

产热量＝氧热价×耗氧量

(二) 测定基础代谢率的临床意义

正常人的基础代谢率相对稳定，但随年龄和性别不同有一定生理差异。随着年龄的增长，基础代谢率逐渐降低，如表7-2所示儿童的基础代谢率比成年人高，老年人的基础代谢率又比成年人低。女性的基础代谢率比同龄的男性低。

临床实际测得的基础代谢率数值，同表7-2所列的正常平均值比较，其范围在±15%内均属于正常。超过±20%时，可能是病理状态所致。各种疾病中，甲状腺功能异常对基础代谢率影响最为明显。甲状腺功能低下时，BMR降低；甲状腺功能亢进时，BMR增高。所以基础代谢率的测定是临床诊断甲状腺疾病的重要辅助方法。此外，发热、糖尿病、红细胞增多症、白血病的BMR也不同程度增高。

表 7-2 中国人正常基础代谢率的平均值[kJ/(m²·h)]

年龄	11～15	16～17	18～19	20～30	31～40	41～50	>51
男性	195.5	193.4	166.2	157.8	158.7	154.1	149.1
女性	172.5	181.7	154.1	149.1	146.4	142.4	138.6

链接

基础代谢率测定举例

受试者,男,25岁,身高170cm,体重60kg,基础状态下每小时耗氧量为15L,查表得氧热价为20.357,则:产热量=20.357×15=305.355kJ/h。经计算,此人的体表面积为1.68m²(计算方法如前所述),则其基础代谢率为181.759kJ/(m²·h)。查表得25岁男子的正常基础代谢率平均值为157.85kJ/(m²·h),此受试者超过正常值的数字为:181.759－157.8=23.959kJ/(m²·h)。超过正常值的百分数为:23.959÷157.8×100%=15%。受试者基础代谢率属正常范围。

考点提示:基础代谢率的概念和基础代谢率的正常范围值

第2节 体 温

案例 7-2

患儿,15个月龄,发热、流涕一天。午后突然意识丧失,面部及四肢肌肉抽搐,双眼上翻,口吐白沫,面部青紫,持续约1分钟后缓解。查体:精神委靡,体温39.5°C,白细胞及分类值正常。诊断为高热惊厥。

问题:

发热为什么会引起小儿惊厥?

体温是指机体深部的平均温度。人体有完善的体温调节系统,能使机体在不断变化的内外环境条件下保持体温相对恒定。体温恒定是保证体内催化各种复杂的生物化学反应的酶的活性的重要条件之一。温度过高或过低,均会使酶的活性降低,从而影响体内生物化学反应的正常进行,导致人体各器官、系统功能紊乱。

考点提示:体温的概念

一、正常体温及生理变动

(一) 正常体温

由于身体各部位组织的代谢率和散热条件不同,其温度存在一定差异。体表温度由于受环境温度和衣着情况的影响,波动幅度较大,各部位差异也较大。深部温度相对稳定。由于深部温度不易测试,临床上通常用腋窝温度、口腔温度、直肠温度来代表体温:直肠温度的正常值为36.9～37.9℃;口腔温度比直肠温度低0.3℃;腋窝的温度又较口腔的温度低0.4℃。

考点提示:体温的正常值

(二) 体温的生理变动

1. 昼夜变化　正常人体温呈现明显的日节律。清晨2～6时体温最低,午后2～6时最高,但波动幅度一般不超过1℃。

2. 性别　成年女性的平均体温比男性高0.3℃左右。生育年龄女性的基础体温在月经周期中也有规律性的波动。月经期和排卵前期体温较低,排卵日最低,排卵后期体温升高0.2～0.5℃,直到下次月经来潮(图7-2),测定成年女性的基础体温有助于确定其是否排卵和排卵日期。

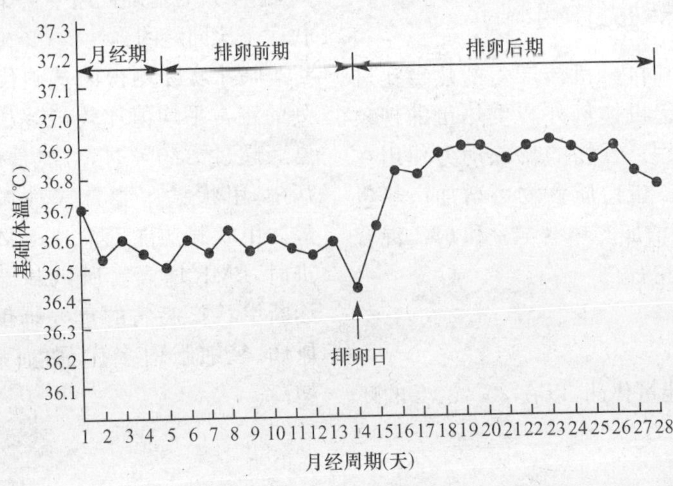

图 7-2 女性一个月经周期中基础体温的变化

3. 年龄 新生儿的体温调节能力弱，其体温易受环境温度的影响。老年人代谢率低，体温较低，环境温度下降时代偿能力较差，应注意保温。

链接

新生儿硬肿症

由寒冷、早产、感染和窒息为主要原因引起的新生儿皮肤和皮下脂肪变硬与水肿。硬肿发生顺序为：小腿→大腿外侧→下肢→臀部→面颊→上肢→全身。严重者可导致心、肺、肾多脏器损害，甚至出现DIC。发病机制主要有：①体温调节中枢不完善；②新生儿体表面积相对大，皮下脂肪层薄，散热量大，早产儿更甚；③早产儿棕色脂肪储存量少，在感染、窒息和缺氧时棕色脂肪产热不足，致体温过低；④新生儿皮下脂肪中饱和脂肪含量大，其熔点高，寒冷时易凝固。水肿与毛细血管壁在寒冷、缺氧下通透性增高有关。实验室检查常有代谢性酸中毒、尿素氮升高及血糖的变化。

4. 肌肉活动 肌肉剧烈活动时，机体的代谢增强，产热增加，体温可升高1～2℃。因此，在测量体温时，受试者应在安静状态下。

5. 其他因素 情绪激动、精神紧张、进食均可使体温升高。麻醉药可以抑制体温调节中枢，尤其是扩张皮肤血管后散热增加，可使体温降低，故在术中和术后应注意保温。

二、机体的产热和散热

机体在代谢过程中不断地产热，同时又将产生的热量经由体表不断地向外界发散。正常体温的维持是产热和散热两个过程动态平衡的结果。

（一）产热的器官

机体的热量来自各组织器官的分解代谢，由于各器官的代谢水平不同，其产热量各异。安静时，主要的产热器官是内脏，其中肝脏代谢活动最旺盛，产热量最多；运动或劳动时，骨骼肌代谢率显著提高，成为主要产热器官。

考点提示：主要产热器官

（二）散热的方式

机体产生的热量可通过皮肤、呼吸、粪、尿等排泄物散发到体外，而皮肤是最主要的散热器官。皮肤可以通过辐射、传导、蒸发方式进行散热。

考点提示：主要散热器官

1. 辐射散热 机体以红外线（热辐射）的形式将体内热量传给外界较冷物体的散热方式，是人在安静状态下的主要散热方式。辐射散热量取决于体表温度与环境温度的差值及体表有效辐射面积的大小。

链接

医用红外热像仪

人的体温37℃，人体皮肤的发射率0.98，在基线温度为37℃的红外线显示屏上可近似为一种300K的黑色。当室温低于体温时，人体即通过皮肤发射出肉眼看不见的红外辐射能量，该能量的大小及分布与温度成正比。当人体某些部位患病时，通常存在温度的变化，有的温度升高（如炎症、肿瘤等），有的温度降低（如脉管炎、动脉硬化等）。借助红外成像技术可以清晰、准确、及时地发现人体由于不同原因而引起的微小的温度变化，为诊断疾病提供依据。

2. 传导散热 机体将热量直接传给与其接触的较冷物体的散热方式。其散热量取决于物体的导热性能。水的导热性能比空气好，因此，临床上采用冰帽、冰袋等给高热患者降温就是通过增加传导散热达到降低体温的目的。

3. 对流散热 通过气体的流动来交换热量的散热方式。其散热量取决于风速。风速越大，对流散热量也越多；反之，散热量就越少。

4. 蒸发散热 当环境温度高于体表温度或机体产生过多热量时，体热则主要以蒸发散热方式散失。体表每蒸发1g水，可散发体热2.43kJ(0.58kcal)。临床上对高热患者采用温水或乙醇擦浴，即是通过水分及乙醇的蒸发，达到降温的目的。

蒸发分为不感蒸发（不显汗）和可感蒸发（发汗）两种。

不显汗是指水分直接透出皮肤和黏膜表面，在未聚成明显水滴前便被蒸发的一种散热方式。成人每天不感蒸发大约1L水分，其中经皮肤不感蒸发0.6～0.8L，经呼吸不感蒸发的量为0.2～0.4L。

发汗是汗腺分泌汗液的活动。人在安静状态下，环境温度达30℃左右或劳动、运动时体温升高，即可出汗。汗液是低渗溶液，其中99%以上是水分，只有少量NaCl和尿素等。汗液的分泌量与体热发散的需要相当。影响出汗的因素主要是劳动强度、环境温度和湿度以及风速等。

考点提示：散热方式及其临床应用

链接

在气候炎热、高强度劳动或是大运动量活动后，身体出汗很多时，有必要为身体补充一些水分和盐分。补盐最简单有效的方法是喝淡盐水或喝加了食盐的果汁。需要提醒的是，夏天出汗后为身体补充水分、盐分应掌握好“度”，不能一次补充得过多。盐分补充过多，会加重心脏、肾脏负担。因此，在补充水分、盐分时，以少量多次为好。

三、体温调节

人体体温的相对恒定，有赖于自主性和行为性两种体温调节。自主性体温调节，是在下丘脑体温调节中枢控制下，随机体内外环境温热性刺激信息的变动，通过增减皮肤血流量、发汗、寒战等生理反应，调节体热的发散和产生，使体温保持相对恒定。行为性体温调节，是指在自主性体温调节的基础上，人体通过一定的行为来保持体温相对稳定，是体温调节的补充。

（一）温度感受器

1. 外周温度感受器　是分布在皮肤、黏膜和内脏的游离神经末梢，可感受温度变化，分为冷感受器和热感受器。

2. 中枢温度感受器　分布在脊髓、延髓、脑干网状结构、下丘脑和大脑皮质运动区等处的温度感受神经元，可分为热敏神经元和冷敏神经元，以热敏神经元功能活动为主。视前区-下丘脑前部（PO/AH）的温度敏感神经元可对其他部位的温度变化发生反应。

（二）体温调节中枢

从多种恒温动物分段切除脑的实验表明，下丘脑在生理性体温调节中起重要作用。进一步实验发现，视前区-下丘脑前部不仅存在热敏神经元和冷敏神经元，而且能对散热和产热两个过程进行调节。所以，目前认为视前区-下丘脑前部是体温调节的基本中枢。

（三）体温调节机制

1. 体温调节过程　当内外环境温度发生变化时，通过外周温度感受器和中枢温度敏感神经元，将温度变化的信息由相应的传入途径传入中枢，PO/AH汇集各路信息进行最后的整合处理，通过自主神经（支配汗腺、皮肤血管）、躯体神经（支配骨骼肌等）、内分泌腺（分泌肾上腺素等），调节机体的产热过程和散热过程，结果使体温保持相对稳定（图7-3）。

2. 人体的服习　人长期居住在寒冷或温热环境中，便可逐渐对环境温度产生适应，这种对环境的适应功能，称为服习。

3. 调定点学说　体温调节类似于恒温器的调节，PO/AH的中枢温度敏感神经元在体温调节中起调定点作用。PO/AH的温度敏感神经元对温度的感受有一定的阈值，即为调定点。正常人的调定点为37.0℃。如体温超过37.0℃，热敏神经元放电增加，使散热大于产热，将升高的体温调回到37.0℃；当体温低于37.0℃时，热敏神经元放电减少，产热大于散热，使降低的体温回升到37.0℃，保持体温在37.0℃的水平上。

考点提示：调定点的概念

链接

发热是致热原使热敏神经元的兴奋性下降而阈值升高，调定点水平上移并维持在较高的水平上进行体温调节的结果。致热源可分为内源性致热源和外源性致热源。

内源性致热源：白介素、肿瘤坏死因子、干扰素等，属于内热源。

外源性致热源：细菌及其毒素、病毒、真菌、螺旋体等微生物，免疫反应，某些药物等，统称为外热源。

在致热原作用下，调定点从37.0℃升高到39.0℃时，首先出现寒战等产热反应，直到体温升高到39.0℃时才出现散热反应。只要致热因素不消除，产热与散热两个过程就继续在新的水平上保持平衡。因此，致热原引起的发热并不是由于体温调节功能障碍所致，而是调定点上移的结果。

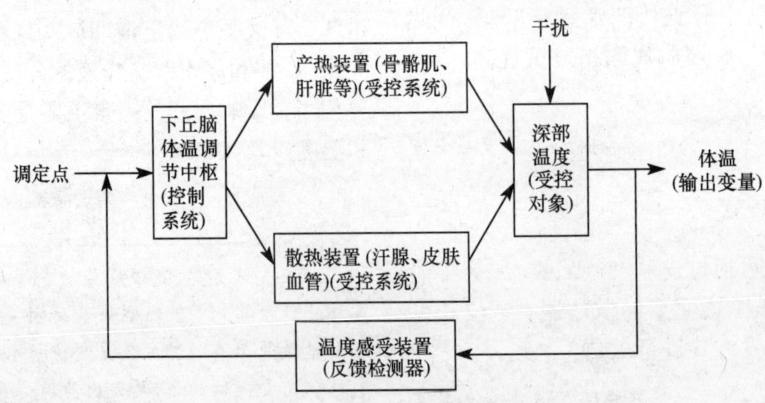

图7-3　体温调节自动控制示意图

小结

能量代谢是机体内物质代谢过程中所伴随的能量的释放、转移、储存和利用过程。机体的能量主要来自于糖、脂肪和蛋白质。基础状态下的能量代谢为基础代谢，单位时间内的基础代谢称为基础代谢率。影响能量代谢的因素主要有肌肉收缩、精神活动、环境温度和食物的特殊动力作用。

体温是机体深部的温度，正常体温是：直肠36.9～37.9℃；口腔温度比直肠温度低0.3℃；腋窝的温度又较口腔的温度低0.4℃。人的体温恒定是体温调节中枢使机体产热和散热过程保持动态平衡的结果，安静时的主要产热器官是内脏；劳动或运动时的主要产热器官为骨骼肌。体温调节有行为性调节和自主性调节两种方式。下丘脑在生理性体温调中起重要作用，视前区-下丘脑前部是体温调节的基本中枢。通过调控机体的产热和散热过程，使体温保持相对稳定。

目标检测

一、名词解释

1. 能量代谢 2. 食物的特殊动力作用 3. 基础代谢率 4. 体温 5. 调定点

二、填空题

1. 机体所需能量的70%主要来自食物中的________，机体内的主要储能物质和供能物质是________。
2. 机体安静时的主要产热器官是________，运动时的产热器官是________。
3. 人体散热的主要部位是________，其散热方式有________、________、________和________。
4. 体温调节的基本中枢位于________，起调定点作用的部位是________。

三、判断题

1. 测定机体一定时间内的耗氧量，即可推算出一定时间内的产热量。
2. 能量代谢率与体重相关性不明显，与体表面积基本成正比。
3. 环境温度降低，能量代谢率增高；环境温度升高，能致代谢率降低。
4. 汗液是低渗的，大量出汗常造成低渗性脱水。
5. 体温调节的关键结构是视前区-下丘脑前部温度敏感神经元。

四、选择题

1. 基础代谢率的测定条件
   A. 清醒、静卧　B. 禁食12h以上
   C. 室温在18～25℃之间　D. 精神安宁
   E. 以上都是
2. 安静时主要的产热器官是
   A. 心　B. 肝
   C. 肺　D. 脑
   E. 肾
3. 体温调节中枢位于
   A. 脊髓　B. 延髓
   C. 脑干　D. 下丘脑
   E. 大脑
4. 当环境温度高于皮肤温度时，皮肤散热的主要方式是
   A. 辐射　B. 传导
   C. 对流　D. 蒸发
   E. 辐射与对流
5. 体温是指
   A. 腋下的温度　B. 舌下的温度
   C. 皮肤表面的温度　D. 皮肤的平均温度
   E. 机体深部的平均温度
6. 临床对发热患者采用温水或酒精擦浴以增加散热的原理是
   A. 辐射　B. 传导
   C. 对流　D. 蒸发
   E. 传导与对流

五、简答题

1. 简述影响能量代谢的主要因素。
2. 试用所学知识，列举对高热患者可采取的降温方法。

（邵晋萍）

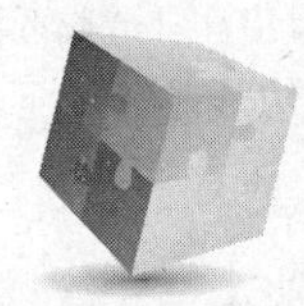

第 8 章　肾脏的排泄功能

案例 8-1

2004 年，田世国的母亲刘玉环被确诊为尿毒症晚期，生命垂危。医生告诉他，尿毒症患者的治疗主要靠血液透析，但挽救不了患者的性命，而肾移植是最好的方法。但很长时间，一直没有找到合适的肾。在看到母亲做透析时的痛苦后，田世国做出了一个令人震撼的决定：捐出自己的一个肾给母亲。田世国一家兄妹 3 人，他是长子，下面还有一个弟弟和一个刚生完孩子的妹妹。兄妹 3 人争着把自己的肾换给母亲。最后大家按顺序去配型，配上了就用，不行再换下一个。排在第一个的田世国恰好配上。田妈妈终于得救了。这个捐肾救母的故事也让田世国成为"2004 年感动中国"系列人物之一。

问题：

1. 肾脏有什么重要作用？
2. 为什么肾衰竭能导致生命危险？

第 1 节　肾脏的结构和血液循环

在新陈代谢的过程中，机体不断消耗氧和分解营养物质，为生命活动提供所需要的能量，同时产生对机体无用甚至有害的终产物。排泄是新陈代谢的最后一个环节，是指机体将物质代谢过程中所产生的终产物以及不需要或过剩的物质，经血液循环由排泄器官向体外输送的过程。人体具有排泄功能的器官有肾脏、肺脏、皮肤、消化道等，其主要排泄物见表 8-1。至于粪便中的食物残渣，因并未进入机体内环境，故不属于排泄物。

表 8-1　人体的排泄途径及其排泄物

排泄途径	排泄物
肾脏	水、尿素、肌酐、盐类、药物、毒物、色素等
肺脏	CO_2、水、挥发性物质等
皮肤及汗腺	水、盐类、少量尿素等
消化道	钙、镁、铁、磷等无机盐，胆色素，毒物等

在所有的排泄器官中，肾排出的代谢产物种类最多，数量最大，并可根据机体的状况调整尿液的质和量，来调节体内水、电解质以及酸碱平衡。故肾脏不仅是人体最重要的排泄器官，在维持机体内环境相对稳定的过程中，起着很重要的作用。此外，肾还具有内分泌功能，它能产生多种生物活性物质，如红细胞生成素、肾素、激肽、前列腺素等。本章重点讨论肾脏的排泄功能。

一、肾脏的组织学结构

（一）肾单位和集合管

肾单位是肾脏结构和功能的基本单位，它与集合管共同完成泌尿功能。人的每侧肾约含有 100 万个肾单位，每个肾单位包括肾小体和肾小管两部分，其组成如图 8-1 所示。

（二）皮质肾单位和近髓肾单位

肾单位按其所在部位的不同，可分为皮质肾单位和近髓肾单位两类（图 8-1）。

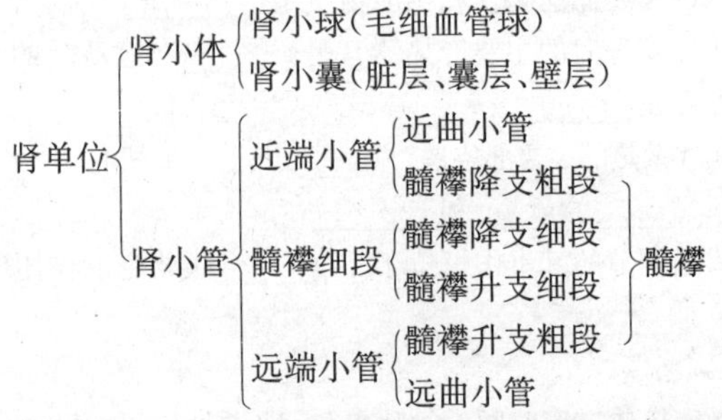

皮质肾单位的肾小球位于肾皮质的外 2/3，其数量多，占肾单位总数的 85%～90%。皮质肾单位的结构特点是：肾小球体积较小；肾小管的髓襻较短，髓襻顶端一般不超过髓质的外带；入球小动脉口径大于出球小动脉口径；出球小动脉分支形成毛细血管网包绕在肾小管周围，在肾小球滤过中起着重要作用。

近髓肾单位的肾小球位于肾皮质的内 1/3，占肾单位总数的 10%～15%。近髓肾单位的结构特点是：肾小球体积较大；肾小管的髓襻较长，髓襻顶端可达髓质内带直至乳头部；入球小动脉口径小于或等于出球小动脉口径；出球小动脉分支形成两套毛细血管，一套是管周围毛细血管网，另一套为 U 形直小毛细血管。U 形直小毛细血管与尿液的浓缩和稀释有关。

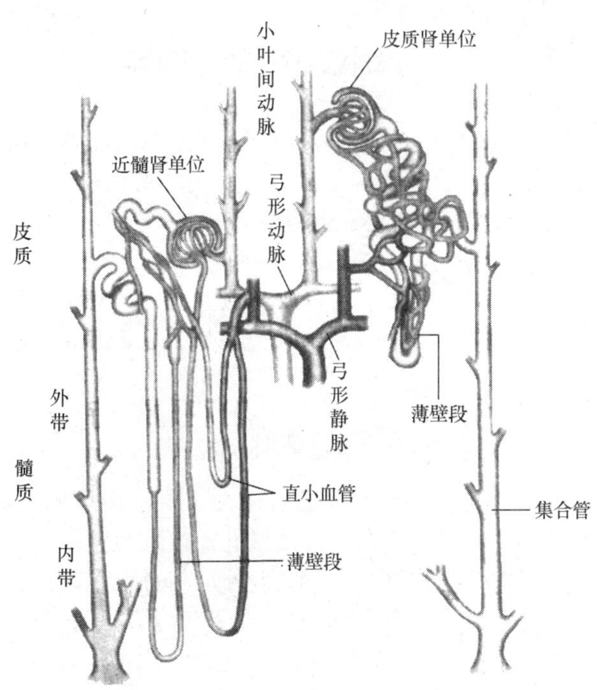

图 8-1 肾单位和肾血管示意图

(三) 球旁器

球旁器由球旁细胞、致密斑和球外系膜细胞三部分组成(图 8-2),主要分布于皮质肾单位。球旁细胞是入球小动脉和出球小动脉中一些特殊分化的平滑肌细胞,细胞内含分泌颗粒,能合成和释放肾素。致密斑位于远曲小管的起始部,为高柱状细胞,它同入球小动脉和出球小动脉相接触,其功能是感受小管液中 NaCl 含量的变化,并将其信息传至球旁细胞,调节肾素的释放。球外系膜细胞位于入球小动脉和出球小动脉之间,具有吞噬和收缩等功能。

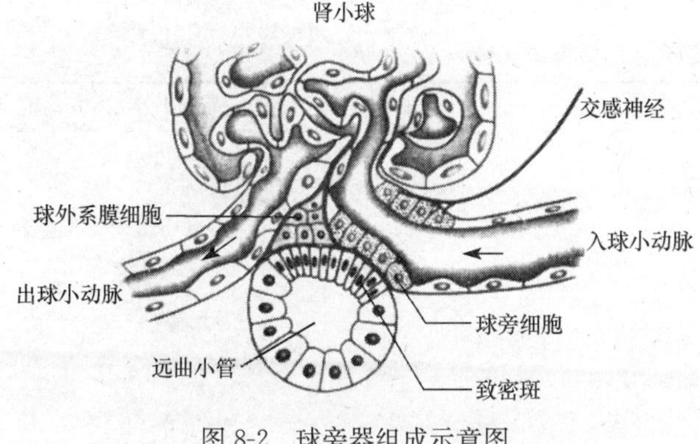

图 8-2 球旁器组成示意图

二、肾脏的血液循环特点

(一) 肾血流特点

肾血流量大,主要分布在肾皮质,有利于肾小球的滤过。正常成年男性安静时约有 1.2L/min,相当于心输出量的 20%～25%。其中约 94%的血液分布在肾皮质,5%～6%分布在外髓,其余不到 1%分布在内髓。

肾动脉多次分支后成为入球小动脉,进入肾小体后,形成肾小球毛细血管网。毛细血管内的血压较高,故有利于肾小球的滤过。肾小球毛细血管汇集成出球小动脉离开肾小球后,再次形成管周毛细血管网,其血压较低,这有利于小管液的重吸收。故肾有两套串联的毛细血管网且两极毛细血管血压差异较大。

(二) 肾血流量的调节

肾血流量是尿生成的前提。肾血流量的调节包括自身调节、神经和体液调节。

1. 肾血流量的自身调节　在离体肾灌注实验中观察到,当肾灌注压在 80～180mmHg 范围内变动时,肾血流量基本不变,肾小球滤过率可保持相对恒定(图 8-3)。不依赖神经和体液因素的作用,在一定血压变动范围内保持肾血流量相对稳定的现象称为肾血流量的自身调节。一般认为,当动脉压降低时,肾入球小动脉平滑肌紧张性降低,血管舒张,阻力减小,进入入球小动脉的血流量不致减少;反之,当肾动脉血压升高时,肾入球小动脉收缩,口径缩小,阻力增大,以保持肾血流量相对稳定。当动脉血压的变化超过肾自身调节能力时,肾血流量会发生明显变化。自身调节的作用,就是使肾血流量保持相对稳定,以完成正常人安静时肾生成尿的功能。

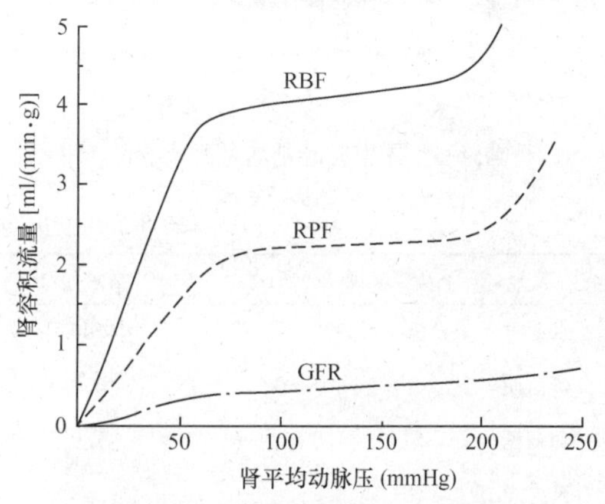

图 8-3 肾血流量的自身调节
RBF:肾血流量;RPF:肾血浆流量;
GFR:肾小球滤过率

2. 神经-体液调节　肾交感神经兴奋时,肾血管收缩,使肾的血流量减少。肾上腺素、去甲肾上腺素、内皮素等激素都能使肾血管平滑肌收缩,使肾的血流量减少;前列腺素、一氧化氮具有舒张肾血管平滑肌的作用。

在一般情况下，肾交感神经紧张性很低，肾上腺素、去甲肾上腺素等激素水平也较低，肾主要依靠自身调节来维持肾血流量的相对稳定，以保证其正常的泌尿功能。在紧急的情况下，肾交感神经紧张性增加、肾上腺素分泌增多，使肾血管平滑肌收缩，全身血液重新分配，以保证心、肺、脑的血液供应。

链接

微穿刺技术

微穿刺技术是利用显微操作仪将外径 6～10μm 的微吸管插入肾小体的囊腔中。同时，在于囊腔相接部位的近球小管内注入液状石蜡，防止滤液进入肾小管。用微吸管直接抽取肾小囊腔中的液体进行微量化学分析，结果发现，除了蛋白质含量很少外，各种晶体物质(如葡萄糖、氯化物、无机磷酸盐、尿素、尿酸和肌酐等)的浓度都与血浆中的非常接近，而且渗透压及酸碱度也与血浆的相似，从而证明了囊内液的确是血浆的超滤液。

第 2 节 尿的生成过程

尿是在肾单位和集合管内生成的。尿的生成过程包括三个相互联系的环节：①肾小球的滤过；②肾小管和集合管的重吸收；③肾小管和集合管的分泌(图 8-4)。

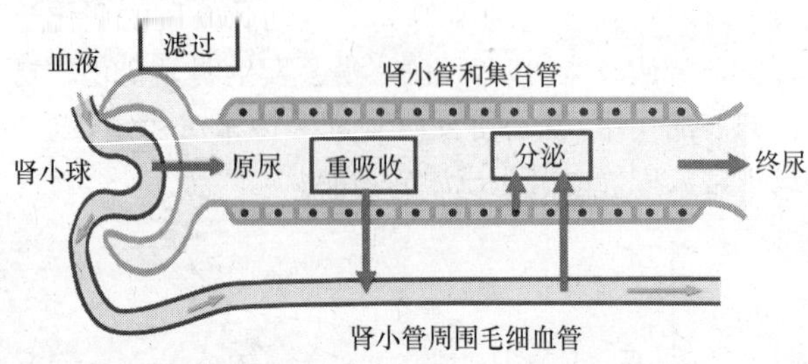

图 8-4 尿生成的基本过程示意图

一、肾小球的滤过功能

肾小球滤过是指血液流经肾小球毛细血管时，血浆中除大分子血浆蛋白以外的水、无机盐、小分子有机物等，透过滤过膜进入肾小囊形成原尿的过程。肾小球的滤过是尿生成的第一个环节。微穿刺技术证明，原尿中除蛋白质以外，其余成分及浓度与血浆基本相同(表 8-2)。因此，原尿就是血浆的超滤液。

(一) 滤过的结构基础

1. 滤过膜的结构　滤过膜由三层结构组成，每层结构上都存在不同直径的微孔。内层为肾小球毛细血管内皮细胞，中层为基膜，外层是肾小囊脏层上皮细胞层。滤过膜三层结构上的孔道，构成了物质滤过的机械屏障(图 8-5)。由于滤过膜三层结构上还覆盖有带负电荷的物质(主要是糖蛋白)，所以它对带负电荷的大分子物质的通过起到电学屏障的作用，即可限制带负电荷的物质滤过。

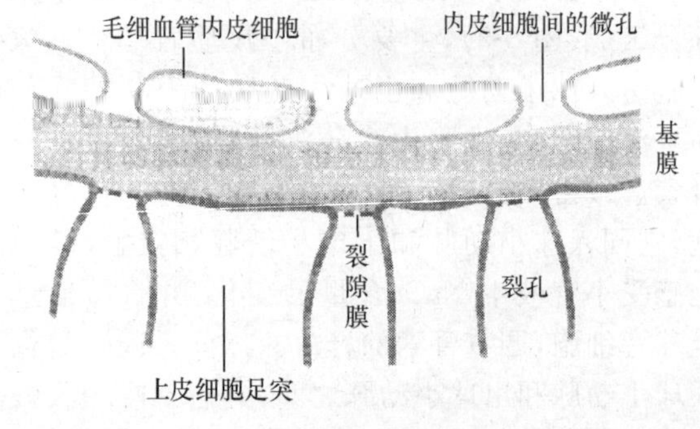

图 8-5 肾小球滤过膜示意图

表 8-2 血浆、原尿和终尿中主要物质比较

成分	血浆(g/L)	原尿(g/L)	终尿(g/L)	浓缩倍数	重吸收率(%)
水	900.0	980.0	960.0	1.1	99
蛋白质	60～80	0.3	0.0	0.0	100
葡萄糖	1.0	1.0	0.0	0.0	100
Na^+	3.3	3.3	3.5	1.1	99
K^+	0.2	0.2	1.5	7.5	94
Cl^-	3.7	3.7	6.0	1.6	99
PO_4^{3-}	0.03	0.03	1.2	40.0	67
尿素	0.3	0.3	20.0	67.0	45
尿酸	0.02	0.02	0.5	25.0	79
肌酐	0.01	0.01	1.5	150.0	0
氨	0.001	0.001	0.4	400.0	0

滤过膜的机械屏障和电学屏障对物质的滤过有选择性，其中以机械屏障为主。两道屏障使滤过膜对血浆成分的滤过有着严格的限制，对原尿的成分起着决定性的作用。

2. 滤过膜的通透性　滤过膜的通透性取决于被滤过物质的相对分子量大小和所带电荷。一般来说，分子量小于69 000，有效半径小于2.0nm的带正电荷或呈电中性的物质，可以自由滤过，如葡萄糖、水、Na^+等；分子量大于69 000，有效半径大于4.0nm的大分子物质则不能滤过；有效半径介于2.0～4.0nm两者之间的各种物质只能部分滤过，且随着有效半径的增加，滤过量逐渐降低；血浆中的白蛋白分子量虽然只有69 000，有效半径为3.6nm，但由于其带有负电荷，因此不能通过电学屏障，故原尿中几乎没有蛋白质。电学屏障的作用不如机械屏障明显，故Cl^-、HCO_3^-、HPO_4^{2-}和SO_4^{2-}等带负电荷的微小物质也可顺利通过滤过膜。

3. 滤过膜的面积　正常成人两肾约有200万个肾单位处于活动状态，滤过的总面积约为$1.5m^2$，这样的滤过面积对于肾小球的滤过十分有利。

(二) 滤过动力

肾小球有效滤过压是肾小球滤过的动力，与组织液生成的有效滤过压相似，由滤过的动力和阻力两部分组成。促进肾小球滤过的动力是肾小球毛细血管血压和肾小囊内滤液的胶体渗透压，滤过的阻力是血浆胶体渗透压和肾小囊内压，由于滤液中的蛋白含量极低，其胶体渗透压可忽略不计。因此，肾小球有效滤过压＝肾小球毛细血管血压－(血浆胶体渗透压＋囊内压)(图8-6)。肾小球毛细血管血压为45mmHg。由于入球小动脉粗而短，血流阻力小；出球小动脉细而长，血流阻力大，所以血液在流经肾小球毛细血管时血压下降不多，入球小动脉端的血压和出球小动脉端的血压几乎相等。囊内压较为恒定，约为10mmHg。由于血液在流经肾小球毛细血管时，水分和晶体物质不断被滤过，生成滤液，造成血中的蛋白质浓度不断增加，引起肾小球毛细血管内的血浆胶体渗透压随之升高。在入球小动脉端的血浆胶体渗透压约为25mmHg，出球小动脉端的血浆胶体渗透压约为35mmHg，故：

入球端有效滤过压＝45－(25＋10)＝10(mmHg)，有滤液生成。

出球端有效滤过压＝45－(35＋10)＝0(mmHg)，无滤液生成。

也就是说当血浆胶体渗透压升高至35mmHg时，有效滤过压下降到零，此时滤过作用停止，无滤液生成，达到了滤过平衡。

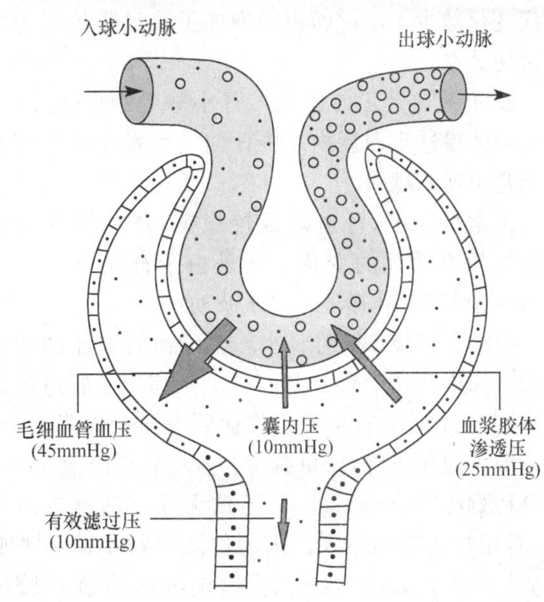

图8-6　肾小球有效滤过压示意图

由此可见，并非肾小球毛细血管全程都有滤液生成，只有从入球小动脉端到滤过平衡点的这一段毛细血管才产生了滤过作用。滤过平衡点越靠近入球小动脉端，有滤过作用的毛细血管愈短，则肾小球滤过率降低；反之亦然。因此，在其他因素不变时，肾小球滤过率取决于有滤过作用的毛细血管长度，而有滤过作用的毛细血管长度取决于血浆胶体渗透压上升的速度和滤过平衡点的位置。

(三) 肾小球滤过率

单位时间内(每分钟)两肾生成的原尿量，称为肾小球滤过率。正常成人肾小球滤过率为125ml/min，故每天两肾生成的原尿总量可达180L。肾小球滤过率与肾血浆流量的比值称为滤过分数。正常安静情况下，肾血浆流量为660ml/min，肾小球滤过率为125ml/min，则滤过分数＝125/660，约为19%。这说明在静息情况下，流经肾小球毛细血管的血浆约有1/5形成了原尿。肾小球滤过率和滤过分数可作为衡量肾功能的指标。

(四) 影响肾小球滤过作用的因素

1. 滤过膜的改变　滤过膜的改变主要包括滤过膜通透性和有效滤过面积两个方面。正常情况下，全部肾小球都处于活动状态，有效滤过面积约$1.5m^2$，接近人体总表面积。只有在肾小球遭到大量破坏，如肾小球肾炎时，可导致肾小球滤过面积减少，使肾小球滤过率降低，出现少尿或无尿。生理情况下，滤过膜的通透性也较稳定。某些因素如炎症或缺氧可使滤过膜的通透性增加，则出现蛋白尿甚至血尿。急性肾小球肾炎引起的蛋白尿和少尿就与炎症变化减少了滤过面积和增加了滤过膜的通透性有密切关系。

2. 有效滤过压的改变 肾小球毛细血管血压、血液胶体渗透压和囊内之中任何一种发生改变都会影响肾小球滤过率。

正常情况下，肾血流量较稳定，肾小球毛细血管血压没有明显的变化。这是由于肾血流量具有自身调节机制，体循环动脉压波动在10.7～24.0kPa(80～180mmHg)时，对肾小球毛细血管血压的影响不大。如果动脉压低于10.7kPa，则超出了肾血流量自身调节的范围，肾小球毛细血管血压相应降低，则使有效滤过压下降，尿量减少。若动脉压降至5.3～6.7kPa(40～50mmHg)，可导致无尿。动脉血压升高，对尿量的影响不大。因为伴随着肾小球毛细血管血压的升高，入球端的滤过增快，必然使血浆胶体渗透压也迅速升高，从而阻止血浆滤出的力量也加大。此外，肾小球毛细血管血压在很大程度上受入球小动脉和出球小动脉口径的影响。入球小动脉收缩时，肾小球毛细血管血压下降，尿量减少；出球小动脉收缩时，肾小球毛细血管血压升高，尿量增多。

生理情况下，血浆胶体渗透压和囊内压均较稳定。当血浆蛋白减少时，血浆胶体渗透压降低，有效滤过压随之升高，尿量增多。例如，静脉大量输入等渗盐水时尿量增多，就与血浆蛋白被稀释，血浆胶体渗透压降低有关。在输尿管结石、肾盂结石、肿瘤压迫等情况下，通向膀胱的尿路发生梗阻，导致囊内压升高，以致有效滤过压减小，滤过率降低。

3. 肾小球血浆流量的改变 正常情况下，在肾血流量自身调节的基础上，肾小球血浆流量得以保持相对稳定。一些生理因素(如剧烈运动)和病理因素(如大失血、缺氧)可以通过交感神经使肾血流量显著减少，降低肾小球血浆流量及滤过率。

考点提示：肾小球滤过及影响因素；肾小球滤过率

二、肾小管和集合管的重吸收功能

肾小球滤液在囊内压的推动下流入肾小管，称为小管液。小管液中绝大部分水和溶质又被肾小管上皮细胞重新吸收，经肾小管周围组织间隙返回血液。例如，滤液中的葡萄糖和氨基酸等在尿中已不复存在。小管液中的某些成分经肾小管细胞转运重新进入周围毛细血管的过程，称为重吸收。各段肾小管上皮细胞在形态上有差异，因而功能上也不同。近球小管上皮细胞的管腔侧微绒毛的总面积可达50～60m²，与其他各段肾小管相比，其重吸收在质和量上均居首位(表8-3)。

表8-3 各种物质重吸收的部位和数量

部位	水的重吸收(%)	各种物质的重吸收
近球小管	65～70	全部：葡萄糖、氨基酸、维生素等 大部：水、Na^+、K^+、Ca^{2+}、Cl^-等 部分：硫酸盐、磷酸盐、尿素、尿酸等
髓襻	10	部分：Na^+、Cl^-、水
远曲小管	10	部分：Na^+、HCO_3^-、水
集合管	10～20	部分：水、钠盐、尿素

(一) 肾小管和集合管的重吸收方式

肾小管和集合管的重吸收方式主要有主动转运和被动转运两种。

主动转运是指小管液中的溶质逆电化学梯度通过肾小管上皮细胞转运到管周组织液并进入血液的过程，分为原发性主动转运和继发性主动转运。

被动转运是指小管液中的溶质顺电化学梯度通过肾小管上皮细胞转运至血液的过程。它包括渗透和单纯扩散。如Na^+主动重吸收形成Cl^-的电化学梯度，使小管液中的Cl^-顺电化学梯度扩散而被重吸收。

(二) 肾小管和集合管的重吸收作用

从表8-3看出，各种物质的重吸收率不同，说明肾小管和集合管的重吸收是有选择性的。这种选择性重吸收，保留了对机体有用的物质(如葡萄糖、氨基酸等)，又清除了对机体有害的和过剩的物质(如肌酐、尿酸等)，实现了对内环境的净化、调整血浆成分及调节机体水、电解质和酸碱平衡的功能。

1. 重吸收的部位 肾小管和集合管都具有重吸收功能，但近端小管重吸收物质的种类最多，数量最大，是各类物质重吸收的主要部位(表8-3)。正常情况下，小管液中葡萄糖、氨基酸等营养物质，几乎全部在近端小管重吸收；HCO_3^-、水和Na^+、K^+、Cl^-等也在此被大部分重吸收；余下的水和盐类绝大部分在髓襻、远端小管和集合管重吸收，少量随尿排出。

2. 几种物质的重吸收

(1) Na^+、Cl^-的重吸收：Na^+、Cl^-是细胞外液的主要成分，其重吸收关系着内环境的稳态。滤液中99%以上的Na^+和Cl^-被重吸收，其中70%在近球小管主动重吸收，Cl^-和水随之被动重吸收(图8-7)。Na^+在近球小管重吸收时还促进葡萄糖和氨基酸的重吸收。在髓襻升支粗段，Na^+和Cl^-均为主动重吸收(图 8-8)。远曲小管和集合管对 Na^+ 的重吸收是在醛固酮的调节下进行的。当 Na^+ 和 Cl^- 的重吸收受到药物的抑制或醛固酮的作用减弱,使 Na^+ 的重吸收减少时,都可以产生利尿效应。

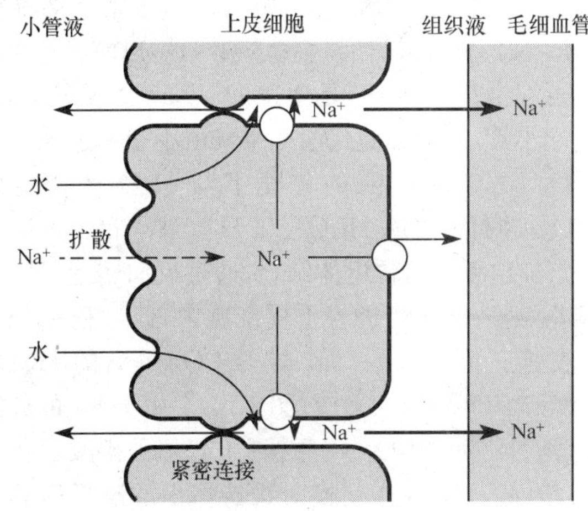

图 8-7 Na^+ 在近端小管重吸收示意图

空心圆表示钠泵

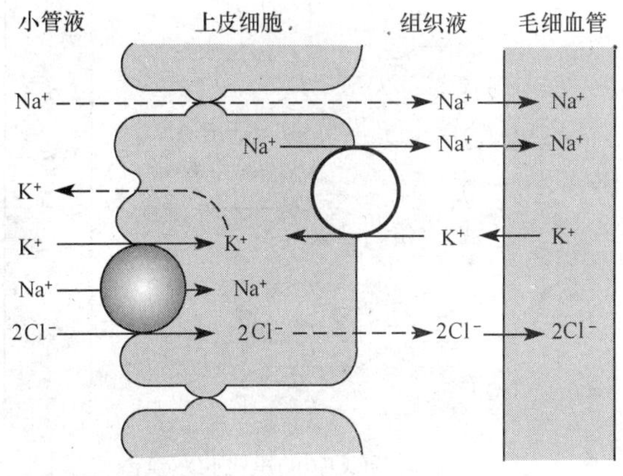

图 8-8 髓襻升支粗段对 Na^+、$2Cl^-$ 和 K^+ 的转运

实心圆表示转运体;空心圆表示钠泵

(2) 水的重吸收:原尿中 99%的水被重吸收,仅有 1%排出。除髓襻升支外,其余各段肾小管和集合管都对水都有重吸收能力。水的重吸收有两种情况。一种是在近端小管和髓襻降支伴随着溶质重吸收,为等渗性重吸收。这部分占重吸收量的 75%~80%,称为必需重吸收,与机体水平衡的调节无关。另一种是在血管升压素(ADH)等物质的作用下,经远曲小管和集合管进行的调节性重吸收。其特点是,当机体缺水时,水的重吸收量增多,尿量减少(尿液被浓缩);水过剩时,重吸收减少,尿量增多(尿液被稀释)。正常人 24 小时尿量约为 1.5L,占滤液的 1%,若调节性重吸收量略有改变,即使只减少 1%,尿量也将成倍增加。可见,远曲小管和集合管中水的重吸收,对维持机体的水平衡和血浆晶体渗透压有重要意义。

(3) 葡萄糖的重吸收:原尿中葡萄糖的浓度和血糖浓度相等,但正常人终尿中不含葡萄糖,这说明原尿中的葡萄糖在流经肾小管时全部被重吸收。实验表明,葡萄糖重吸收部位仅限于近端小管,其余各段肾小管没有重吸收葡萄糖的能力。葡萄糖的重吸收是以载体为媒介、需要 Na^+ 泵相耦联的主动转运过程(图 8-9)。由于肾小管对葡萄糖的重吸收是有一定限度的,当小管液中的葡萄糖超过一定浓度时,尿中就会出现糖,称为糖尿。因肾小管中的糖来源于血糖,故把不出现糖尿的最高血糖浓度称为肾糖阈。正常肾糖阈为 8.88~9.99mmol/L(160~180mg/dl)。一旦血糖浓度超过肾糖阈,肾小管液中的糖就不能全部被重吸收,一部分将会随尿排出。随着血糖浓度的升高,原尿中葡萄糖的含量进一步增加,尿糖也随之增加。

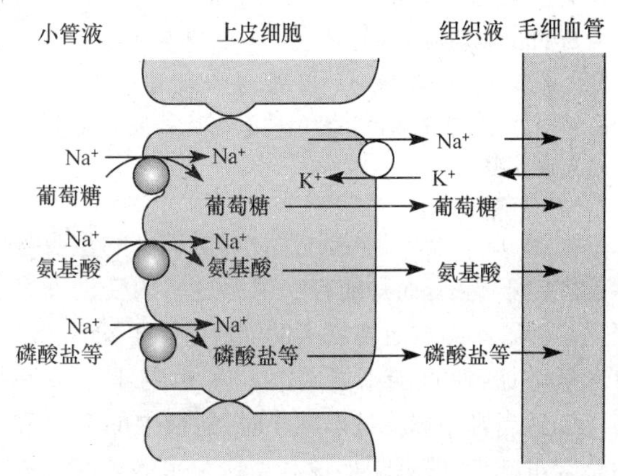

图 8-9 近端小管对葡萄糖、氨基酸和磷酸盐等的重吸收示意图

实心圆表示转运体;空心圆表示钠泵

(4) K^+ 的重吸收:量占总滤过量的 94%。原尿中的 K^+ 绝大部分在近端小管主动重吸收,终尿中的 K^+ 主要是由远曲小管和集合管分泌的,其分泌量的多少取决于体内血 K^+ 的浓度,受醛固酮的调节。

(5) 其他物质的重吸收:肾小球滤过的微量血浆蛋白在近球小管经入胞作用被重吸收。氨基酸也在近球小管被重吸收,其机理与葡萄糖的重吸收相似。HPO_4^{2-}、SO_4^{2-} 等物质的重吸收机制基本上与葡萄糖相似,也是继发性主动转运。尿素则在近端小管和髓襻升支细段及内髓部集合管内,顺浓度差扩散而被动重吸收。

(三) 影响肾小管重吸收作用的因素

1. 小管液中溶质的浓度 小管液中溶质浓度升高,小管液的渗透压升高,将会阻碍肾小管对水的重吸收。这种由于小管液中溶质浓度的增加,使小管液渗透压升高,水的重吸收减少而引起尿量增多的现象,称为渗透性利尿。糖尿病患者的多尿,就是由于小管液中葡萄糖含量增多，肾小管不能将葡萄糖完全重吸收回血，小管液渗透压因而增高，结果妨碍了水和 NaCl 的重吸收而造成的。

临床上可根据渗透性利尿的原理，给患者静脉注入可在肾小球自由滤过但不被肾小管重吸收的物质，如 20%甘露醇，借以达到利尿和消肿的目的。

链接

球-管平衡障碍与水肿

目前认为，球-管平衡障碍与临床上见到的某些水肿的形成机制有关。例如，在充血性心力衰竭时，肾灌注压和血流量可明显下降。但由于出球小动脉发生代偿性收缩，因此肾小球滤过率仍能保持原有水平，而滤过分数将变大。此时近端小管周围毛细血管的血压下降而血浆胶体渗透压增高，加速小管周围组织间液进入毛细血管，组织间隙内静水压因而下降，使小管间隙内的 Na^+ 和水加速通过基膜进入管周毛细血管，引起 Na^+ 和水的重吸收增加。因此，重吸收百分率将超过 65%～70%，于是体内钠盐潴留和细胞外液量增多，出现水肿。

2. 球-管平衡　近端小管对溶质和水的重吸收量不是固定不变的，而是随肾小球滤过率的变动而发生变化。当肾小球滤过率增大时，滤液中的 Na^+ 和水的总含量增加，使近端小管对 Na^+ 和水的重吸收率提高；反之，当肾小球滤过率减小时，滤液中的 Na^+ 和水的总含量减少，使近端小管对 Na^+ 和水的重吸收率相应降低。实验证明，不论肾小球滤过率增大或减小，近端小管的重吸收率始终占肾小球滤过率的 65%～70%左右，这种现象称为"球-管平衡"。球-管平衡这种多滤过多吸收，少滤过少吸收的定比重吸收特点具有重要的生理意义，即可使尿中排出的溶质和水不致因肾小球滤过率的增减而出现大幅度的变动。球-管平衡在某些情况下可能被打乱。例如，发生渗透性利尿时，近端小管重吸收率减少，而肾小球滤过率不受影响，这时重吸收百分率将小于 65%～70%，尿量和尿中 NaCl 排出量明显增多。

考点提示：肾小管和集合管的重吸收及影响因素；葡萄糖、水的重吸收特点

三、肾小管和集合管的分泌和排泄功能

肾小管和集合管的分泌是指肾小管和集合管上皮细胞将自身代谢产生的物质排入小管液的过程；而肾小管和集合管上皮细胞将血液中的某种物质排入小管液的过程称为排泄。由于分泌和排泄的物质都是通过肾小管上皮细胞排入小管腔，故一般不作严格区分，统称为分泌。肾小管和集合管主要分泌 H^+、NH_3 和 K^+ 等。

(一) H^+ 的分泌

除髓袢细段外，各段肾小管和集合管的上皮细胞均有分泌 H^+ 的功能，但主要在近端小管分泌。H^+ 的分泌与 HCO_3^- 的重吸收有关。H^+ 的分泌有两种机制，H^+-Na^+ 交换和 H^+ 泵主动分泌 H^+，以前者为主。

近端小管分泌 H^+ 是通过 H^+-Na^+ 交换实现的。在近端小管，上皮细胞代谢产生或由小管液进入细胞的 CO_2，在碳酸酐酶的催化下与 H_2O 结合生成 H_2CO_3，进而解离成 HCO_3^- 和 H^+。H^+ 和小管液中 Na^+ 与细胞膜上的转运体结合，通过反向转运，H^+ 分泌到小管液中，Na^+ 进入上皮细胞内，此过程称 H^+-Na^+ 交换。重吸收的 Na^+ 与 H_2CO_3 解离的 HCO_3^- 一起经组织间隙返回血液（图 8-10）。由于 H^+ 的分泌伴随着 Na^+ 和 HCO_3^- 的重吸收，起到了排酸保碱的作用，因此，H^+-Na^+ 交换对维持体内酸碱平衡具有非常重要的意义。

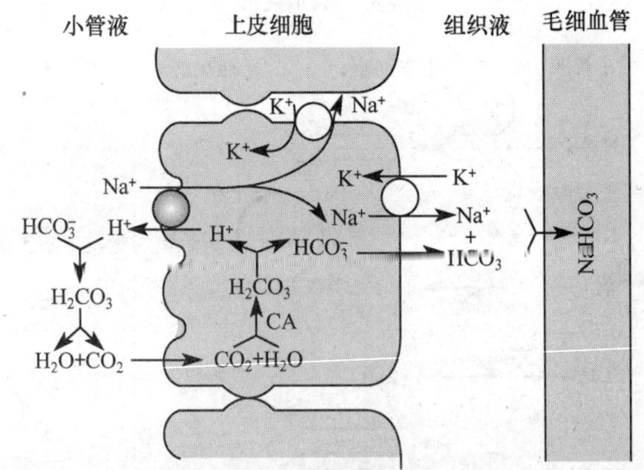

图 8-10　HCO_3^- 的重吸收示意图

CA：碳酸酐酶；实心圆表示转运体；空心圆表示钠泵

(二) NH_3 的分泌

NH_3 来自谷氨酰胺脱氨作用，主要由远曲小管和集合管分泌。NH_3 是脂溶性的碱性物质，通过小管上皮细胞膜向 pH 低的方向自由扩散，由于小管液中的 pH 较管周组织液低，故 NH_3 向小管液中扩散。而进入小管液的 NH_3 与其中的 H^+ 结合成 NH_4^+，NH_4^+ 的生成使小管液中的 NH_3 和 H^+ 的浓度降低，加速了 NH_3 向小管液扩散，促进了 H^+ 的分泌（图 8-11）。小管液中的 NH_4^+ 与强酸盐（如 NaCl）的负离子结合形成铵盐（NH_4Cl）随尿排出。强酸盐的正离子（Na^+）则与细胞内的 H^+ 交换进入肾小管上皮细胞，然后和细胞内的 HCO_3^- 一起被重吸收回血。因此，NH_3 的分泌不但可促进 H^+ 分泌，还促进了机体碱储备，有利于肾脏排酸保碱的功能。机体酸性代谢产物增多时，泌 H^+、泌 NH_3 的作用均加强。

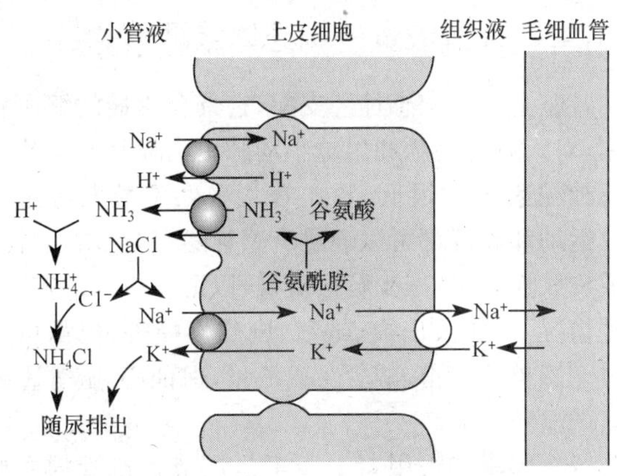

图 8-11 H^+、NH_3 和 K^+ 分泌关系示意图

实心圆表示转运体；空心圆表示钠泵

(三) K^+ 的分泌

机体主要通过肾脏排出 K^+。滤液中的 K^+ 绝大部分被近端小管重吸收，而尿中的 K^+ 是由远曲小管和集合管所分泌。一般情况下，K^+ 的摄入量和排出量保持平衡，即多进多排，少进少排。但当食物中缺 K^+ 或其他原因引起 K^+ 不足时，尿中仍排 K^+，即不进也排。这种情况下，势必造成血钾浓度降低，应注意补充适量的钾。

K^+ 的分泌与 Na^+ 的重吸收有密切的关系，即 Na^+ 的主动重吸收促使 K^+ 的分泌，形成 K^+-Na^+ 交换。由于 H^+-Na^+ 交换和 K^+-Na^+ 交换并存，在排 H^+ 和排 K^+ 之间存在着竞争。即 H^+-Na^+ 交换增多时，K^+-Na^+ 交换减少；K^+-Na^+ 交换增多时，H^+-Na^+ 交换减少。例如酸中毒时，肾小管泌 H^+ 增多，H^+-Na^+ 交换随之增多，K^+-Na^+ 交换减少，K^+ 的排出量下降，则将出现血钾浓度升高。碱中毒时，肾小管泌 H^+ 减少，H^+-Na^+ 交换随之也减少，K^+-Na^+ 交换增多，K^+ 的排出量增多，则将出现血钾浓度降低。

(四) 其他物质的排泄

肾小管上皮细胞排出的还有一些其他物质，包括代谢产物如肌酐、马尿酸等，以及外来的有机物如对氨基马尿酸盐、酚红、青霉素、碘锐特等。临床上采用的酚红排泄试验，就是经静脉注入酚红之后，通过测定尿中排出的酚红来判断肾小管的排泄功能。

考点提示：K^+-Na^+ 交换与 H^+-Na^+ 交换

四、尿液的浓缩和稀释

肾小管和集合管通过对水的调节性重吸收，能大幅度地改变尿的渗透压（77～3727kPa）。以血浆渗透压 300mmol/L(770kPa)为准，高于血浆渗透压的尿液为浓缩尿；低于血浆渗透压的尿液为稀释尿。肾脏浓缩和稀释尿的功能是保持机体水平衡的重要机制。

水的调节性重吸收直接取决于小管液渗透压与肾组织间液渗透压的差值和小管上皮细胞对水的通透性。肾髓质组织间液渗透压高于血浆，并且存在着高渗梯度，即愈朝向内髓深部，渗透压愈高（图 8-12），肾乳头部的渗透压可高达 3084～3598kPa（1200～1400mmol/L），约为血浆的 4 倍。远曲小管和集合管对水的通透性受 ADH 的控制。正常情况下，进入远曲小管的为低渗或等渗液。在 ADH 的作用下，远曲小管和集合管对水的通透性升高，小管液在流经肾髓质的途中，因水不断向髓质间隙扩散而被浓缩，形成高渗尿。当缺少 ADH 时，该段小管对水不通透，尽管小管液中的 Na^+ 仍被主动重吸收，水却不能向肾髓质间隙扩散，导致小管液渗透压下降，即尿液被稀释形成低渗尿。

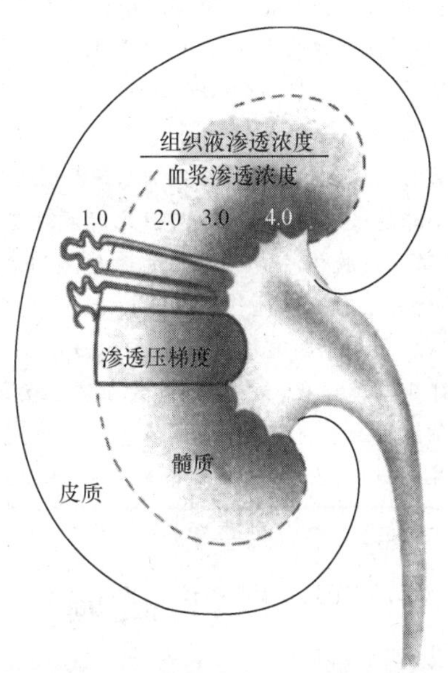

图 8-12 肾髓质渗透压梯度示意图

髓质颜色越深，表示渗透压越高

> **链接** 肾髓质高渗梯度的形成和保持与肾小管和肾直小血管解剖和功能特点有关。构成髓质间隙渗透压的溶质主要来源于重吸收的 Na^+、Cl^- 和尿素。故凡影响这几种物质重吸收的因素都能影响尿量。例如，强利尿剂就是通过抑制髓襻升支粗段对 Na^+ 和 Cl^- 的重吸收使髓质高渗难以形成，从而减少了水的重吸收，起到利尿效应的。又如，食入蛋白质不足时，尿素生成减少，同样会影响尿浓缩，使尿量增多。正常情况下，肾脏有很强的浓缩或稀释尿的能力。当病变损害肾髓质、尤其是内髓层时，这一能力将遭到破坏，无论摄入水分多少，均排出等渗尿。因此，可以根据尿的渗透压推测肾脏对尿的浓缩或稀释的情况。

综上所述,尿的生成是一个连续、复杂的过程。首先通过肾小球的滤过作用形成原尿,再经肾小管和集合管的重吸收及分泌作用,以及对尿液的浓缩或稀释作用,最后形成终尿。

考点提示:尿生成的基本过程及影响因素

第3节 尿生成的调节

尿的生成包括肾小球滤过作用和肾小管、集合管的重吸收及分泌作用。尿生成的调节是指机体对肾小球的滤过和肾小管、集合管的重吸收与分泌功能的调节。

链接

高血压患者的尿量变化

高血压病早期患者,若动脉血压未超过180mmHg(24.0kPa),由于肾入球小动脉的自身调节作用,肾小球滤过率基本不变,故尿量与正常人没有区别。即使动脉血压升高到180mmHg(24.0kPa)以上时,也不会出现肾小球滤过率的明显增加。这是因为,虽然此时肾小球毛细血管血压升高,有效滤过压增大,有使肾小球滤过液增多的势头,但此时滤过速度也加快,加快了血浆胶体渗透压升高的速度。两者综合的结果,导致发生有效滤过作用的毛细血管长度增加不明显,因此,尿量无明显增加。而在高血压病晚期时,由于入球小动脉硬化,口径缩小,致血流阻力增大,肾小球毛细血管血压可明显降低,使肾小球滤过率减少而导致尿量减少,出现少尿,甚至无尿。

一、肾小球功能的调节

对肾小球滤过作用的调节是通过改变肾血流量实现的。肾血流量的调节在于既能满足肾脏泌尿功能的需要,又能适应紧急情况下血液重新分配的需要。

(一)肾血流量的自身调节

在完全脱离和神经和体液因素的影响下,入球小动脉和出球小动脉的张力可以随动脉血压波动产生相应的变化。一般动脉血压变动范围在10.7~24.0kPa(80~180mmHg)以内,肾血流量可保持相对稳定。其原因是:血压升高时,入球小动脉管壁平滑肌因受牵张而收缩,阻力增大;动脉血压降低时,入球小动脉管壁舒张,阻力减小,得以使肾血流量和肾小球毛细血管血压保持相对稳定。肾血流量的自身调节保证了机体在安静状态下完成泌尿功能。

(二)肾血流量的神经体液调节

肾脏主要受交感神经支配,它具有明显的缩血管作用,对入球小动脉和出球小动脉更为显著。平静时交感神经紧张性很低,肾血管几乎处于最大舒张状态。运动和高温都可以通过交感神经兴奋,增加骨骼肌或皮肤血流量,减少肾血流量,以适应机体的需要。病理情况下,如大出血、缺氧、剧烈疼痛等,也都可以通过交感神经兴奋,减少肾血流量,保证心、脑等重要器官的血液供应。

肾上腺素和去甲肾上腺素是调节肾血管的主要体液因素。在交感神经兴奋的同时,也可以通过上述激素的分泌加强交感神经的作用。此外,血管升压素、血管紧张素都可以使肾血管收缩。

由此可见,神经和体液调节可以减少肾血流量,有利于保证活动器官和重要脏器的血液供应。然而,若肾脏缺血时间过久,则会造成肾组织的损伤,从而产生不良后果。

二、肾小管与集合管功能的调节

肾小管和集合管对小管液中水和电解质的处理能够与机体的需要相适应,是在神经和体液调节之下实现的。

(一)血管升压素

血管升压素又称抗利尿激素(ADH)是由下丘脑视上核合成,经神经垂体释放入血的一种激素。其作用是增加远曲小管和集合管上皮细胞对水的通透性,以促进水的重吸收。血浆晶体渗透压和循环血量的变化是影响ADH释放的有效刺激。

1. 血浆晶体渗透压的改变　是生理情况下调节抗利尿激素释放的重要因素。在下丘脑视上核及其附近有渗透压感受器,它对血浆晶体渗透压的变化非常敏感。当血浆晶体渗透压升高时,可刺激渗透压感受器,使抗利尿激素合成和释放增加,促进集合管对水的重吸收,使尿液浓缩,尿量减少,有利于维持机体水平衡。人体在因剧烈运动而大量出汗或病理情况下发生严重的呕吐、腹泻时,引起的尿量减少就是这个原因。相反,正常人在短时间内大量饮清水后,血浆晶体渗透压降低,使抗利尿激素合成和释放减少,水的重吸收减少,使尿液稀释,尿量增多。例如,正常人一次饮用1000ml清水后,约过30分,尿量就开始增加,到第1小时末,尿量达到最高值;随后,尿量减少,2~3h后尿量恢复到原来水平。这种大量饮用清水后,由于抗利尿激素合成和释放减少而引起尿量明显增多的现象,称为水利尿。如果饮用的是等渗盐水

(0.9%NaCl溶液)，则尿量不出现饮清水后的上述变化(图8-13)。临床上常用它来检测受试者肾稀释尿液的能力。

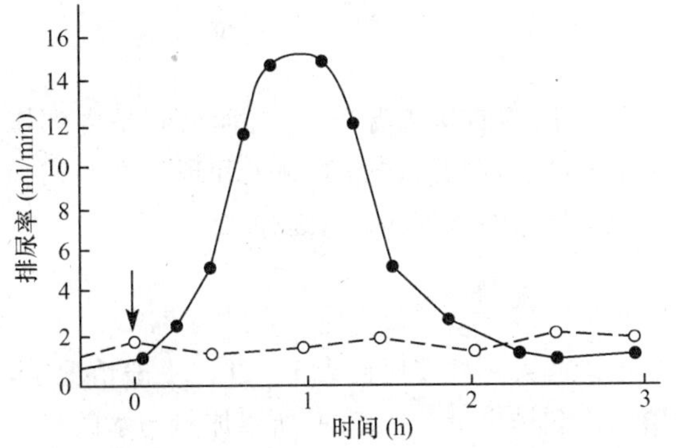

图8-13　一次饮1L清水(实线)和饮1L等渗盐水(0.9%NaCl溶液)(虚线)后的排尿率
箭头表示饮水时间

2. 循环血量的改变　心房和胸腔大静脉等处有容量感受器。当循环血量增加时(超过5%～10%)，刺激容量感受器，兴奋经迷走神经传入中枢，反射性地抑制ADH释放，产生利尿效应，有利于循环血量的恢复。反之，循环血量减少时，上述抑制反射减弱，ADH释放增多，水的排出量减少，以恢复循环血量(图8-14)。

综上所述，血浆晶体渗透压升高、循环血量减少，可使抗利尿激素的分泌和释放增多；反之，血浆晶体渗透压降低、循环血量增多，则抑制其分泌和释放，从而维持血浆晶体渗透压和血量的相对稳定。

此外，尚有其他因素影响ADH的合成和释放。例如，当动脉血压升高时，可刺激颈动脉窦压力感受器，反射性抑制抗利尿激素的合成和释放。疼痛、精神紧张、情绪变化、低血糖、血管紧张素Ⅱ等，均可促进抗利尿激素的释放；而弱的寒冷刺激和心房钠尿肽可抑制抗利尿激素的释放。

由上可见，抗利尿激素合成和释放量的多少，是由体内是否缺水及人体的功能状态决定的。在正常情况下，抗利尿激素经常性的少量释放，人体一般处于抗利尿状态。当下丘脑和神经垂体病变时，抗利尿激素的合成和释放发生障碍，尿量明显增加，严重时可达10L/d以上，称为尿崩症。

(二) 醛固酮

醛固酮是肾上腺皮质球状带分泌的一种类固醇激素。它的主要作用是促进远曲小管和集合管对Na^+的主动重吸收和促进K^+的排泄。在重吸收Na^+的同时，伴有Cl^-和水的重吸收，因而醛固酮有保Na^+排K^+保水，维持细胞外液容量稳定的作用。

醛固酮的分泌受肾素-血管紧张素-醛固酮系统和血浆中Na^+、K^+浓度的调节(图8-15)。

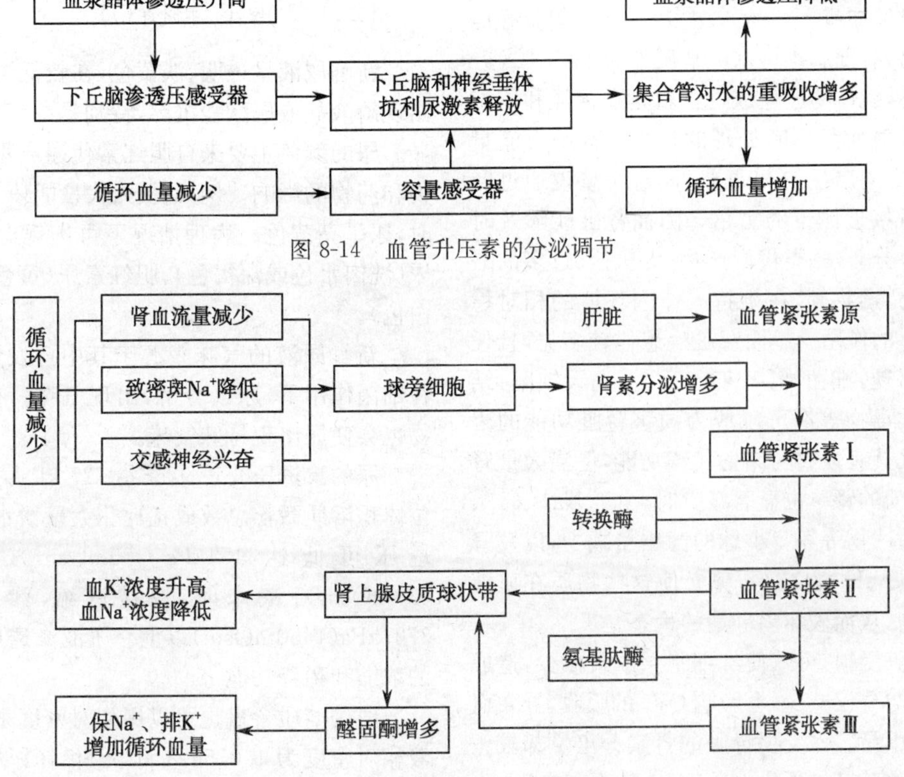

图8-14　血管升压素的分泌调节

图8-15　肾素-血管紧张素-醛固酮系统

1. 肾素-血管紧张素-醛固酮系统　肾素主要是由肾脏球旁细胞分泌。它催化血浆中的血管紧张素原(α-球蛋白)水解，生成血管紧张素Ⅰ(10肽)，后者在肺同转换酶作用下降解为血管紧张素Ⅱ(8肽)，并进一步被氨基酞酶水解为血管紧张素Ⅲ(7肽)。血管紧张素Ⅱ与血管紧张素Ⅲ都可刺激肾上腺皮质球状带合成分泌醛固酮。因此，它们之间构成互相关联的功能系统，称为肾素-血管紧张素-醛固酮系统(RAAS)。RAAS的活动水平，主要取决于肾素分泌的量。正常情况下肾血流量充足，肾素分泌很少；而当全身血压下降或循环血量减少时，可使肾动脉血压下降，致密斑 Na^+ 负荷减少，肾交感神经兴奋，均可促进近球细胞分泌肾素增多，进而血管紧张素-醛固酮作用加强。可见，RAAS也参与血量和水盐代谢的调节。

2. 血钠和血钾浓度　血中 K^+ 浓度升高或血中 Na^+ 浓度降低，特别是血中 K^+ 浓度升高，都可以直接刺激肾上腺皮质球状带，促使醛固酮分泌增多；反之，血钾浓度降低或血钠浓度升高，则醛固酮分泌减少。

(三) 心房钠尿肽

心房钠尿肽是心房肌细胞产生的多肽类激素。它主要作用于肾脏，抑制的 Na^+ 重吸收，具有强大的排 Na^+ 利尿作用。此外，还能抑制肾素和醛固酮的分泌。因此，心房钠尿肽总的效应是减少血容量和降低血压。血容量增加或 Na^+ 摄入增多时，均可刺激心房钠尿肽的分泌，有助于维持水电解质平衡。

综上所述，机体的尿生成过程就是在神经和体液调节之下肾脏对血浆不断处理的过程。肾脏血流量极为丰富，占心输出量的20%～25%，每昼夜通过肾处理的血浆量接近体重的三倍。因而肾脏能够及时排除多余的水分、含氮类代谢产物、无机盐、过多的酸或碱以及药物、毒物等，在维持人体内环境的相对稳定中起着重要的作用。然而肾脏疾患比较多见，且任何年龄均可出现，细菌感染、变态反应、先天缺陷、结石、肿瘤、化学毒物等都可以成为损害肾脏功能的因素。尽管肾脏具有强大的储备代偿功能，但当大量肾单位受损、活动的肾单位显著减少时，由于 Na^+、Cl^-、水及含氮代谢产物等经肾小球的滤出量减少，以及肾小管分泌的 K^+、H^+ 也减少，势必使这些物质在血液中的含量增高，从而破坏内环境的稳态。

同时，肾脏受损，可致使红细胞生成素减少，造成贫血；骨钙化醇分泌减少，会影响 Ca^{2+} 的吸收，导致血钙降低，骨钙不足。而受损肾脏的肾素分泌量却较正常时期明显增多，其结果为血压上升，出现高血压。

考点提示： 肾血流量的自身调节；血管升压素、醛固酮的作用

第4节　尿液及其排放

一、尿　　液

由于尿液直接来源于血浆，而血浆是内环境的重要组成部分，因此，尿量的测定和理化性质的检验是发现机体某些病理变化的途径之一。

(一) 尿量

正常成人每昼夜尿量为1～2L。一般情况下，水的摄入量和排出量是平衡的，所以尿量与水的摄入量及经肾外渠道的排出量有关。例如，大量饮水后尿量增多，大量出汗则尿量减少。食物成分对尿量也有影响。食物中蛋白质含量高时，其代谢产物相应增多，经肾排出时将携带更多的水分，从而使尿量增多。清除每昼夜所产生的固体代谢物至少需要0.5L的尿液。

每昼夜尿量长期超过2.5L，称为多尿；持续介于0.2～0.5L范围内，称为少尿；不足0.1L，称为无尿。多尿、少尿和无尿均属异常。长期多尿，可因水分的过量丢失引起脱水，少尿和无尿将造成代谢产物在体内堆积，破坏内环境的相对稳定，特别是无尿，后果是十分严重的。

(二) 尿液的理化性质

新鲜尿液呈透明、淡黄色，在较低温度下久置，可出现磷酸盐或尿酸盐沉淀，特别是浓度大的尿更加明显。尿的颜色主要来自胆红素代谢产物，并受一些食物和药物的影响。例如，摄入大量胡萝卜或维生素 B_2 时，尿呈亮黄色。病理情况下可出现血尿、血红蛋白尿(洗肉水色或深褐色)、胆红素尿(黄色)、乳糜尿(乳白色)。

新鲜尿液的气味来源于其中挥发性酸、放置后，在细菌作用下，尿素分解，出现氨味。有些食物或药物也会使尿出现特殊气味。

尿的渗透压介于925～3 727 kPa之间，与所含单位体积溶质微粒总数成正比。大量饮水尿被稀释，渗透压可低达154kPa(60mOsm)，甚至77kPa(30mOsm)；缺水时，尿被浓缩，渗透压可高达3727kPa(1450mOsm)以上。尿液渗透压可反映肾脏的浓缩和稀释功能。

尿的溶质含量也可以用相对密度来表示，通常尿液相对密度为1.015～1.025。稀释尿相对密度可低于1.003；浓缩尿相对密度可高达1.035。等渗尿相对密度约为1.007。若尿相对密度长期低于1.010，

则反映浓缩尿的功能障碍，提示肾功能不全。由于尿比重测定简便易行，因此至今仍被临床采用。

尿液多为弱酸性，pH 介于 5.0～7.0。尿的酸碱度受食物和新陈代谢产物的影响。富含蛋白质的饮食，代谢产生较多的硫酸盐和磷酸盐，经尿排出，尿为酸性。富含蔬菜水果的饮食，因其中的酸可在体内氧化，以重碳酸盐等形式排出，故尿稍偏碱性。荤素杂食的人，尿 pH 约为 6.0。当机体出现酸碱平衡紊乱时，尿的 pH 随之改变。

（三）尿的化学成分

尿是由水及溶于其中的固体物组成。水占 95%～97%，其余为固体物。尿中的固体物包括有机物和无机盐两大类（表 8-4）。有机物中主要是蛋白质代谢产生的含氮化合物、如尿素、肌酐、尿酸等。无机盐主要来自食盐及蔬菜类食品，主要有钠、镁、钾、钙、氯、硫酸盐、磷酸盐、草酸盐等。除此之外，一昼夜尿中尚可排出近 100mg 蛋白质（主要为白蛋白）以及微量的还原糖、酮体及胆色素等，由于含量极少，用一般方法难以测出，因此可忽略不计。当肾脏发炎时，可出现蛋白尿；服用过量的糖或精神极度紧张，可出现暂时性糖尿；糖尿病患者尿中还可出现酮体；肝脏病患者尿中胆色素往往增多。

表 8-4 正常成人尿中主要化学成分及 24 小时排出量

电解质	含量(g)	非蛋白含氮化合物	含量(g)
Cl^-	5～9	尿素	10～30
Na^+	3～5	肌酐	1.0～2.0
K^+	2～4	尿酸	0.1～1.0
Ca^{2+}	0.1～0.3	马尿酸	0.1～1.0
Mg^{2+}	0.1～0.2	氨	0.3～1.0
SO_4^{2-}	0.6～1.0		
$H_2PO_4^-$	0.7～1.5		

除此之外，肾脏排出水分和电解质的速率尚存在着日周期变化。夜间尿量少是众所周知的。实验证实，即使在 24 小时摄水量保持恒定的安静状态下，仍以 8 小时睡眠期间尿量为最少。不仅如此，尿中电解质排出量也有昼夜差异。例如，夜间 K^+ 和 Na^+ 排出量较少，中午至下午排出量较多；而 H^+ 则在夜间排出量较多，日间排出量较少；Ca^{2+} 与 Mg^{2+} 的排出量也以夜间为高。肾脏的昼夜节律与体液因素有关，其中醛固酮和 ADH 起着重要作用。例如，夜间 ADH 水平较高，故而夜间尿少。临床上注意观察肾脏节律性活动的改变，有助于早期发现体液和电解质平衡紊乱。

考点提示：正常尿量、多尿、少尿、无尿

二、尿的输送、储存和排放

尿的生成是连线不断的过程，生成后经输尿管进入膀胱，储存到一定量时排出体外。尿由膀胱排出体外的动作称为排尿。

（一）尿的输送和储存

尿液进入肾盂后，在压力差和肾盂的收缩作用下被送入输尿管。输尿管近肾盂处的平滑肌有自动节律性，其兴奋沿输尿管下传，所到之处平滑肌收缩，形成震动波，推送尿液入膀胱。由于输尿管斜插入膀胱底部肌层，当膀胱膨胀时，入口处可被压闭，从而阻止膀胱内尿液反流回输尿管。

膀胱有储尿和排尿两方面的功能。随着膀胱的充盈，膀胱壁紧张性相应降低，储尿量在 0.4L 以下时，膀胱内压无明显变化，保持在 0.98kPa（$10cmH_2O$）以下。当储尿量增至 0.4L～0.5L 时，内压迅速上升，可达 1.47kPa（$15cmH_2O$），并伴有排尿欲望；储尿量增至 0.7L 时，内压可高达 3.4kPa（$35cmH_2O$），逼尿肌则产生节律性收缩，随之出现紧迫的排尿欲望，但尚能有意识地控制排尿；若内压高达 6.86kPa（$70cmH_2O$）以上，则出现明显的痛觉并难以控制排尿。

（二）排尿反射

排尿反射是自主神经和躯体运动神经共同参与的反射活动（图 8-16）。

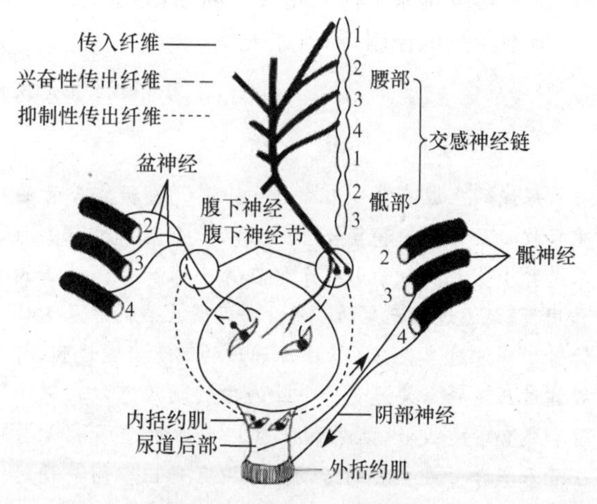

图 8-16 膀胱的神经支配

膀胱充盈达一定程度，将刺激膀胱壁牵张感受器。冲动沿盆神经传入，到达脊髓骶部初级排尿中枢，同时上传至脑干和大脑皮层排尿反射高位中枢，并产生尿意。若环境条件允许，则通过盆神经引起膀胱逼尿肌收缩，膀胱内括约肌舒张，尿液进入后尿道，

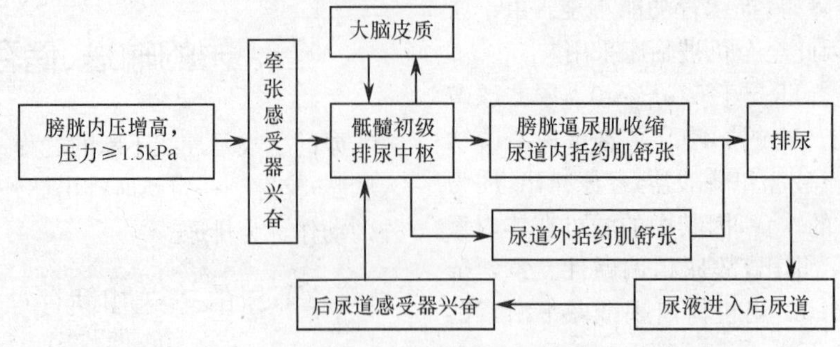

图 8-17 排尿反射过程示意图

刺激后尿道感受器，可反射性地加强初级排尿中枢的活动，并抑制阴部神经使尿道外括约肌松弛，尿液被排出体外。排尿反射是一种正反馈，其过程见图8-17。

若环境不允许，排尿反射高级中枢将抑制排尿反射初级中枢活动，通过腹下神经和阴部神经传出冲动增多，以抑制排尿。

此外，排尿动作还伴有肛提肌、会阴肌的松弛和膈肌、腹肌的收缩。前者可以缩短尿道和减少阻力；后者能增加腹内压和膀胱内压，以加速尿的排出。

婴幼儿时期，由于大脑皮质发育尚未完善，对初级排尿中枢的抑制能力较弱，不仅排尿次数多，且有夜间遗尿现象。当膀胱受到炎症或机械刺激时，可以出现尿意频繁，导致排尿次数增多而每次尿量减少，此即为尿频。当骶部脊髓初级排尿中枢或排尿反射的反射弧其他部位受损时，即使膀胱充满尿液却不能排出，出现尿潴留。尿道受阻时也会出现潴留。当大脑皮层与初级排尿中枢之间失去联系时，排尿反射仍存在但不受意识控制，称为尿失禁。

考点提示：排尿反射

小　结

尿液的生成有肾小球的滤过，肾小管和集合管的重吸收以及肾小管和集合管的分泌三个基本过程。原尿是肾小球毛细血管中的血浆在肾小球有效滤过压的作用下，经滤过膜产生的。每分钟两肾生成的原尿量称为肾小球滤过率。影响肾小球滤过的因素有滤过膜、有效滤过压及肾血浆流量。小管液中的物质可以在肾小管和集合管重吸收，其中 Na^+、Cl^- 和水的重吸收是肾小管和集合管最主要的活动。尿中开始出现葡萄糖时的血糖浓度称为肾糖阈。H^+ 的分泌有排酸保碱作用，NH_3 的分泌能协助排酸保碱。Na^+-H^+ 交换与 Na^+-K^+ 交换存在竞争性抑制。

机体对尿生成的调节包括自身调节、神经调节和体液调节。肾血流量的自身调节可保证肾完成生成尿的功能。小管液的溶质浓度调节肾小管的重吸收功能，表现为渗透性利尿现象。球-管平衡可使尿中排出的溶质和水不致因肾小球滤过率的增减而出现大幅度的变动。血管升压素和醛固酮主要调节肾小管、集合管的重吸收和分泌功能，前者有使尿液浓缩、尿量减少的抗利尿作用，后者有保 Na^+、保水、排 K^+ 作用。正常成人每昼夜尿量为 1.0～2.0L，每昼夜最少需要 0.5L 尿量才能完全溶解固体代谢产物并将其排出。

目标检测

一、名词解释

1. 排泄 2. 肾小球滤过率 3. 肾糖阈 4. 肾小球有效滤过压 5. 水利尿 6. 渗透性利尿 7. 多尿 8. 少尿 9. 无尿 10. 尿失禁

二、判断题

1. 肾脏通过泌尿排出大量代谢终产物、多余的水、盐、酸、碱等，同时调节了机体的内环境，使之保持相对稳定。
2. 肾小球毛细血管中的血浆胶体渗透压升高的速度与肾血浆流量成正比。
3. 正常情况下原尿中极少量蛋白质是经肾小管上皮细胞主动重吸收的。
4. 所谓高渗尿、低渗尿是与血浆渗透压比较而言的。
5. 小管液中不能被重吸收的溶质所形成渗透压，是促进肾小管重吸收水分的力量。
6. 快速经静脉输入大量生理盐水尿量增加的原因主要是血浆胶体渗透压降低。
7. 大量饮清水后尿量增多的原因主要是血浆晶体渗透压降低。
8. 远曲小管和集合管 H^+-Na^+ 交换与 K^+-Na^+ 交换有竞争作用。
9. 水的必需重吸收是被动过程；调节重吸收是主动过程。
10. 抑制 Na^+、Cl^- 的主动重吸收可以起到利尿的作用。

三、选择题

1. 直接影响远曲小管和集合管重吸收水的激素是
   A. 醛固酮　B. 血管升压素
   C. 甲状旁腺素　D. 心房钠尿肽
   E. 肾上腺素
2. 在用家兔进行的"影响尿生成因素"实验中，下列结果错误的是
   A. 静脉注射生理盐水尿量增加
   B. 静脉注射 20% 葡萄糖尿量增加

C. 静脉注射 1∶10 000 去甲肾上腺素，尿量增加
D. 电刺激迷走神经外周端尿量减少

3. 下列物质中不是肾小管分泌的有
A. NH_3　B. H^+
C. 尿素　D. K^+
E. 葡萄糖

4. 每昼夜代谢产物的排出至少需溶解于
A. 0.1L 尿液　B. 0.5L 尿液
C. 1.0L 尿液　D. 1.5L 尿液
E. 1.2L 尿液

5. 影响肾小球滤过的因素不包括
A. 肾血浆流量　B. 血糖浓度
C. 有效滤过压　D. 滤过膜的通透性
E. 滤过膜的有效滤过面积

6. 与大量饮水引起尿量增多的有关因素不包括
A. 血管升压素分泌减少　B. 醛固酮分泌增多
C. 血浆渗透压降低　D. 循环血量增多
E. 肾素分泌减少

7. 肾功能不全时不会出现
A. 贫血　B. 高血压
C. 尿崩症　D. 水、电解质、酸碱平衡紊乱
E. 水肿

8. 醛固酮作用的主要部位是
A. 近端小管　B. 髓襻升支粗段
C. 远曲小管　D. 远曲小管和集合管
E. 髓襻降支细段

9. 动脉血压在 80～180mmHg 范围内波动时，肾血流量能保持不变，这是由于
A. 肾血流量的自身调节　B. 神经调节
C. 体液调节　D. 神经和体液共同调节
E. 神经-体液调节

10. 肾小球滤过率是指
A. 一侧肾脏每分钟生成的超滤液量
B. 两侧肾脏每分钟生成的超滤液量
C. 两侧肾脏每分钟生成的尿量
D. 一侧肾脏每分钟生成的尿量
E. 两侧肾脏每分钟的血浆流量

11. 原尿中葡萄糖含量
A. 高于血浆　B. 低于血浆
C. 与血浆相同　D. 与小管液相同
E. 与终尿相同

12. 肾小球毛细血管内血浆滤出的直接动力是
A. 入球小动脉血压　B. 出球小动脉血压
C. 肾小球毛细血管压　D. 全身动脉血压
E. 肾动脉血压

13. 剧烈运动时，少尿的原因是
A. 醛固酮分泌增加
B. 血管升压素分泌增加
C. 肾小球滤过面积减小
D. 肾小球毛细血管血压升高
E. 肾动脉收缩，肾血流量减少

14. 各段肾小管，重吸收物质量最大的是
A. 集合管　B. 远曲小管
C. 髓襻升支粗段　D. 髓襻降支
E. 近端小管

15. 对葡萄糖具有重吸收能力的小管是
A. 近端小管　B. 远曲小管
C. 髓襻细段　D. 集合管
E. 以上全有

16. 促进血管升压素释放的因素是
A. 血浆胶体渗透压升高
B. 血浆晶体渗透压升高
C. 血浆胶体渗透压下降
D. 血浆晶体渗透压下降
E. 动脉血压升高

17. 醛固酮释放的部位主要是
A. 肾上腺髓质　B. 肾上腺皮质球状带
C. 肾上腺皮质束状带　D. 肾上腺皮质网状带
E. 肾皮质

18. 排尿反射的初级中枢位于
A. 大脑皮质　B. 下丘脑
C. 延髓　D. 腰骶段脊髓
E. 骶段脊髓

四、填空题

1. 尿生成包括________、________和________三个基本过程。
2. 当动脉血压在 80～180mmHg(10.7～24.0kPa)范围内变动时，肾血流量可________，当动脉血压低于 80mmHg 时，肾小球滤过率________。
3. 不同物质通过肾小球滤过膜的能力取决于被滤过物质的________及其________。
4. 肾小球有效滤过压=________－(________＋________)。
5. 肾脏通过重吸收________和分泌________，以及分泌氨，对机体酸碱平衡的维持起重要的调节作用。
6. 肾小囊超滤液中的葡萄糖浓度与血浆中的________。正常情况下，滤过的葡萄糖均在________被全部重吸收。

五、简答题

1. 何谓排泄？肾脏在排泄中的重要性是什么？它有那些功能？
2. 尿的生成过程如何？影响肾小球滤过和肾小管重吸收的因素有哪些？
3. 糖尿病患者为什么会出现糖尿和多尿？
4. 大量饮水后为什么会尿量增多？
5. 尿是怎样输送、储存和排放的？
6. ADH、醛固酮在调节机体水、钠平衡中有何作用？

（张红爱）

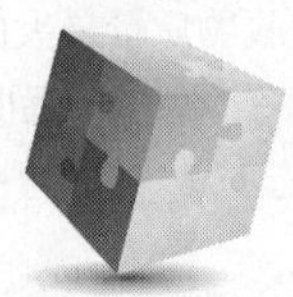

第9章　感觉器官的功能

人体的内外环境经常处于不断变化之中，这些变化所产生的各种形式的刺激，由机体的感觉器官或感受器感受后，经过换能作用，以神经冲动的形式由传入神经传入大脑皮层的特定部位，从而产生相应的感觉。可见感觉的产生是由感觉器官或感受器、传入通路和感觉中枢三部分共同完成的。其中，感觉器官和感受器在感觉的产生中是不可缺少的部分。

第1节　感受器的一般生理

一、感受器和感觉器官

（一）感受器

感受器是指分布在体表或组织内部的一些专门感受机体内外环境变化的结构或装置。感受器种类很多，根据感受刺激的性质，可分为光感受器、温度感受器、化学感受器等。根据感受刺激的来源，可分为内感受器和外感受器两种。其中，外感受器主要分布在体表，如声、光、电等感受器。外感受器感受外环境变化后，通过感觉神经传到中枢，可引起清晰地主观感觉。内感受器主要分布在体腔内脏器中，如肺牵张感受器、下丘脑的渗透压感受器等。内感受器能感受内环境变化，信息传到中枢后，往往不会引起清晰的主观感觉，或只产生模糊的感觉。

（二）感觉器官

感觉器官和感受器是不同的，它是由感受器及其附属结构组成。如听觉器官除包含内耳基膜上的螺旋器外，还包括外耳、中耳以及内耳的其他结构。附属结构对感受器起到支持、营养和保护作用。

二、感受器的一般生理特性

感受器的种类虽然很多，功能也各不相同，但它们都具有一些共同的生理特征。

（一）感受器的适宜刺激

每种感受器都有其最容易接受的、最敏感的刺激，称为感受器的适宜刺激。例如，视网膜上感光细胞的适宜刺激是一定波长的光波；基膜上的螺旋器的适宜刺激是一定频率的声波。

（二）感受器的换能作用

感受器能将感受到的各种形式的刺激能量，如光能、声能、热能、机械能等，转变为生物电能，最终以神经冲动的形式沿着传入神经传到中枢，这种特性称为感受器的换能作用。因此，感受器是一种生物换能器。

（三）感受器的编码作用

感受器能把刺激信号中所包含的各种环境信息转移成为神经冲动的不同序列中，称为感受器的编码作用。例如，声波感受器螺旋器能把声音的音量、音调、音色等信息蕴含在神经冲动的序列中。

（四）感受器的适应现象

同一强度的刺激作用于某种感受器时，经过一段时间后，感受器对刺激的敏感性会逐渐下降，称为感受器的适应现象。“入芝兰之室，久而不闻其香”体现的就是嗅觉的适应现象。各种感受器的适应快慢不同，如触觉和嗅觉感受器产生适应的速度快，称为快适应感受器；肌梭、痛觉感受器等产生适应的速度慢，称为慢适应感受器。

考点提示：感受器的一般生理特性

第2节　视觉器官的功能

人的视觉器官是眼，它是由折光系统和感光系统两大部分组成（图9-1）。视觉感受器是位于视网膜上的感光细胞。外界物体发出的光线通过眼的折光系统，在视网膜上形成清晰的物像，然后视网膜上的感光细胞感受物像的刺激，并把光能转换成神经冲动传入视觉中枢，从而产生视觉。其中，眼的适宜刺激是波长为380～760nm的可见光。

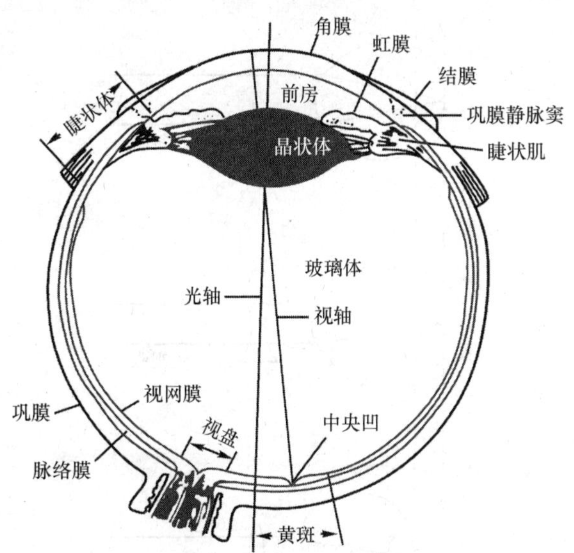

图 9-1　右眼水平切面图

一、眼的折光功能

案例 9-1

患者，女，43 岁，近两个月来发现早晨和黄昏时有头疼和眼胀，眼睛酸困，并且出现视力下降的现象。

验光结果：右眼，+ 1.00DS，1.0；左眼，+ 1.25DS，1.0。

诊断为远视。

问题：

患者为什么会出现头疼眼胀，眼睛酸困的表现？

（一）眼的折光与成像

眼的折光系统是一个复杂的光学系统，包括角膜、房水、晶状体和玻璃体。光线进入眼后要经过多次折射，其中晶状体的折光率最大，而且其凸度大小可以调节，所以晶状体在眼的折光成像中起重要作用。光线进入人眼后，在视网膜上形成物像的过程，与凸透镜成像原理相似，但要复杂得多。为了研究和应用方便，通常用简化眼模型来描述折光系统的功能。

链接

简　化　眼

简化眼是设定眼球由一个前后径为 20mm 的单球面折光体构成，眼内容物均匀，折光率为 1.33，外界光线入眼时，只在角膜表面发生一次折射。这个模型和正常安静时人眼一样，正好能使平行光线聚焦在视网膜上，形成一个倒立缩小的实像。

（二）眼的调节

正常眼看远处物体（6m 以外）时，远处物体所发出的光线近似于平行光线，经过折射后物像恰好成像在视网膜上，所以不需要调节；当正常眼看近处物体（6m 以内）时，近处物体发出的光线是辐射光线，经过折射后成像在视网膜的后方，所以必须经过调节才能看清物体。此时，通过晶状体变凸、瞳孔缩小、眼球会聚，来进一步增强眼的折光能力，使物体成像在视网膜上。通常把眼的这种调节作用称之为视近调节。

1. 晶状体的调节　晶状体是一双凸形富有弹性透明折光体，通过睫状小带与睫状体相连。睫状体内有睫状肌，受动眼神经中的副交感纤维支配。当看远物时，交感神经兴奋，睫状肌舒张，睫状小带拉紧，晶状体被牵拉成扁平状，折光力较弱，使远物成像在视网膜上；而当看近物时（图 9-2），由于近物成像在视网膜的后方，反射性的引起动眼神经中的副交感神经兴奋，睫状肌收缩，睫状小带松弛，晶状体靠自身弹性而凸度增大，折光能力增强，使物像前移，成像在视网膜上。由于睫状肌的收缩，所以长时间看近物，眼睛会感到疲劳。

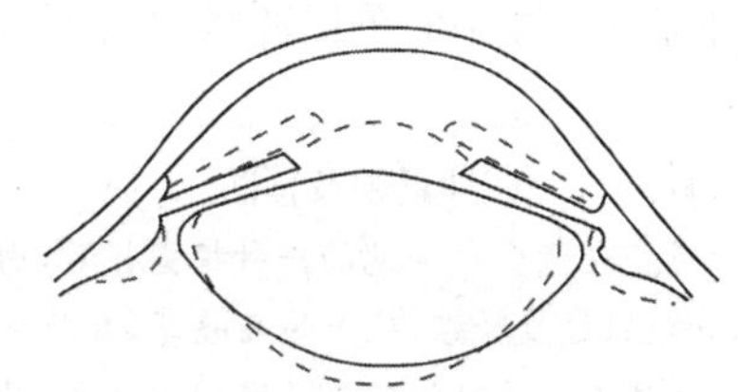

图 9-2　视近物时，晶状体和睫状体的调节
实线为眼调节前；虚线为眼调节后

晶状体的调节能力是有限的，这主要取决于晶状体的弹性。弹性越好，晶状体凸起的能力就越强，看清物体的距离就越近。通常把眼能看清物体的最近距离称为近点。近点越近，表示晶状体的弹性越好，调节能力越强。随着年龄的增长，晶状体的弹性减退，调节能力逐渐减弱，近点也随之远移。尤其是 45 岁以后，晶状体的调节能力明显减弱形成老视，也就是老花眼。其主要表现是看远物清晰，看近物模糊。矫正方法是配戴适宜的凸透镜。

2. 瞳孔的调节　生理状态下，瞳孔的调节包括两种反射：瞳孔近反射和瞳孔对光反射。瞳孔近反射是指看近物时瞳孔缩小的反射。该反射的意义是一方面减少进入人眼中的光线，保护视网膜；另一方面是减少球面像差和色像差，使物体在视网膜上清晰成像。瞳孔对光反射是指强光照射眼睛时瞳孔缩小，弱光照射眼睛时瞳孔扩大的反射，其中枢在中脑。该反射的意义是随所视物体的明亮程度，改变瞳孔的大小来调节进入人眼中的光线，既可以在弱光时看清物体，又可以在强光时保护眼睛，防止损伤。瞳孔对光反射的效应是双侧的，即一侧眼被照射时，不仅被照射眼的瞳孔缩小，而且另一侧的瞳孔也缩小。临床上检查瞳孔对光反射，用于判断中枢神经系统的病变部位、全身的麻醉程度和病情的危重程度。

3. 眼球会聚　当双眼看近物时，两眼球会同时向鼻侧靠拢的现象，称为眼球会聚。其意义是使物体成像在视网膜的对称点上，形成清晰的单一视觉，避免出现复视。

考点提示：近点的概念及与年龄的关系

（三）眼的折光异常

眼球的形态或折光系统异常，致使平行光线不能聚焦在视网膜上，称为折光异常，或称屈光不正，包括近视、远视和散光。

1. 近视　多数是由于眼球前后径过长或折光能力过强，使远物发出的平行光线不能聚焦在视网膜上而是聚焦在视网膜之前，故视物不清；看近物时，由于近物发出的光线是辐射的，成像位置比较靠后，物像就可以成像在视网膜上，所以能看清近处物体。矫正近视眼的方法是配戴适宜的凹透镜（图 9-3）。

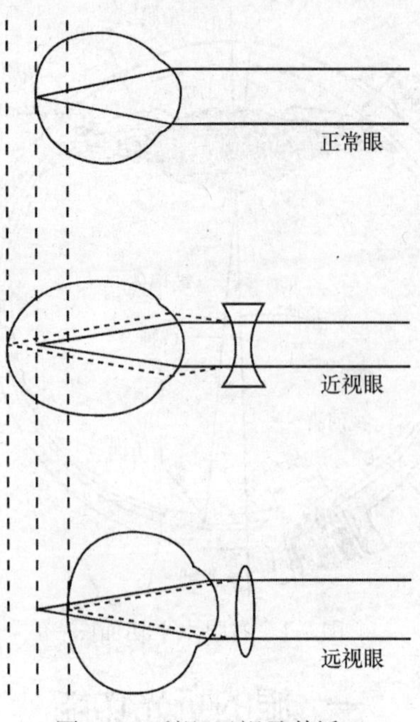

图 9-3　近视、远视及其矫正

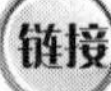

假性近视及预防

假性近视是青少年常见的一种视觉异常，由于近距离用眼，睫状肌过度紧张，从而导致痉挛，晶状体凸度增大、变厚，即使看远物时仍处于紧张调节状态，晶状体无法恢复到原有的厚度，物像变得模糊，从而形成假性近视。预防假性近视的措施主要有减少近距离用眼时间，多做户外运动，或适当放眼远眺，做眼保健操。假性近视如果早预防、早治疗，可避免发展为真性近视。

2. 远视　多数是由于眼球前后径过短或折光能力过弱，致使远物发出的平行光线不能聚焦在视网膜上而是聚焦在视网膜之后，故看不清物体；看近物时物像更加靠后，晶状体的调节即使达到最大也不能看清。由此可见，远视眼无论看远物还是看近物均需要调节，故容易疲劳。矫正远视的方法是配戴适宜的凸透镜（图 9-3）。

3. 散光　是由于眼球的不同方位上的折光力不一致形成的。正常眼内折光系统的各个折光面都是正球面，即折光面每个方位的曲率半径是相等的。各种原因导致眼球某个折光面失去正球面，就会出现散光，最常见的角膜表面不同方位的曲率半径不相等。矫正散光的方法是配戴适宜的圆柱形透镜。

考点提示：近视、远视、散光的矫正方法

案例 9-1 提示

远视眼在看远和看近时都需要调节，但如果是轻度远视，晶状体可以通过调节弥补看远和看近时调节的不足。随着年龄的增长，晶状体调节能力下降，则会出现看远不清、看近更不清楚的现象，时间久了会出现眼困等视疲劳的表现。

二、眼的感光功能

眼的感光系统由视网膜（图 9-4）构成。外界物体所发出的光线经折光系统的折光功能成像在视网膜上形成清晰的物像后，必须要被视网膜上的感光细胞所感受，经换能作用转换成神经冲动，经过双极细胞、神经节细胞，然后由神经节细胞的轴突即视神经传到视觉中枢才能产生视觉。但在视神经盘处没有感光细胞，所以如果物体成像在此处，人将看不到该物体，称为生理性盲点。当然，正常人由于是双眼视物，一侧生理性盲点可被另一侧视觉补偿，所以体会不到生理性盲点的存在。

盲点的发现

相传很久以前，有个国王非常喜欢狩猎。有一天，国王与侍卫进山打猎。当国王发现猎物，瞄准正要射箭时，突然发现站在离他不远处一名侍卫的脑袋不见了，这使他大为吃惊，马上睁开闭上的眼睛，结果发现侍卫的脑袋又出现了，他感到非常奇怪。由于当时的科学技术很落后，无法解释这种现象。在 1668 年，法国物理学家马略特让两个受试者相距两米对面站着，并只用一只眼睛看旁边的某一物点，结果这时候他们两人都发现对方的脑袋不见了，从而证明了盲点的存在，并最先提出盲点的概念。

（一）感光细胞

视网膜上的感光细胞有两种，分别是视锥细胞和视杆细胞两种。

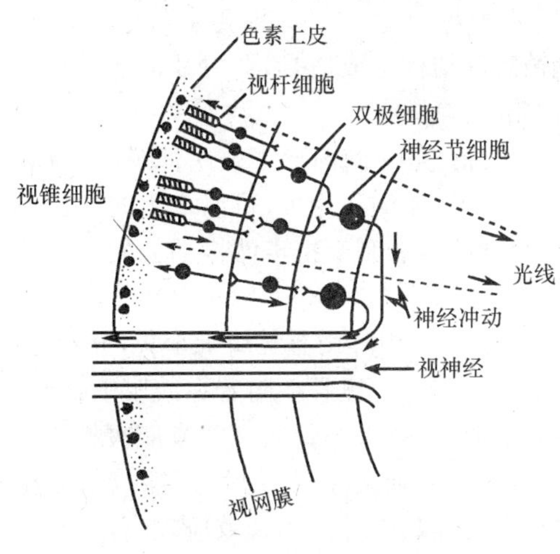

图 9-4 视网膜结构模式图

1. 视锥细胞　主要分布在视网膜的中央，在中央凹处最密集。对光的敏感性差，只能感受较强的光线，但能产生色觉和精确视觉，分辨力强，主要在较强的光线下发挥作用。以白天活动为主的动物，如鸡、鸽等，视网膜上的感光细胞以视锥细胞为主。

2. 视杆细胞　主要分布在视网膜的周围。对光的敏感性强，可以感受较暗的光线，但不能辨别颜色，分辨力低，主要在较暗的光线下发挥作用。以夜间活动为主的动物，如猫头鹰、鼠等，视网膜上的感光细胞以视杆细胞为主。

考点提示：视锥细胞和视杆细胞在分布、功能上的区别

(二) 视网膜的光化学反应(图 9-5)

视紫红质是由视蛋白和视黄醛构成的一种色素蛋白，是视杆细胞的感光色素。视黄醛是维生素 A 的衍生物，11-顺型视黄醛在暗处与视蛋白结合成视紫红质；光照时，视紫红质分解成视蛋白和全反型视黄醛。全反型视黄醛和储存于色素细胞的全反型维生素 A 都只有在色素上皮细胞中的异构酶作用下转变成顺型后，才能用于视紫红质再合成。

链接

夜 盲 症

夜盲症就是在夜晚或暗环境下视力很差或完全看不见东西。造成夜盲症的根本原因是视网膜视杆细胞缺乏合成视紫红质的原料或视杆细胞本身的病变。概括起来有 3 方面：①暂时性夜盲。由于饮食中缺乏维生素 A 或因某些消化系统疾病影响维生素 A 的吸收，导致视网膜视杆细胞没有合成视紫红质的原料而造成夜盲。这种夜盲是暂时性的，只要多吃猪肝、胡萝卜、鱼肝油等富含维生素 A 的食物，即可补充维生素 A 的不足，很快就会痊愈。②获得性夜盲。往往由于视网膜视杆细胞营养不良或本身的病变引起。常见于弥漫性脉络膜炎、广泛的脉络膜缺血萎缩等，这种夜盲症随着有效的治疗、疾病的痊愈而逐渐改善。③先天性夜盲。系先天遗传性眼病，如视网膜色素变性，视杆细胞发育不良，失去合成视紫红质的功能，因而发生夜盲。

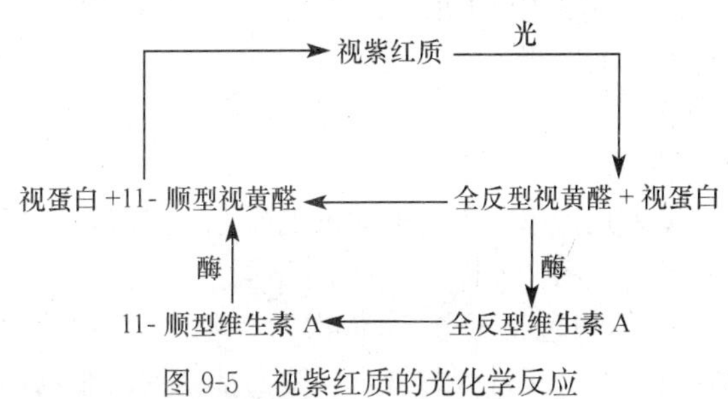

图 9-5 视紫红质的光化学反应

三、与视觉有关的其他现象

(一) 暗适应与明适应

1. 暗适应　从明亮的地方突然进入暗处，最初对任何东西都看不清楚，经过一定时间后，视觉敏感度逐渐升高，在暗处的视觉逐渐恢复，这种现象称为暗适应。

暗适应的机制是在亮处时由于强光的照射，视杆细胞的视紫红质大量分解，含量下降，到暗处后不足以引起对暗光的感受；而视锥细胞只感受强光不感受弱光，所以进入暗环境开始阶段什么也看不清。等待一定时间后视紫红质合成增加，于是在暗处的视力逐渐恢复。

2. 明适应　从暗处突然进入亮处，最初只感到耀眼的光亮，看不清物体，需经一段时间后才恢复视觉，称为明适应。明适应的机制是在暗处视杆细胞内蓄积大量视紫红质，进入亮处迅速分解，产生耀眼的光感。待视紫红质大量分解后，视锥细胞承担起感光任务，明适应完成。

(二) 色觉和色觉障碍

人的视网膜可分辨波长在 380～760nm 之间约 150 种颜色，主要是红、橙、黄、绿、青、蓝、紫 7 种颜色。人类产生色觉的原因尚不确切，现在广泛采用三原色学学说。该学说认为，视网膜上有感红视锥细胞、感绿视锥细胞和感蓝视锥细胞三种视锥细胞，当不同波长的光线照射视网膜时，这三种视锥细胞会发生不同程度的兴奋，从而产生不同颜色的视觉。

色觉障碍包括色盲和色弱。色盲是人体完全不能辨别某种颜色或某些颜色，多数是由遗传因素所致。常见的有红绿色盲，即患者不能辨别红色和绿色。色弱是辨别颜色的能力较差，多数与健康和营养有关。

(三) 视敏度

视敏度即视力,是指眼对物体细微结构的辨别能力,即分辨物体上两点最小距离的能力。视网膜的不同部位视力不同,中央凹处视力最高,通常用国际标准视力表来检测。

(四) 视野

视野是指单眼固定不动正视前方一点时,该眼所能看到的范围。如图 9-6 所示,不同颜色的光测到的视野不同,白色视野最大,依次为黄蓝色、红色,而绿色视野最小。正常人的视野还受面部结构的影响,鼻侧和上侧视野较小,颞侧和下侧视野大。临床上检测视野,可帮助诊断视网膜或视觉传导通路上的某些疾病。

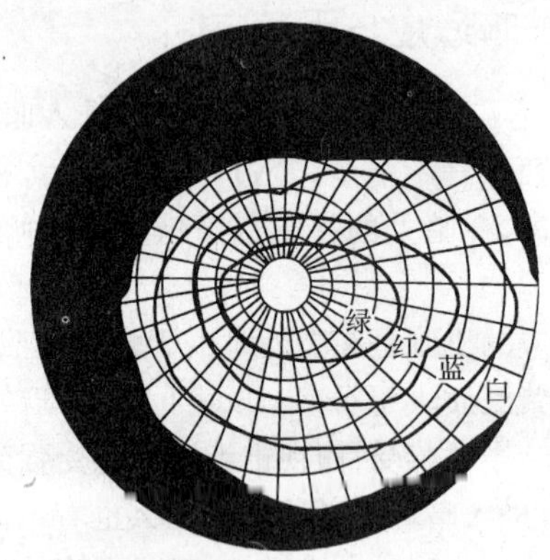

图 9-6 右眼的颜色视野

(五) 双眼视觉

双眼视觉是指两眼同时看物体所产生的视觉。其意义是可以扩大视野,互相弥补单眼视野中的生理性盲点,并可产生立体视觉。

第 3 节 位、听觉器官的功能

耳是听觉器官,也是位置觉和运动觉器官。耳分为外耳、中耳和内耳三部分。其中听觉功能主要由外耳、中耳和内耳耳蜗来完成;位置觉和运动觉功能主要由内耳的前庭和半规管来完成。

一、耳的听觉功能

(一) 外耳和中耳的功能

1. 外耳的功能　外耳由耳郭和外耳道组成。其中耳郭有收集声波和辨别声源的作用;外耳道是声波传导的通道。

2. 中耳的功能　中耳主要由鼓膜、鼓室、听骨链、咽鼓管等结构组成,它们在中耳传音过程中起着主要作用。

(1) 鼓膜:是一椭圆形半透明薄膜,具有较好的弹性,在外界声波的作用下,可以产生同始同终的振动,很少有余振,有利于把声波振动如实地传递给听小骨。

(2) 听骨链:中耳中有三块听小骨,分别是锤骨、砧骨和镫骨。其中,锤骨柄附着在鼓膜上,镫骨底与前庭窗相连。三块听小骨通过关节依次相连形成听骨链。声波通过听骨链传导后,振幅减小而压强增大,这样既可提高中耳的传音效应,亦可避免对内耳的损伤。

(3) 咽鼓管:是连接鼻咽部和鼓室的管道。通常处于闭合状态,在吞咽或打哈欠时可暂时开放。咽鼓管的主要作用是通过调节鼓室内的压力来维持鼓膜的正常位置、形态和振动性能。

(二) 声波传入内耳的途径

声波必须传入内耳的耳蜗,才能刺激听觉感受器,引起听觉。声波传入内耳的途径有两种,分别是气传导和骨传导。

1. 气传导　声波依次经外耳道、鼓膜、听骨链和前庭窗传入内耳的耳蜗,这种传导方式称为气传导,是引起正常听觉的主要途径。如果鼓膜穿孔或听骨链病变时,声波可通过外耳道和鼓室内空气传至蜗窗,经蜗窗传至内耳,使听觉功能得到部分代偿。

2. 骨传导　声波振动经颅骨直接传入内耳,这种传导方式称为骨传导。正常情况下,骨传导的效率比气传导的效率低得多,所以人们感觉不到骨传导的存在。

考点提示:声波传入内耳的途径

(三) 内耳的感音功能

1. 耳蜗的感音换能作用　如图 9-7 所示,耳蜗是一形似蜗牛壳的骨管,被前庭膜和基膜分割成三个管道,分别是前庭阶、蜗管和鼓阶。三个管道中充满淋巴液,其中前庭阶和骨阶中为外淋巴,蜗管中为内淋巴。声音感受器(即螺旋器)位于基膜上,由毛细胞和支持细胞组成,毛细胞与耳蜗神经相连,毛细胞表面的纤毛称为听毛,听毛上方为盖膜,盖膜悬浮于内淋巴液中。

声音无论是从前庭窗还是从蜗窗传到内耳,都可通过内外淋巴的振动引起基膜振动,基膜振动又引起螺旋器振动,使毛细胞和盖膜的相对位置发生改变,从而刺激毛细胞产生电位变化,引起与毛细胞相连的

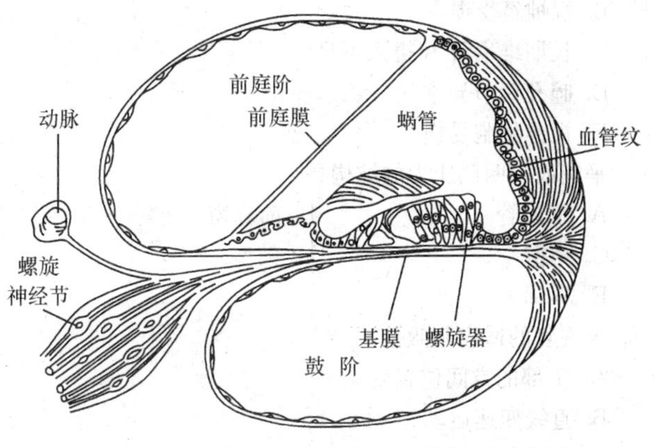

图 9-7 耳蜗模式图

耳蜗神经产生动作电位，传入大脑听觉中枢引起听觉。

2. 耳蜗对声音的初步分析 正常人感受声波的频率范围是16～20 000Hz，其中对1000～2000Hz声波最敏感。

耳蜗对声音是如何进行分析的？观察表明，声波引起的基膜振动是以行波的方式进行的。振动最先发生在靠近前庭窗处的基膜，随后以波浪的方式沿基膜向耳蜗顶部传播，就像人在抖动一条绸带，有行波沿绸带向远端传播一样。进一步还证明，不同频率的声波产生的行波传播的远近和最大振幅出现的部位也不同。声波振动频率越低，行波传播越远，最大振幅出现的部位越靠近耳蜗顶部；声波振动频率越高，行波传播越近，最大振幅出现的部位越靠近耳蜗底部。简而言之，耳蜗顶部感受低频声波，耳蜗底部感受高频声波。因此，在临床上可以根据声波的损伤情况来确定病变部位。

二、耳的位置觉、运动觉功能

耳的位置觉、运动觉功能主要由内耳的前庭器官来实现。前庭器官是由半规管和椭圆囊、球囊组成，是人体自身状态和空间位置的感受器，在身体平衡中起重要作用。

（一）椭圆囊和球囊的功能

椭圆囊和球囊是膜性的小囊，两囊内各有一囊斑，其中毛细胞的纤毛插入耳石膜（图 9-8），当头部在空间位置改变或身体作直线变速运动时，由于重力与耳石膜惯性的作用，毛细胞与耳石相对位置发生改变，总使得有些毛细胞的静毛向动毛作最大的弯曲，由此产生的传入冲动频率增加。该冲动传入中枢，引起姿势反射，以维持身体平衡；同时，冲动上传大脑皮质，引起头部空间位置觉或直线变速运动的感觉。

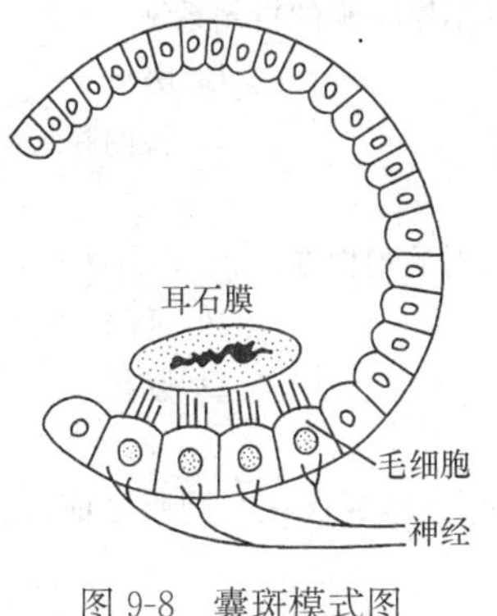

图 9-8 囊斑模式图

（二）半规管的功能

两侧内耳各有三条互相垂直的半规管。每管一端略膨大，为壶腹，内有壶腹嵴。壶腹嵴内的毛细胞植于终帽（壶腹帽）内。当身体围绕不同方位的轴做旋转运动的时候，内淋巴由于惯性作用而受到冲击，顶部纤毛向某一方向弯曲；当旋转停止的时候，内淋巴又由于惯性作用，使顶部纤毛向相反方向弯曲。这些信息经前庭神经传入中枢，引起眼震颤和姿势反射，以维持姿势平衡；同时，冲动上传大脑皮质，引起旋转感觉。由此可见，半规管可感受旋转变速运动。

考点提示：椭圆囊、球囊、半规管的适宜刺激

前庭器官除引起运动觉和位置觉外，还能引起自主神经功能的改变，如前庭器官受到过强或长时间的刺激时，常会出现引起恶心、呕吐、眩晕、皮肤苍白等自主神经紊乱的表现。在乘车、乘船时出现这些表现就称之为晕车、晕船。

小 结

正常眼看远物时不需调节，看近物时需要晶状体变凸、瞳孔缩小、眼球会聚。视网膜上的感光细胞有两种，分别是视锥细胞和视杆细胞。其中，视锥细胞可以感受强光，产生色觉和精确视觉；视杆细胞可以感受弱光，产生模糊视觉。

外界声波传入内耳有两条途径，分别是气传导和骨传导，气传导是声波依次经过外耳道、鼓膜、听骨链、前庭窗传入内耳，是声波传入内耳的主要途径。

目标检测

一、名词解释

1. 近点 2. 暗适应 3. 视力 4. 视野

二、选择题

1. 将感受器最敏感、最容易接受的刺激，称为感受器的

A. 阈刺激　　B. 有效刺激
C. 适宜刺激　　D. 适宜强度
E. 阈强度

2. 下列哪一项不属于眼的折光系统
A. 角膜 B. 房水
C. 晶状体 D. 视网膜
E. 玻璃体
3. 瞳孔对光反射的中枢在
A. 大脑 B. 延髓
C. 中脑 D. 脑桥
E. 脊髓
4. 眼视远物时,物体成像在视网膜之前,这种折光异常的类型是
A. 近视 B. 远视
C. 散光 D. 老视
E. 近视加散光
5. 视杆细胞的感光特点是
A. 感受强光刺激 B. 对光的敏感性高
C. 视物分辨率高 D. 有颜色的视觉
E. 能看清物体的细微结构
6. 引起夜盲症的主要原因
A. 晶状体调节异常
B. 视神经受损
C. 长期维生素 A 摄入不足
D. 瞳孔调节异常
E. 视锥细胞受损
7. 平衡鼓膜两侧压力的结构是
A. 咽鼓管 B. 前庭窗
C. 蜗窗 D. 鼓室
E. 耳蜗
8. 半规管的适应刺激是
A. 头部的空间位置变化
B. 直线变速运动
C. 旋转匀速运动
D. 旋转变速运动
E. 躯体空间位置变化

三、简答题

1. 简述感受器的一般生理特性。
2. 说出声波传入内耳的途径。

(孙晓霞)

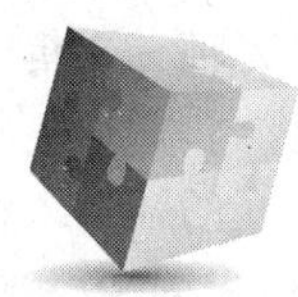

第10章 神经生理

在机体功能活动的调节中起主导作用的是神经系统，主要由神经元和神经胶质细胞组成，根据结构和功能分为中枢神经系统和周围神经系统。中枢神经系统包括脑和脊髓，是反射中枢存在的部位，具有在产生和传导兴奋的同时完成接受、整合、分析信息的功能。周围神经系统包括神经节和各种支配组织、器官的神经纤维，在产生和传导兴奋的同时形成信息传导通路，使人体在功能活动中成为统一的整体。此外，人类在后天的生产和生活过程中具有了语言、思维、学习和记忆等高级神经活动，使人类能主动地认识环境和改造环境，极大地提高了人类的生存能力，创造和推进了人类文明。

第1节 神经元活动的一般规律

案例10-1

患者，男，35岁，10天前不慎摔倒致右上臂骨折。X线检查确诊右上肢肱骨中段粉碎性骨折。行手法复位固定术后一个月，出现伸腕、伸指、前臂旋后障碍及手背桡侧和桡侧3个半手指背面皮肤麻木。

问题：

患者可能发生了什么损伤？试分析原因。

一、神经元和神经纤维

神经元即神经细胞，是神经系统的基本结构和功能单位，其基本功能是感受刺激和传导兴奋。神经元可分为胞体和突起两部分（图10-1）。胞体位于脑、脊髓和神经节中，是神经代谢和营养的中心。突起分为树突和轴突。一个神经元可有一个或多个树突，其功能主要是接受刺激，将产生的局部兴奋向胞体扩布。神经元的轴突只有一个，轴突外包髓鞘或神经膜，成为神经纤维。神经纤维的主要功能是传导神经冲动，其末梢可释放神经递质。

1. 神经纤维传导兴奋的特征

（1）双向传导：在实验条件下，刺激神经纤维上任何一点，产生的动作电位可同时向两端传导，称为双向传导。

（2）绝缘性：一条神经干包含无数条神经纤维。但每条纤维传导兴奋时基本上互不干扰，表现为神经纤维传导的绝缘性，其生理意义是保证神经调节的精确性。

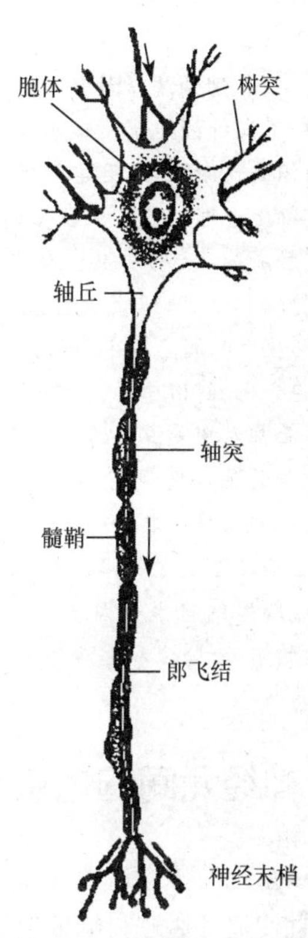

图10-1 运动神经元结构与其功能示意图

（3）生理完整性：神经纤维在传导兴奋时，其结构和功能必须完好无损。如果神经纤维受损伤或局部应用麻醉药、低温等情况，均可使兴奋传导受阻。

（4）相对不疲劳性：神经纤维可长时间地接受刺激，保持不衰减地传导神经冲动的能力。这是因为神经传导冲动时耗能极少。

考点提示：神经纤维传导兴奋的特征

2. 神经纤维的传导速度　神经纤维传导兴奋的速度与神经纤维的直径、有无髓鞘以及温度有密切关系。直径较粗、有髓鞘的神经纤维传导速度较快。温度降低，传导速度减慢，当温度降至0℃以下时，神经传导则发生阻滞，局部可暂时失去感觉，这是临床上运用局部低温麻醉的依据。

3. 神经纤维的轴质运输　神经元轴突内的胞质，称为轴质。轴质在胞体与轴突末梢之间流动。这种在轴突内借助轴质流动运输物质的现象，称为轴质运输。轴质运输有顺向运输(从胞体向轴突末梢运输)和逆向运输(从轴突末梢向胞体运输)。有些物质(如狂犬病病毒、破伤风毒素等)可通过胞吞作用被末梢摄取后逆向运输到胞体。

4. 神经的营养作用　神经末梢能经常释放某些物质,调整被支配组织的代谢活动,持续地影响其组织结构和生理功能的完整性,这称为神经的营养性作用。

链接

神经营养因子

研究证明,不仅神经元释放的营养因子能维持和影响所支配组织的代谢活动,反过来,神经所支配的组织和星形胶质细胞也可以产生神经营养因子。神经营养因子通过突触成分、胶质细胞和血流到达特定神经细胞,与特定受体相结合,以促进神经细胞的生长、增殖,并可延长其生存时间。近年的研究还表明,它们在胚胎发育、细胞分化、创伤愈合、免疫调节,乃至肿瘤的发生等许多方面都发挥着重要的调节作用。神经生长因子(NGF)就是最早被发现的神经营养因子,它可以促进神经元突起的生长,维持神经系统的正常活动。此外,近些年还陆续发现了一些其他的神经营养因子家族成员,如成纤维细胞生长因子、上皮生长因子等,它们对神经元的增殖、分化和存活都起着重要的作用。

二、神经元间的信息传递

信息在神经系统的传递通常涉及多个神经元,神经元之间的信息传递是通过突触传递而完成的。

(一) 突触的类型和结构

1. 突触　是指神经元与神经元之间相互接触并传递信息的部位。按神经元接触的部位,通常将突触分为三类:①轴-体突触;②轴-树突触;③轴-轴突触(图 10-2)。按突触传递产生的效应,可将突触分为兴奋性突触和抑制性突触。

考点提示:突触的概念

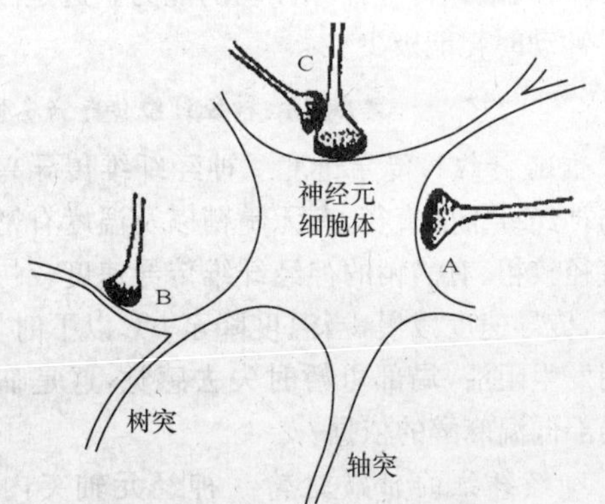

图 10-2　突触类型示意图

A. 轴-体突触;B. 轴-树突触;C. 轴-轴突触

2. 突触的基本结构　一个经典的突触包括突触前膜、突触间隙和突触后膜三个部分(图 10-3)。突触前膜即前一神经元轴突末梢的膜,与之相对的另一神经元胞体或突起的膜称为突触后膜,两者之间为突触间隙。前一神经元的轴突末梢常分成许多小支,其末端膨大呈球状,称为突触小体。突触小体内的突触小泡中含有高浓度的神经递质;突触后膜上有能与相应递质结合的受体。

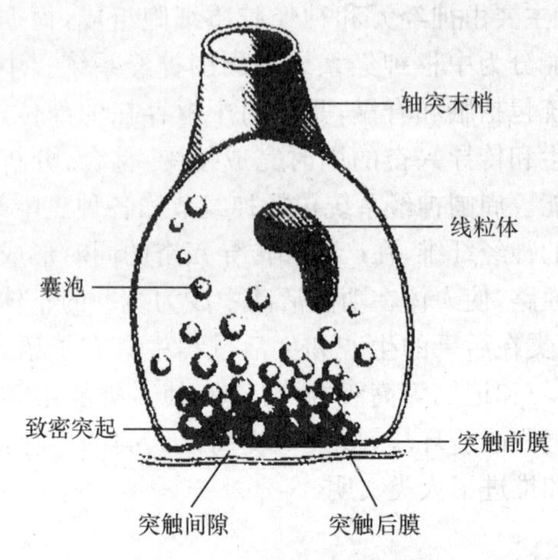

图 10-3　突触结构模式图

(二) 突触传递过程

突触传递是指突触前神经元的信息通过传递引起突触后神经元活动的过程。突触后神经元活动的主要表现形式是产生突触后电位。突触后电位有兴奋性突触后电位(EPSP)和抑制性突触后电位(IPSP)两种(图 10-4)。

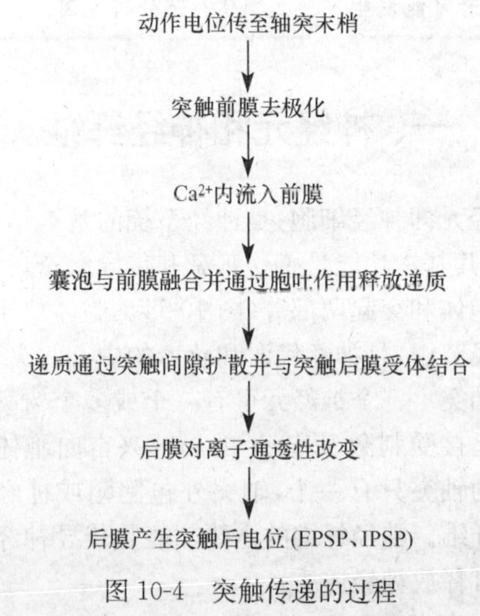

图 10-4　突触传递的过程

1. 兴奋性突触后电位(EPSP)　由突触前膜释放兴奋性递质,引起突触后膜产生的局部去极化电位变化,称为兴奋性突触后电位。其产生机制为:动作电位传至轴突末梢→突触前膜释放兴奋性递质→递质经突触间隙扩散与突触后膜受体结合→突触后膜对 Na^+、K^+（主要是对 Na^+）通透性提高，Na^+ 内流→突触后膜出现局部去极化电位变化，即产生了兴奋性突触后电位。兴奋性突触后电位是局部兴奋，它可以总和，如果达到阈电位水平，则在突触后神经元的轴丘部位产生动作电位，使突触后神经元兴奋。

2. 抑制性突触后电位（IPSP） 由突触前膜释放抑制性递质，引起突触后膜产生的超极化电位变化，称为抑制性突触后电位。其产生机制为：动作电位传至轴突末梢→突触前膜释放抑制性递质→递质经突触间隙扩散与突触后膜受体结合→突触后膜对 K^+、Cl^-（主要是对 Cl^-）通透性提高，Cl^- 内流→突触后膜出现超极化电位变化，即产生了抑制性突触后电位。抑制性突触后电位也可以总和，但结果是使突触后神经元呈现抑制效应。

突触传递是一个电-化学-电的变化过程，即由突触前神经元的生物电变化，通过轴突末梢化学递质的释放，进而引起突触后神经元发生生物电变化的过程。

考点提示：兴奋性突触后电位、抑制性突触后电位的概念及产生机理

> **链接**
>
> **突触可塑性**
>
> 突触可塑性是神经科学领域近年来进展最快、取得成果最大的研究领域。突触可塑性是指突触在一定条件下调整功能、改变形态、增加或减少数目的能力，既包括传递效能的变化即长时程增强（LTP）和长时程抑制（LTD），也包括形态结构的变化，如 PSD 增厚或变薄等。一般认为，突触的修饰在很大程度上反映了整个神经系统回路的可塑性，因此也反映了行为的可塑性。长时程增强（LTP）和长时程抑制（LTD）现象已被公认为是学习、记忆活动的细胞水平的生物学基础。随着有关研究的深入，现已发现突触传递的可塑性还参与感觉、心血管调节等其他重要的生理或病理过程。

三、反射活动的一般规律

（一）中枢神经元的联系方式

人类的中枢神经系统通过复杂可变的突触联系，形成了数量庞大的神经通路，构成了功能极为复杂的神经网络。在中枢神经系统内，神经元的联系方式主要有辐散式、聚合式、环路式、链锁式等几种（图 10-5）。辐散式联系能使一个神经元的兴奋引起许多神经元同时兴奋或抑制，聚合式联系能使多个神经元的作用集中到同一个神经元，有助于信息的总和；环式联系是后放与反馈的结构基础；链锁式联系可以在空间上扩大作用的范围。

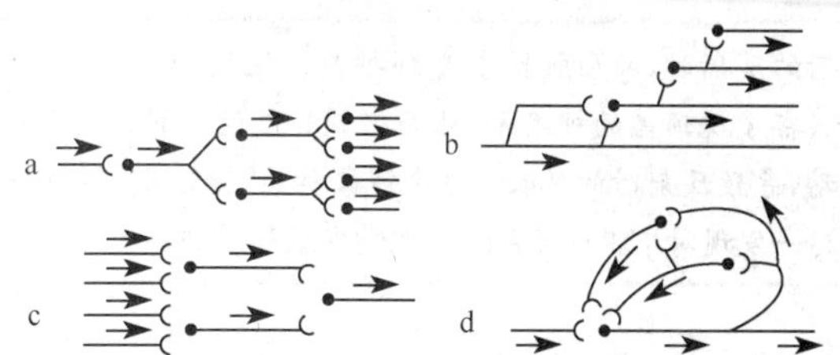

图 10-5 中枢神经元的联系方式

a. 辐散式；b. 链锁式；c. 聚合式；d. 环式

（二）中枢兴奋传递的特征

1. 单向传递 兴奋在神经纤维上的传导是双向性的，但兴奋通过突触时只能由突触前膜向突触后膜传递。这是因为递质是由突触前膜释放的，因而兴奋不能逆向传递。

2. 中枢延搁 兴奋通过中枢的突触时，要经历递质的释放、扩散、与后膜受体结合、产生突触后电位等一系列过程，因而耗时较长，这种现象称为中枢延搁。所以在反射活动中，通过的突触数目越多，反射时间越长。

3. 总和 在中枢内，兴奋和抑制都可以产生总和现象。总和可分为空间总和、时间总和两种。聚合式联系是产生空间总和的结构基础。

4. 兴奋节律的改变 在反射活动中，传出神经发出的冲动频率往往和传入神经上的频率不同。这是因为传出神经的兴奋节律，不仅取决于传入神经冲动的频率，还取决于反射中枢的功能状态，中枢可以改变兴奋的节律。

5. 后发放 在反射活动中，当对传入神经刺激停止后，传出神经仍继续发放冲动，使反射活动仍持续一段时间，这种现象称为后发放。神经元之间的环式联系及中间神经元的作用是后发放的主要原因。

6. 对内环境变化敏感和易疲劳性 在反射活动中，突触最易受内环境变化的影响，如碱中毒时神经元兴奋性明显增强而出现抽搐；酸中毒时，神经元活动明显压抑。缺 O_2、CO_2 过多、麻醉剂以及某些药物等均可改变突触传递的能力。此外，突触部位是反射弧中最易发生疲劳的环节，其原因可能与长时间兴奋使突触前膜递质耗竭有关。

考点提示：中枢兴奋传递的特征

> **链接**
>
> **中枢抑制**
>
> 中枢抑制是谢切诺夫于 1862 年首先提出的。他在实验中用 NaCl 结晶刺激不同部位脑组织的横断面，观察对脊髓后肢屈肌反射的影响。结果看到当 NaCl 结晶放在中脑视顶盖的横断面时，大大延长了屈肌反

射的反射时，即屈肌反射受到抑制。他认为，NaCl 结晶兴奋了视顶盖的神经元，从而抑制脊髓运动神经元的活动，导致反射时的延长。这个现象称为“谢切诺夫抑制”。这一发现对中枢神经系统生理学发展起了重要作用。

(三) 中枢抑制

在中枢神经系统中，突触后神经元除了表现为兴奋以外，还可表现为抑制。根据产生抑制的机制发生在突触后还是突触前，可将中枢抑制分为突触后抑制和突触前抑制两类。

1. 突触后抑制　所有的突触后抑制都是通过抑制性中间神经元实现的。由抑制性中间神经元释放抑制性递质，使与其发生突触联系的突触后神经元产生 IPSP，从而使突触后神经元发生抑制，这种抑制称为突触后抑制。突触后抑制又分类两种类型。

(1) 传入侧支性抑制：是指传入神经纤维在兴奋一个中枢神经元的同时，又经侧支兴奋另一个抑制性中间神经元，然后通过抑制性中间神经元释放抑制递质，转而使另一中枢神经元抑制。这种抑制称为传入侧支性抑制，又称交互抑制。例如，引起屈反射的传入纤维进入脊髓后，一方面兴奋支配屈肌的运动神经元，另一方面通过侧支兴奋抑制性中间神经元，使支配伸肌的神经元抑制，从而使屈肌收缩，伸肌舒张，以完成屈反射(图 10-6)。这种抑制在中枢神经系统内普遍存在，其意义能使不同中枢之间的活动得到协调。

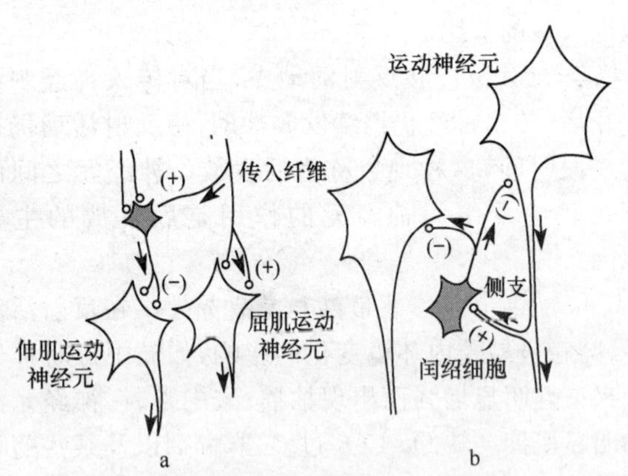

图 10-6　两类突触后抑制示意图

a. 传入侧支性抑制；b. 回返性抑制

黑色星形细胞为抑制性中间神经元；(+)兴奋；(-)抑制

(2) 回返性抑制：指某一中枢神经元兴奋时，其传出冲动沿轴突外传，同时又经轴突侧支去兴奋一个抑制性中间神经元，该抑制性中间神经元兴奋后，其轴突释放抑制性递质，反过来抑制原先发放兴奋的神经元及同一中枢的其他神经元。这是一种典型的反馈抑制。例如，脊髓前角运动神经元轴突到达骨骼肌，发动运动，同时轴突也发出侧支兴奋脊髓内的闰绍细胞。闰绍细胞是抑制性中间神经元，其末梢释放抑制性递质甘氨酸，经其轴突返回作用于脊髓前角的运动神经元，抑制原先发放冲动的神经元的活动。回返性抑制的意义在于使神经元的活动及时终止，也促使同一中枢内许多神经元之间的活动上步调一致(图 10-6)。

2. 突触前抑制　是通过改变突触前膜的活动而使突触后神经元产生抑制的现象，故称为突触前抑制。其结构基础是轴-轴突触。图 10-7 表示突触前抑制的发生过程。轴突 A 与轴突 B 构成轴-轴突触，轴突 A 的末梢又与运动神经元 C 的胞体形成轴-轴突触。当刺激轴突 A 时，可使神经元 C 产生 10mV 的兴奋性突触后电位。单独刺激轴突 B，不引起突触后电位。假如在刺激轴突 A 之前先刺激轴突 B，则通过 A、B 轴突之间的轴-轴突触可使神经元 C 产生的兴奋性突触后电位减小，仅有 5mV，说明轴突 B 的活动能降低轴突 A 的兴奋作用。其发生机制是由于轴突 B 末梢释放的递质，使轴突 A 末梢的跨膜静息电位减小。由此，轴突 A 产生的动作电位变小，其末梢释放的兴奋性递质减小，在突触后膜产生的兴奋性突触后电位也减少，从而使突触后神经元呈现抑制效应。

考点提示：突触后抑制、突出前抑制的概念和形成机理

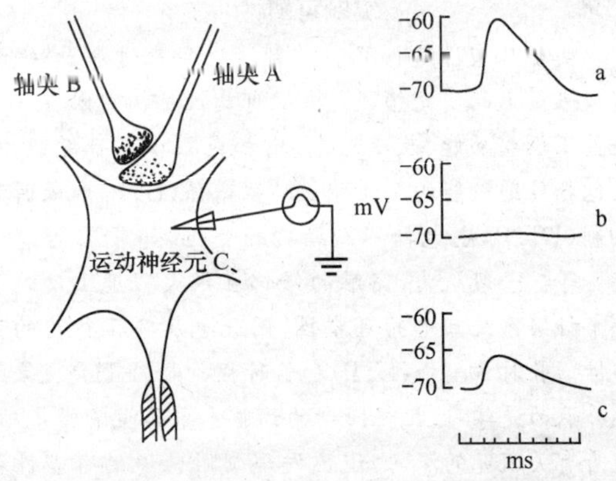

图 10-7　突触前抑制产生机制示意图

a. 单独刺激轴突 A，引起的兴奋性突触后电位；b. 单独刺激轴突 B，不引起突触后电位；c. 先刺激轴突 B，再刺激轴突 A，引起的兴奋性突触后电位减小

小　结

突触前抑制广泛存在于中枢神经系统，尤其多见于感觉传入途径中。它的生理意义是控制从外周传入中枢的感觉信息，使感觉更加清晰和集中，故对感觉传入的调节具有重要作用。

中枢神经系统内由于存在大量的神经元而使信息的处理过程非常复杂。神经元之间的信息传递方式以化学性突触传递(经典的突触传递)为主。它包括电-化学-电三个基本过程，传递的结果有 EPSP 和 IPSP。EPSP 的产生使突触后神经元兴奋或兴奋性提高，IPSP 的产生使突触后神经元的兴奋性降低。

中枢抑制可分为突触后抑制和突触前抑制两种。

目标检测

一、名词解释

1. 兴奋性突触后电位　2. 抑制性突触后电位　3. 突触后抑制　4. 突触前抑制

二、填空题

1. 中枢兴奋传布的特征包括_______、_______、_______、_______、_______和_______。
2. 兴奋性突触后电位是突触后膜的_______电位变化，抑制性突触后电位则是一种突触后膜的_______电位变化。
3. 中枢抑制可分为_______和_______两种，前者是由于突触前膜释放抑制性递质而使突触后膜产生_______，后者是由于突触前膜释放的兴奋性递质减少而使突触后膜产生的_______减小。

三、判断题

1. 在一个反射活动中，传入神经元与传出神经元的神经冲动频率是相同的。
2. 反射活动中，信息按反射弧途径传递，有赖于突触的单向传递。
3. 突触后电位是局部电位，需经总和达到阈电位，方可产生动作电位。
4. 突触后抑制是主动过程，突触前抑制是被动过程。

四、选择题

1. 关于兴奋性突触传递的叙述，下列哪一项是错误的
   A. 突触前轴突末梢去极化
   B. Ca^{2+}由膜外进入突触前膜内
   C. 突触小泡释放递质，并与突触后膜受体结合
   D. 突触后膜对Na^{+}、K^{+}，特别是对K^{+}的通透性提高
   E. 突触后膜电位达到阈电位时，引起突触后神经元发放冲动
2. 抑制性突触后电位的产生，是由于突触后膜对下列哪种离子提高了通透性
   A. Na^{+}、Cl^{-}、K^{+}，尤其是对K^{+}
   B. Na^{+}、Cl^{-}、K^{+}，尤其是对Ca^{2+}
   C. Na^{+}、K^{+}，尤其是对Na^{+}
   D. K^{+}、Cl^{-}，尤其是对Cl^{-}
   E. K^{+}、Ca^{2+}、Na^{+}，尤其是对Ca^{2+}
3. 突触前抑制是由于
   A. 突触前膜的受体改变
   B. 突触后膜的特性改变
   C. 突触前膜释放的兴奋性递质减少
   D. 后膜上产生了抑制性突触后电位
   E. 突触前膜的超极化
4. 突触后抑制时，下列哪种情况不会出现
   A. 突触前膜释放神经递质
   B. 突触后膜Cl^{-}内流
   C. 突触后膜超极化
   D. 产生EPSP
   E. 产生IPSP
5. 下列对兴奋在中枢扩布特征的叙述错误的是
   A. 双向性　B. 易疲劳性
   C. 中枢延搁　D. 后放
   E. 对环境变化敏感

五、问答题

1. 概述突触传递的过程与原理。
2. 突触后电位有哪些类型？简述其产生机制。
3. 简述突触后抑制和突触前抑制的产生机制，并比较两种中枢抑制有何不同。

案例 10-2

患者，男性，23岁。因手部灼伤而无痛感就诊。查体：意识清晰，体温36.7℃，心、肺正常，双侧手部、上肢、肩部及上胸背部皮肤痛觉、温度觉消失，触觉、位置觉存在。影像学检查提示颈6、颈7脊髓节段前联合部位空洞形成。诊断为脊髓空洞症。

问题：

试分析患者痛温觉消失原因。

第2节　神经系统的感觉功能

我们能感受到冬天的寒冷、夏天的炎热，能看到色彩斑斓的世界，聆听大自然的美妙声音。这些都是因为刺激作用于人体相应的感受器或感觉器官，由它们把各种刺激形式的能量转换为感觉传入神经的动作电位，再通过各自的神经通路传向中枢，通过中枢神经系统的分析和综合，从而在人的主观意识中形成各种各样的感觉。

一、脊髓的感觉传导功能

脊髓具有感觉传导功能。躯干、四肢和一些内脏器官发出的感觉纤维由后根进入脊髓后，分别组成不同的感觉传导束，沿脊髓向高位中枢传导神经冲动。其中，浅感觉传导路径传导痛觉、温度觉和轻触觉，其特点是先交叉后上行；深感觉传导路径传导本体感觉和深部压觉，特点是先上行后交叉。因此，在脊髓半离断情况下，浅感觉障碍发生在离断的对侧，深感觉障碍发生在离断的同侧。

二、丘脑及其感觉投射系统

（一）丘脑及其感觉功能

丘脑中有大量神经元组成的核团。各种感觉通路（嗅觉除外）都要在此处交换神经元，然后再向大脑皮质投射。因此，丘脑是感觉传导的换元站，同时也能对感觉进行粗略的分析和综合。

(二)感觉投射系统

由丘脑投射到大脑皮质的感觉投射系统,根据其投射特征不同,分为两大系统。

1. 特异投射系统 各种经典的感觉(嗅觉除外)经一定的传导路径上传,到达丘脑的感觉接替核,换元后投射到大脑皮质的特定感觉区,这种点对点的投射系统称为特异投射系统(图 10-8)。其主要功能是引起特定的感觉,并激发大脑皮质发出传出神经冲动。丘脑的联络核在结构上也与大脑皮质有特定的投射联系,所以也属于特异投射系统,但它不引起特定感觉,主要起联络和协调的作用。

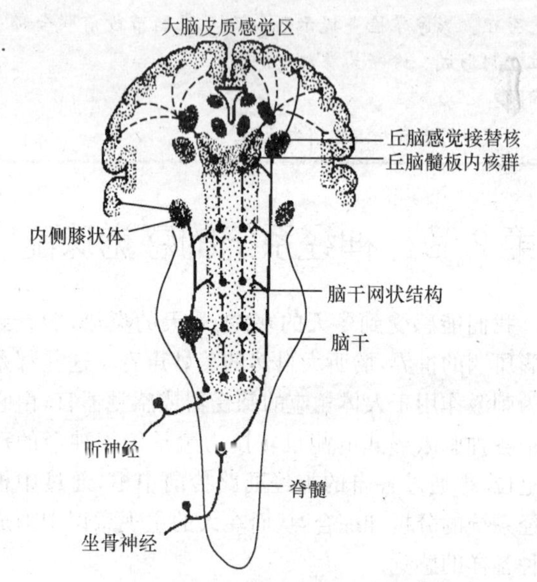

图 10-8 感觉投射系统示意图

实线代表特异投射系统;虚线代表非特异投射系统

2. 非特异投射系统 上述经典感觉传导通路的纤维经过脑干时,发出许多侧支,与脑干网状结构的神经元发生突触联系,经多次换元,抵达丘脑的髓板内核群,由此发出纤维,弥散地投射到大脑皮质的广泛区域(图 10-8),称为非特异投射系统。非特异投射系统是各种感觉的共同上行通路,由于它在脑干网状结构中经多次换元,因而失去了专一的特异感觉传导功能。此系统不具有点对点的投射关系,其主要功能是维持和改变大脑皮质的兴奋状态。

特异投射系统与非特异投射系统的区别如表 10-1。

表 10-1 特异投射系统与非特异投射系统的区别

	特异投射系统	非特异投射系统
传入神经元接替	经较少神经元接替	经多个神经元接替
传导途径	有专一的传导途径	无专一的传导途径
投射部位	具有点对点的投射关系,投射到大脑皮质的特定感觉区	无点对点的投射关系,弥散地投射到大脑皮质广泛区域
主要功能	引起特定感觉,并激发大脑皮质发出传出神经冲动	维持与改变大脑皮质的兴奋状态

考点提示:特异投射系统、特异投射系统的概念、功能及两者的区别;丘脑的感觉作用

三、大脑皮质的感觉分析功能

大脑皮层是感觉的最高级中枢,它接受身体各部分传来的各种感觉传入冲动,进行精细的分析与综合后产生感觉,并发生相应的反应。不同的感觉在大脑皮层内有不同的感觉代表区。各感觉区之间在功能上密切联系,协同活动,产生各种复杂的感觉。

(一)体表感觉区

全身体表感觉的主要投射区在中央后回,又称第一体感区。其感觉纤维投射规律是:①四肢和躯干部分的感觉纤维投射左右交叉,但头面部的感觉纤维投射呈双侧性;②投射区的空间安排呈倒置人形,但头面部的安排是正立的;③投射区的大小与不同体表部位的感觉灵敏度有关,如感觉灵敏度高的拇指、示指、口唇的皮质代表区大(图 10-9)。

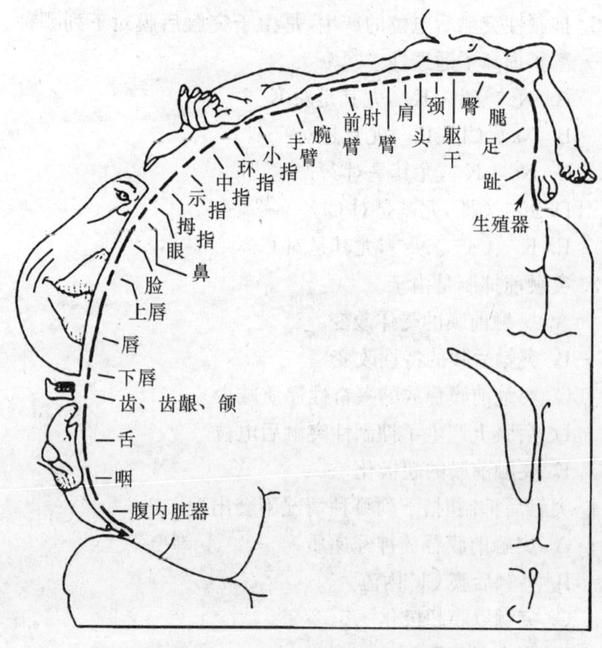

图 10-9 大脑皮质感觉区示意图

（二）内脏感觉区

内脏感觉的投射区在第一、第二体感区，运动辅助区和边缘系统等部位与体表感觉投射区有较多的重叠，纤维投射范围较为弥散。

（三）本体感觉区

本体感觉区主要在中央前回，指肌肉、关节等的运动觉的投射区。

（四）视觉区和听觉区

视觉投射区在枕叶距状裂的上、下缘；听觉投射区在双侧皮质颞叶的颞横回与颞上回。

（五）嗅觉区和味觉区

嗅觉投射到边缘叶的前底部；味觉投射到中央后回头面部感觉区的下侧。

案例 10-3

患者，男，45 岁，劳累后突然感觉左胸部压榨痛伴窒息感，疼痛放射至左肩、左臂前内侧，持续时间约 3 分钟，经休息后缓解。心血管造影显示左冠状动脉前降支管腔狭窄。诊断为冠心病。

问题：

1. 患者有牵涉痛的症状吗？
2. 患者的哪些症状是牵涉痛？

四、痛　觉

痛觉是机体受到伤害性刺激时所产生的一种复杂感觉，常伴有不愉快的情绪活动和防御反应。作为机体受损害时的报警系统，痛觉具有保护性作用。疼痛常是许多疾病的一种症状，剧烈疼痛还可引起休克，故认识疼痛的产生及其规律具有重要意义。

（一）痛觉感受器及其刺激

痛觉感受器是广泛存在于各器官组织中的游离神经末梢。当伤害性刺激达到一定强度造成组织损伤时，会释放 K^+、H^+、组胺、5-羟色胺、缓激肽等致痛性化学物质，这些物质可使游离神经末梢去极化，发放神经冲动，传入中枢而引起痛觉。

（二）皮肤痛觉

当伤害性刺激作用于皮肤时，可先后引起两种痛觉：快痛和慢痛。快痛是受到刺激时立即出现的尖锐的“刺痛”，特点是产生和消失迅速，定位明确。慢痛是受刺激后约 0.5～1.0s 出现的“烧灼痛”，特点是定位不明确，持续时间较长，并伴有情绪反应及心血管和呼吸等方面的变化。在外伤时，这两种痛觉相继出现，不易明确区分，但皮肤炎症时，常以慢痛为主。深部组织（如骨膜、韧带和肌肉等）和内脏的痛觉，一般也表现为慢痛。

考点提示：痛觉的特点

（三）内脏痛与牵涉痛

1. 内脏痛　是内脏器官受到伤害性刺激时产生的疼痛感觉。与皮肤痛相比，内脏痛有三个特点：①缓慢、持续、定位不精确，对刺激的分辨能力差；②对机械性牵拉、痉挛、缺血、炎症等刺激敏感，而对切割、烧灼等刺激不敏感；③常伴有牵涉痛。

内脏痛是临床常见症状之一，可因各种原因引起疼痛，常见的有组织缺血和肌肉痉挛，如心绞痛就是由于心肌缺血而引起的疼痛。此外，各部位组织的损伤和炎性反应，如胃和十二指肠溃疡等都有疼痛产生。因此，了解疼痛的部位、性质和时间等规律对某些疾病的诊断有重要的参考价值。

2. 牵涉痛　是指某些内脏疾病引起体表一定部位发生疼痛或痛觉过敏。正确认识牵涉痛对诊断某些内脏疾病具有一定价值。常见内脏疾病牵涉痛的部位和压痛区见表 10-2。

考点提示：牵涉痛的概念，内脏痛的特点

小　结

中枢神经系统各部位对产生感觉的作用不同。脊髓具有感觉传导功能。丘脑是各种感觉通路（嗅觉除外）的换元接替站，具有传导和初步分析感觉传入信息的功能。各种感觉通路在丘脑换元后，形成两种感觉投射系统。特异投射系统投射到大脑皮质的特定感觉区，其主要功能是引起特定的感觉，并激发大脑皮质发出传出神经冲动；非特异投射系统弥散地投射到大脑皮质的广泛区域，主要功能是维持和改变大脑皮质的兴奋状态。大脑皮质是感觉分析的最高级中枢，通过大脑皮质的分析和综合，可以在人的主观意识中形成各种特定感觉。

表 10-2　常见内脏疾病牵涉痛的部位和压痛区

患病器官	心（绞痛）	胃（溃疡）胰（腺炎）	肝（病）胆囊（炎）	肾（结石）	阑尾（炎）
体表疼痛部位	心前区、左臂尺侧	左上腹、肩胛间	右肩胛	腹股沟区	上腹部脐区

目标检测

一、名词解释

1. 特异投射系统 2. 非特异投射系统 3. 牵涉痛

二、填空题

1. 能引起特异感觉的传入系统称为________。除________外，一切感觉传入纤维都经________换元。
2. 切断非特异投射系统后，动物处于________状态，非特异投射系统能使大脑皮质维持________状态，这一作用称为脑干网状结构的________作用。
3. 痛觉常由________刺激所引起，往往伴有________反应，它具有________意义。

三、判断题

1. 只需特异投射系统功能正常，就能产生特定的感觉。
2. 非特异投射系统对内环境变化敏感。
3. 肌紧张的主要生理意义是维持机体正常姿势。

四、选择题

1. 丘脑
   A. 是所有感觉传入纤维的换元站
   B. 是感觉的最高级中枢
   C. 与大脑皮质的联系称为丘脑皮质投射
   D. 感觉接替核属于非特异投射系统
   E. 特异投射系统可维持大脑皮质的觉醒状态
2. 对丘脑特异投射系统的叙述，下列错误的是
   A. 投射至皮质特定感觉区，有点对点的关系
   B. 主要终止于皮质第四层
   C. 阈下兴奋易于总和，产生扩布性兴奋
   D. 引起特定感觉
   E. 切断特异传导通路的动物将出现昏睡
3. 躯体感觉的皮质代表区主要位于
   A. 中央前回　　B. 中央后回
   C. 岛叶皮质　　D. 颞叶皮质
   E. 边缘系统皮质
4. 内脏痛的主要特点之一是
   A. 对刺激性质的分辨能力强
   B. 对电刺激敏感
   C. 对牵拉刺激不敏感
   D. 定位不精确
   E. 常伴有牵涉痛
5. 巴比妥类药物的催眠作用可能是阻断了哪个系统
   A. 锥体系统　　B. 锥体外系统
   C. 边缘系统　　D. 脑干网状结构上行激动系统
   E. 特异投射系统

五、问答题

1. 什么是特异和非特异投射系统？它们在结构和功能上各有何特点？
2. 什么是脑干网状结构上行激动系统？该系统有何生理作用？
3. 概述内脏痛的特点。

案例 10-4

患者，男，25 岁。半年前开始感觉左手手指运动无力、僵硬、笨拙，逐渐出现手部肌肉萎缩并扩展到前臂肌。查体：左上肢肌束颤动，肌肉萎缩，肌张力降低，肱二头肌、肱三头肌反射消失，呈现“猿形手”和“方肩”畸形，臂上举困难，感觉功能和膀胱功能基本正常。肌电图检查：静息纤颤电位，运动单位电位减少，波幅增大，提示下运动神经元损伤。脑脊液检查单克隆抗体阳性。诊断为进行性脊髓肌萎缩症。

问题：

1. 结合所学知识，试分析该病腱反射消失的原因。
2. 根据案例信息，推断该病的病变部位。

第 3 节　神经系统对躯体运动的调节

在中枢神经系统的控制下，人和动物能以复杂的反射活动维持各种姿势和完成各种形式的躯体运动。躯体运动的基本中枢在脊髓，高级中枢分布于脑的各个节段。高级运动中枢的功能活动可调节脊髓前脚运动神经元的功能活动，从而实现躯体运动的随意性、准确性和协调性。

一、脊髓对躯体运动的调节

在脊髓前角，有 α 和 γ 两大类支配骨骼肌的运动神经元(此外还有 β 运动神经元)，是完成躯体运动最基本的反射中枢。α 运动神经元支配梭外肌纤维，兴奋时引起所支配的梭外肌收缩。由一个 α 运动神经元及其末梢分支所支配的全部肌纤维组成的功能单位，称为运动单位。一般是肌肉愈大，运动单位也愈大，如一个支配四肢肌肉的运动神经元，可支配 2000 根肌纤维，而一个支配眼外肌的运动神经元只支配 6～12 根肌纤维。前者有利于肌肉产生巨大的肌张力，后者有利于肌肉进行精细的运动。γ 运动神经元支配骨骼肌的梭内肌纤维，可调节肌梭的敏感性。

脊髓对躯体运动的调节主要以牵张反射的方式实现。

(一) 牵张反射

1. 牵张反射的概念　骨骼肌受到外力牵拉而伸长时，反射性引起被牵拉的肌肉收缩，称为牵张反射。

2. 牵张反射的类型

(1) 腱反射：是指快速牵拉肌腱时发生的牵张反射。它表现为被牵拉肌肉快速而明显的缩短，如叩击

表 10-3 临床常检查的腱反射

反射名称	检查方法	传入神经	中枢部分	传出神经	效应器	反应
膝腱反射	叩击膝下股四头肌肌腱	股神经	腰髓2～4节	股神经	股四头肌	小腿伸直
跟腱反射	叩击跟腱	胫神经	骶髓1～2节	胫神经	腓肠肌	屈足
肱二头肌反射	叩击肱二头肌肌腱	肌皮神经	颈髓5～6节	肌皮神经	肱二头肌	肘关节屈曲
肱三头肌反射	叩击肱三头肌肌腱	桡神经	颈髓6～7节	桡神经	肱三头肌	肘关节伸直

膝部髌骨下方的股四头肌肌腱，可使股四头肌因受牵拉而发生快速的反射性收缩，称为膝腱反射。腱反射是单突触反射，它的反射时很短，肌肉的收缩是一次同步性收缩。临床上常采用检查腱反射的方法，了解神经系统的某些功能状态。如果腱反射减弱或消失，常提示该反射弧的某个部分，如传入或传出通路或脊髓中枢部分有损伤；而腱反射亢进，说明控制脊髓的高级中枢的作用减弱，提示高级中枢病变。临床常检查的腱反射如表10-3。

(2) 肌紧张：是缓慢而持续地牵拉肌腱时所引起的牵张反射。它表现为被牵拉的肌肉轻度而持续地收缩，以阻止被拉长。肌紧张为多突触反射，肌肉收缩不是同步性收缩，而是一块肌肉中的肌纤维轮流收缩，所以不易疲劳。肌紧张是维持躯体姿势最基本的反射活动，是姿势反射的基础。肌紧张反射弧的任何部分破坏，均可出现肌张力减弱或消失，表现为肌肉松弛，这时身体的正常姿势也就无法维持。

3. 牵张反射的特点　反射弧的感受器和效应器在同一块肌肉中。

感受器是肌肉中的肌梭。肌梭呈梭形，其外面有一层结缔组织膜，膜内有6～12条特殊的肌纤维，称梭内肌纤维，一般肌纤维称为梭外肌纤维。梭内肌纤维的中间部分是感受装置，两端是收缩成分，肌梭与梭外肌纤维平行排列，呈并联关系，它是长度感受器，能感受肌肉长度的变化。

肌梭传入纤维有两种，分别为Ⅰ类纤维和Ⅱ类纤维。牵张反射的中枢主要在脊髓内。当肌肉被拉长时，肌梭感受器兴奋，冲动经肌梭传入纤维传到脊髓，直接或间接地与脊髓前角α和γ运动神经元构成兴奋性突触联系。α运动神经元兴奋引起被牵拉的肌肉(梭外肌纤维)收缩，从而完成牵张反射；γ运动神经元兴奋引起梭内肌纤维收缩，可提高肌梭感受器的敏感性，从而加强牵张反射(图10-10、11)。

腱器官是肌肉内另一种感受装置，它分布于肌腱胶原纤维之间，与梭外肌纤维呈串联关系。它能感受

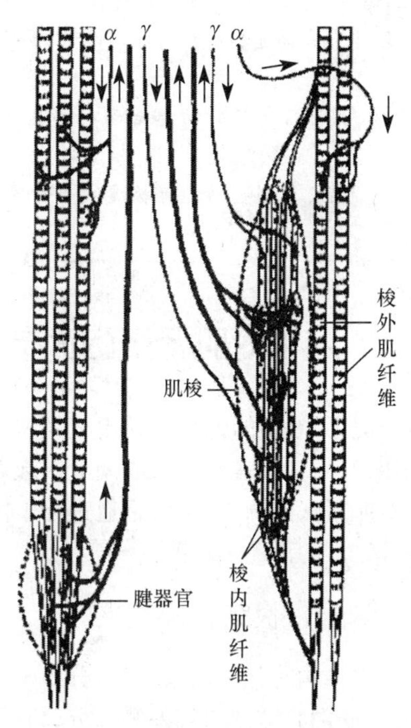

图10-10　肌梭与腱器官及其神经纤维联系模式图

肌张力的变化，是一种张力感受器。一般认为，当肌肉受到牵拉时，首先兴奋肌梭而发动牵张反射，引起受牵拉的肌肉收缩；当牵拉力量进一步加大时，则可兴奋腱器官，使牵张反射受到抑制，以避免被牵拉的肌肉受到损伤。

考点提示：牵张反射的概念、类型、作用、特点

(二) 脊休克

当脊髓与高位脑中枢突然离断后，断面以下的脊髓会暂时丧失反射活动能力而进入无反应的状态，这种现象称为脊休克。脊休克的主要表现为：躯体运动和内脏反射活动消失、骨骼肌紧张性下降、外周血管扩张、发汗反射消失、尿粪潴留等。脊休克是暂时现象，其持续时间长短与动物进化水平和个体发育有关，如蛙仅持续数分钟，犬持续数日，人类则需数周至数月。脊休克的产生，不是因脊髓损伤引起，而是由于

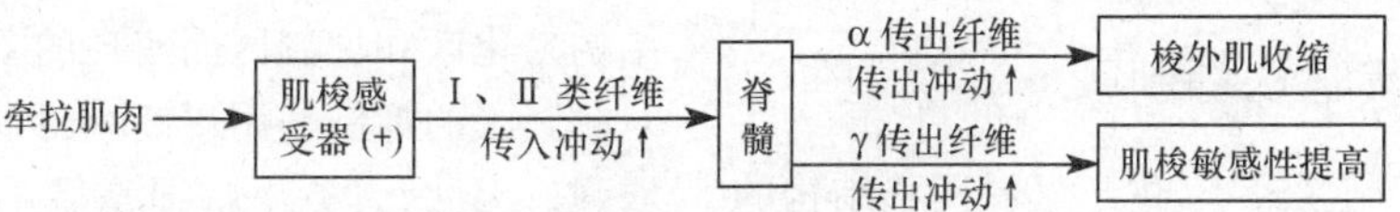

图10-11　牵张反射过程示意图

离断面以下的脊髓突然失去高位中枢的调控，于是出现了无反应的休克状态。

考点提示：脊休克的概念、表现、特点

案例 10-5

患者，女，17 岁，体操运动员，在参加国际运动会进行赛前训练时发生失误，跳马落地时不幸摔倒，摔下时头部着地，造成第 6 和第 7 颈椎骨折，75%错位。四肢和胸以下躯体失去知觉和运动功能。诊断：高位截瘫。

问题：

1. 脊休克期间，患者的功能活动有哪些改变？为什么？

2. 脊休克后，有哪些功能可恢复或部分恢复？为什么？

二、脑干对肌紧张的调节

正常情况下，脊髓的低级运动中枢经常受到高位中枢的调控，其中脑干在肌紧张的调节中起着重要作用。脑干对肌紧张的调节，主要是通过脑干网状结构易化区和抑制区的活动实现的。

(一) 脑干网状结构易化区

脑干网状结构易化区范围较大，分布于脑干中央区域，包括延髓网状结构的背外侧部分、脑桥和被盖、中脑的中央灰质及被盖；此外，下丘脑和丘脑中线核群也包含在易化区的概念之内(图 10-12)。易化区的主要作用是加强肌紧张和肌运动。易化区的功能活动通过网状脊髓束对 γ 运动神经元的活动起易化作用，提高肌梭敏感性，加强肌紧张。另外，易化区对 α 运动神经元也有一定的易化作用。

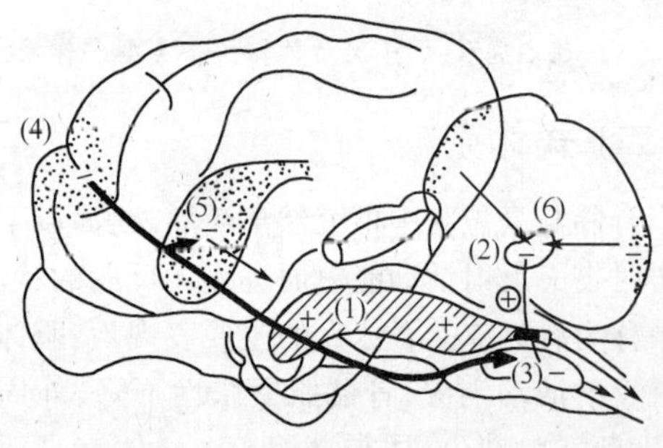

图 10-12 猫脑干网状结构下行抑制和易化系统示意图

＋表示易化区；－表示抑制区

(1) 网状结构易化区；(2) 延髓前庭核；(3) 网状结构抑制区；(4) 大脑皮质；(5) 尾状核；(6) 小脑

(二) 脑干网状结构抑制区

脑干网状结构抑制区较小，位于延髓网状结构的腹内侧部分(图 10-12)，作用是抑制肌紧张及肌运动。它通过网状脊髓束经常抑制 γ 运动神经元，使肌梭敏感性降低，从而降低肌紧张。此外，高位中枢(大脑皮质运动区、纹状体、小脑前叶蚓部等处)也有抑制肌紧张的作用，这种作用是通过加强脑干网状结构抑制区的活动，同时抑制脑干网状结构易化区的活动实现的。

正常情况下，在肌紧张的平衡调节中，易化区的活动略占优势，从而维持正常的肌紧张。在动物实验中发现，如在中脑上、下丘之间切断脑干，动物会出现伸肌紧张性亢进的现象，称为去大脑僵直，表现为四肢伸直、头尾昂起、脊柱挺硬等现象(图 10-13)。原因是切断了具有抑制肌紧张作用的高位中枢与脑干网状结构的功能联系，造成抑制区活动减弱而易化区活动增强，使易化区活动占明显优势，导致伸肌紧张性亢进，造成去大脑僵直。当人类患某些脑部疾病(如脑干损伤)时，也会出现类似去大脑僵直的现象。

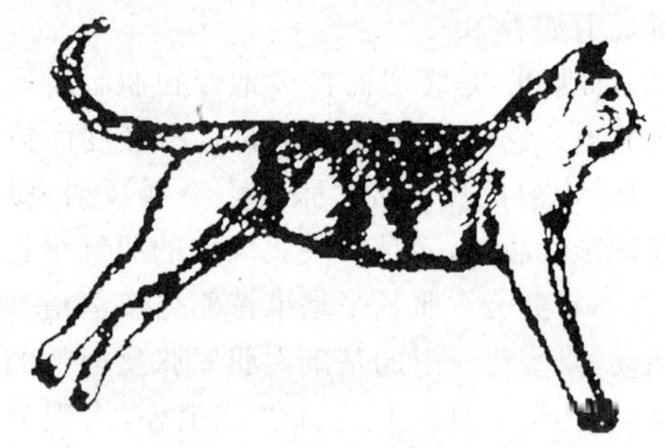

图 10-13 去大脑僵直

考点提示：去大脑僵直发生机理

三、小脑对躯体运动的调节

根据小脑的传入、传出纤维联系，可将小脑划分成三个主要的功能部分，即前庭小脑(古小脑)、脊髓小脑(旧小脑)和皮质小脑(新小脑)，它们对躯体运动的调节有不同的作用。

1. 维持身体平衡　主要是前庭小脑的功能。前庭小脑主要由绒球小结叶构成，它与前庭器官及前庭核活动有密切关系。前庭小脑的主要功能是参与维持身体平衡。实验显示，猴切除绒球小结叶后，平衡功能严重失调，由于身体倾斜，站立不稳，只能依墙而立，但随意运动仍能协调，能很好地完成进食动作。

2. 调节肌紧张　主要是脊髓小脑的功能。脊髓小脑包括小脑前叶和后叶的中间带区，它对肌紧张的调节有易化和抑制双重作用，这可能是通过脑干网状结构易化区和抑制区而实现的。在进化过程中，小脑对肌紧张的抑制作用逐渐减弱，而易化区作用则逐渐增强。因此，人类小脑损伤后，主要表现为肌张力降低、肌无力等症状。

3. 协调随意运动　主要是脊髓小脑后叶中间带和皮质小脑的功能。后叶中间带与大脑皮质运动区构成环路联系，因而与协调随意运动有关。皮质小脑也与大脑的广大区域形成反馈环路，因而与运动计划的形成及运动程序的编制有关。临床上小脑损伤的患者，各种协调性动作障碍，表现为随意动作的力量、方向及准确度发生变化，不能完成精巧动作，行走摇晃，动作笨拙、指物不准等，还可能出现意向性震颤、肌无力等症状。这种小脑损伤后的动作性协调障碍，称为小脑性共济失调。以上症状可由大脑皮质代偿而缓解。

考点提示：小脑的主要功能

四、基底神经核对躯体运动的调节

基底神经核主要包括尾状核、壳核、苍白球、丘脑底核、中脑的黑质和红核。前三者合称纹状体，其中苍白球为旧纹状体，尾状核和壳核为新纹状体。基底神经核对随意运动的产生和稳定、肌紧张的调节、本体感觉传入信息的处理等都有重要的调节作用。基底神经核损伤的临床表现可分为两大类：一类是运动过少而肌紧张增强，如帕金森病；另一类是运动过多而肌紧张降低，如舞蹈病和手足徐动症等。

1. 帕金森病又称震颤麻痹　主要表现是全身肌紧张增高、肌肉强直、随意运动减少、动作缓慢、面部表情呆板，常出现静止性震颤(多见于手部)。研究表明，中脑黑质内含多巴胺能神经元，而纹状体内存在胆碱能神经元。黑质内多巴胺能神经元具有抑制纹状体内胆碱能神经元的功能。帕金森病的发生，主要是由于黑质受损，使脑内多巴胺含量大大减少，导致纹状体内胆碱能神经元功能亢进，因而出现上述一系列症状(图 10-14)。临床实践证明，应用左旋多巴治疗帕金森病能明显改善肌肉强直和动作缓慢的症状；应用 M 受体阻断剂(如阿托品、东莨宕碱等)也能治疗帕金森病。

2. 舞蹈病　主要表现为不自主的上肢和头部的舞蹈样动作，并伴有肌张力降低等。舞蹈病的主要病变部位在纹状体，其发病原因主要是纹状体内胆碱能和 γ-氨基丁酸能神经元的功能减退，使黑质多巴胺能神经元功能相对亢进所致。临床上应用利血平消耗掉大量多巴胺类递质，可以缓解舞蹈病患者的症状。

考点提示：帕金森病和舞蹈病的主要表现、病变部位

五、大脑皮质对躯体运动的调节

大脑皮质是调节躯体运动的最高中枢。人类如果大脑皮质运动区损伤，随意运动将发生严重障碍，并出现肢体肌肉麻痹。

案例 10-6

患者，男，60 岁。发病前一日感觉头痛、眩晕、左侧肢体麻木，入睡时肢体运动良好。凌晨 4 点醒后，自觉左侧半身不能运动，言语不清。查体：神志清醒，左半身感觉障碍，随意运动丧失，肌张力增高，腱反射亢进，巴宾斯基征阳性。CT 与脑血管造影(DSA)检查显示右侧大脑中动脉闭塞。诊断：脑梗死。

问题：

1. 为什么病变部位在右侧大脑半球而躯体运动障碍在左侧半身？
2. 为什么患者的肌张力增高、腱反射亢进？

(一) 大脑皮质的运动区

人类的大脑皮质运动区主要在中央前回。中央前回运动区对躯体运动的控制具有以下特点。

(1) 交叉支配：一侧皮质运动区支配对侧躯体的骨骼肌，但头面部肌肉的支配多数是双侧的(脸下部肌肉及舌肌主要受对侧皮质控制)。所以，当一侧内囊损伤时，将引起对侧躯体肌肉、脸下部肌肉及舌肌

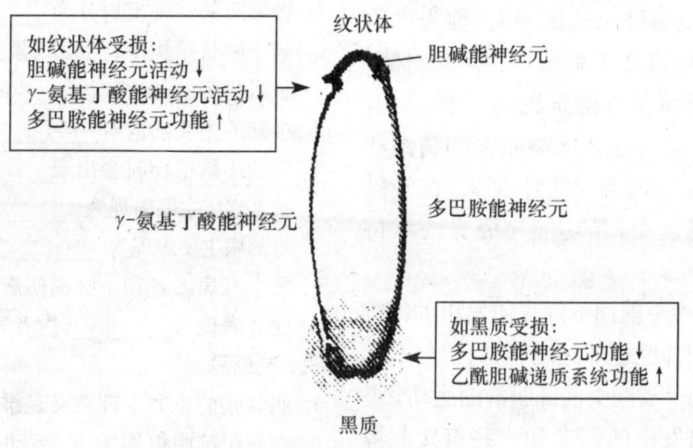

图 10-14　黑质纹状体环路示意图

瘫痪,而受双侧控制的脸上部肌肉并不完全麻痹。

(2) 功能定位精细呈倒置安排,但头面部的安排是正立的(图10-15)。

(3) 功能代表区大小与运动的精细复杂程度有关,运动越精细、越复杂的部位,在皮质运动区所占的范围越大(图10-15)。

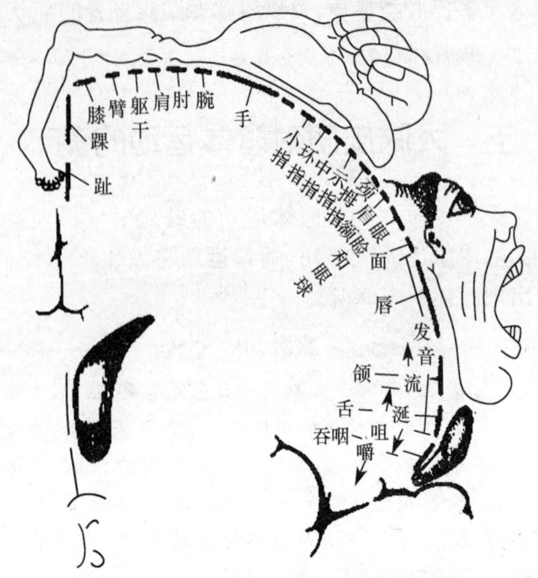

图10-15 大脑皮质运动区示意图

(4) 刺激运动区不发生肌肉群的协同运动

除中央前回外,在皮质内侧面还有运动辅助区,它对躯体运动的支配是双侧性的。

大脑皮质对躯体运动的调节,是通过其下行的运动传导通路实现的。

(二) 运动传导通路

下行的运动传导通路主要包括皮质脊髓束和皮质脑干束。

1. 皮质脊髓束　由中央前回中上部和中央旁小叶前部皮质发出的纤维经内囊后肢、中脑、脑桥、延髓锥体下行至脊髓前角运动神经元的传导束,称为皮质脊髓束。其中约80%的纤维在延髓锥体交叉到对侧,沿脊髓下行,终止于脊髓前角外侧部的运动神经元,组成皮质脊髓侧束,其功能与四肢远端肌肉的精细和技巧性运动有关;其余约20%的纤维不交叉,在脊髓同侧下行,组成皮质脊髓前束,其功能与姿势的维持和粗大运动有关。

2. 皮质脑干束　由中央前回下部皮质发出的纤维经内囊下行至脑干内的脑神经躯体运动核的传导束,称为皮质脑干束。主要功能是支配头面部肌群的运动。

此外,上述两大通路发出的侧支和一些直接起源于运动皮质的纤维,经脑干某些核团接替后,形成顶盖脊髓束、网状脊髓束、前庭脊髓束和红核脊髓束,它们也属于下行的运动传导通路。

在人类,随意运动的指令起源于皮质联络区,而皮质脊髓束和皮质脑干束是执行随意运动的主要下行通路。临床观察及研究表明,不同程度的运动传导路损伤所引起的运动功能的损害是不同的,如果损伤发生在高位运动中枢,则肢体全部肌肉表现为痉挛性麻痹(硬瘫);如果损伤仅限于皮质脊髓束或皮质脑干束,则引起不全性麻痹,受累肌肉一般表现为肌张力降低。

损伤人类皮质脊髓侧束将出现巴宾斯基征阳性体征。这一反射属于屈肌反射,平时脊髓在高位中枢控制下,这一原始的屈肌反射被抑制而不表现出来。在婴儿的皮质脊髓束未发育完全以前,以及成人在深睡或麻醉状态下,也可出现巴宾斯基征阳性,临床上常用来检查皮质脊髓侧束功能是否正常。

小　结

一切躯体运动都是在神经系统调节下进行的。各级中枢在躯体运动调节中所起的作用不同,正常的躯体运动有赖于各级中枢的相互配合。脊髓是躯体运动最基本的反射中枢,它可以完成简单的躯体运动反射,如牵张反射。脑干在肌紧张的调节中起着重要作用,它通过其网状结构易化区和抑制区的活动调控脊髓躯体运动中枢的活动。小脑也是调节躯体运动的重要中枢,它在维持身体平衡、调节肌紧张和协调随意运动方面有重要作用。基底神经核有重要的运动调节功能,它与随意运动的产生和稳定、肌紧张的调节、本体感觉传入信息的处理等都有关系。大脑皮质是调节躯体运动的最高级中枢,它对躯体运动的调节,是通过其下行的运动传导通路实现的。

目标检测

一、名词解释

1. 牵张反射　2. 肌紧张　3. 腱反射　4. 脊休克

二、填空题

1. 骨骼肌的牵张反射分为________、________两种类型。
2. 脑干网状结构中,加强肌紧张的部位称为________,抑制肌紧张的部位称为________。
3. 小脑的主要功能有________、________、________。
4. 脊髓小脑损伤时会出现________。
5. 帕金森病主要表现为________,主要病变部位在________;舞蹈病主要表现为________,主要病变部位在________。
6. 帕金森病患者和小脑损伤患者所表现的震颤症状不同,前者表现为________,后者表现为________。

三、判断题

1. 肌紧张的主要生理意义是维持机体正常姿势。
2. 在高位脑中枢影响下,运动神经元兴奋,提高肌梭敏感性,通过r环路加强肌紧张。
3. 脑干网状结构下行易化区和抑制区均可主动调节肌紧张。

四、选择题

1. 关于脊休克的下列论述，错误的是
   A. 脊髓突然横断后，断面以下的脊髓反射活动会暂时丧失
   B. 断面以下的脊髓反射、感觉和随意运动可逐渐恢复
   C. 动物进化程度越高，其恢复速度越慢
   D. 脊休克的产生，是由于突然失去了高位中枢的调节作用
   E. 反射恢复后，第二次横切脊髓不再导致休克
2. 对肌紧张不正确的叙述为
   A. 是维持姿势的最基本的反射活动
   B. 表现为受牵拉的肌肉发生紧张性收缩
   C. 脑干网状结构对肌紧张的调节是通过网状脊髓束实现的
   D. 脊休克时该反射的反射弧被破坏
   E. 属于牵张反射的一种
3. 下列关于小脑受损伤后表现的症状，错误的是
   A. 静止性震颤　　B. 意向性震颤
   C. 动作协调障碍　　D. 肌张力减退
   E. 不能完成精巧动作
4. 帕金森病的主要症状有
   A. 感觉迟钝　　B. 肌张力降低
   C. 意向性震颤　　D. 运动共济失调
   E. 静止性震颤

五、问答题

1. 试述牵张反射的类型及原理。
2. 何谓脊休克？它的主要表现和发生原因是什么？
3. 简述小脑对躯体运动的调节功能。
4. 脑干是怎样调节肌紧张的？何谓去大脑僵直？主要表现和发生机制如何？

第4节　神经系统对内脏功能的调节

一、自主神经系统的特征和功能

自主神经系统根据结构和功能，可分为交感神经系统和副交感神经系统（图10-16）。

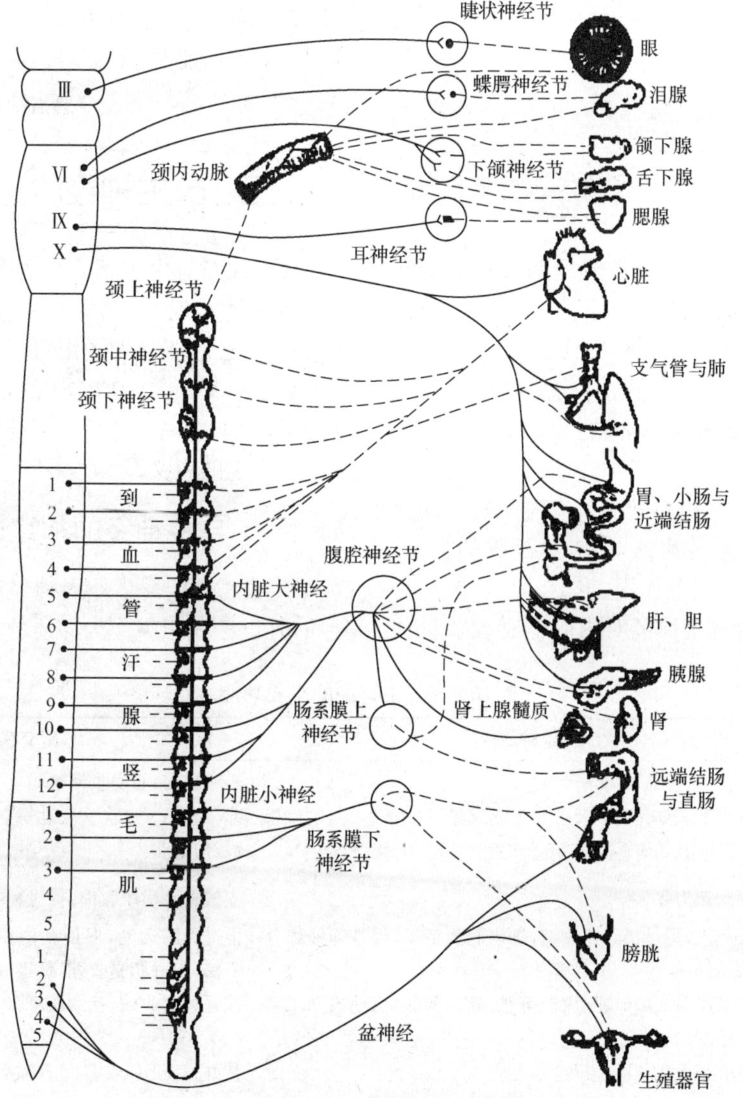

图10-16　自主神经分布示意图

图中未显示支配血管、汗腺和竖毛肌的交感神经

——节前纤维；－－－－节后纤维

(一) 自主神经系统的结构

1. 起源　交感神经起源于脊髓胸腰段($T_1 \sim L_3$)侧角,副交感神经起源于脑干副交感神经核和脊髓骶段第 2～4 节相当于侧角的部位。

2. 节前纤维和节后纤维　自主神经纤维从中枢发出后,绝大多数要在周围神经节内换元后再到达效应器官,故有节前纤维和节后纤维之分。交感神经的节前纤维短,节后纤维长;而副交感神经的节前纤维长,节后纤维短。

3. 分布　交感神经的分布广泛,几乎全身所有内脏器官都受其支配;副交感神经的分布较局限,某些器官无副交感神经支配,如皮肤和肌肉内的血管、一般的汗腺、竖毛肌、肾上腺髓质等都只有交感神经支配。

4. 反应范围　刺激交感神经节前纤维引起的反应比较弥散;刺激副交感神经节前纤维引起的反应则比较局限。

(二) 自主神经系统的功能

自主神经系统的功能主要是调节心肌、平滑肌和腺体的活动(表 10-4)。

交感和副交感神经系统的功能活动主要表现出以下特点。

1. 双重神经支配　人体多数器官都接受交感和副交感神经系统的双重支配。受双重神经支配的器官,交感和副交感神经系统的作用往往是相互拮抗的,如迷走神经对心脏有抑制作用,交感神经则具有兴奋作用。迷走神经加强胃肠运动,交感神经则减弱胃肠运动。一般情况下,当交感神经的活动相对增强时,副交感神经的活动则相对减弱。有时交感和副交感神经的作用也可以是一致的,如对唾液腺的分泌,交感和副交感神经都有促进作用(表 10-4)。

2. 紧张性作用　自主神经对内脏器官发放低频神经冲动,使效应器经常维持一定的活动状态,称为紧张性作用。例如,切断心迷走神经,心率即加快,切断心交感神经,心率则减慢,说明两种神经对心脏的支配都具有紧张性活动。

3. 效应器所处功能状态的影响　自主神经的外周性作用与效应器本身的功能状态有关。如交感神经兴奋可使有孕子宫收缩,无孕子宫舒张。

4. 对整体生理功能调节的意义　交感神经常以整个系统参加反应。在环境急剧变化(如剧烈肌肉运动、剧痛、失血或寒冷等情况)时,交感神经系统的活动明显加强,同时伴有肾上腺髓质分泌增多,即交感-肾上腺髓质系统作为一个整体参与反应,称为应急反应。机体的应急反应有利于机体动员储备能量,以适应环境的急剧变化,维持机体内环境的稳态。

与交感受神经相比,副交感神经系统的活动比较局限,安静时活动较强,常伴有胰岛素分泌增多,称为迷走-胰岛系统。其功能活动主要在于保护机体、恢复体力和精力、促进消化和吸收、储蓄能量以及加强排泄和生殖功能。

考点提示:自主神经的主要功能

二、自主神经的递质及受体

自主神经对内脏器官的作用是通过神经末梢释放神经递质实现的,其释放的递质属于外周神经递质,主要为乙酰胆碱和去甲肾上腺素。递质是和相应受体结合而发挥其生理作用的,学习有关递质和受体的理论,对于进一步理解某些药物的作用及临床治疗工作有一定的意义。

(一) 自主神经的神经递质

1. 乙酰胆碱　是外周神经末梢释放的一类重要递质,凡以乙酰胆碱作为递质的神经纤维皆称为胆碱

表 10-4　自主神经的主要功能

器官	交感神经	副交感神经
循环器官	心率加快、心肌收缩力加强 腹腔内脏血管、皮肤血管以及分布于唾液腺与外生殖器官的血管均收缩;肌肉血管有些收缩(肾上腺素能),有的舒张(胆碱能)	心率减慢、心房收缩减弱 部分血管(如软脑膜动脉与分布于外生殖器的血管等)舒张
呼吸器官	支气管平滑肌舒张	支气管平滑肌收缩,促进黏膜腺体分泌
消化器官	抑制胃肠运动,促进括约肌收缩,抑制胆囊活动,促进唾液腺分泌黏稠唾液	促进胃肠运动,促使括约肌舒张,促进胃液、胰液分泌,促进胆囊收缩,促进唾液腺分泌稀薄唾液
泌尿生殖器官	促进肾小管的重吸收,使逼尿肌舒张,括约肌收缩;使有孕子宫收缩,无孕子宫舒张	使逼尿肌收缩,括约肌舒张
眼	使虹膜辐射肌收缩,瞳孔开大	使虹膜环形肌收缩,瞳孔缩小,促进泪腺分泌
皮肤竖毛肌	收缩,汗腺分泌	
代谢	促进糖原分解,促进肾上腺髓质分泌	促进胰岛素分泌

能纤维。自主神经中的胆碱能纤维包括全部交感和副交感神经的节前纤维;大多数副交感神经节后纤维(除少数释放肽类物质的纤维外);少数交感节后纤维(如支配汗腺的交感节后纤维和支配骨骼肌的交感舒血管纤维)。此外,躯体运动神经纤维也是胆碱能纤维。

2. 去甲肾上腺素　是外周神经末梢释放的另一类重要递质。外周神经中,凡以去甲肾上腺素作为递质的纤维皆称为肾上腺素能纤维。大部分交感节后纤维(即除上述少数交感胆碱能节后纤维外)都属于肾上腺素能纤维。

考点提示:自主神经的递质及其神经分类

除上述两类主要的外周神经递质外,还发现有嘌呤类和肽类递质。在胃肠道的自主神经系统中已发现多种肽类递质。

(二)受体

1. 胆碱受体　是一类能与乙酰胆碱结合而发挥生理作用的受体。胆碱受体可分为两种类型。

(1) 毒蕈碱受体:主要分布于副交感神经节后纤维支配的效应细胞膜上,因它能与毒蕈碱结合,产生与乙酰胆碱结合时类似的反应,故称为毒蕈碱受体(M受体)。乙酰胆碱与M受体结合后,可产生一系列副交感神经末梢兴奋的效应,称为M样作用(毒蕈碱样作用),如心脏活动抑制,支气管、消化道平滑肌和膀胱逼尿肌收缩,消化腺分泌增加,瞳孔缩小,汗腺分泌增多,骨骼肌血管舒张等。阿托品是M受体阻断剂。临床上使用阿托品,可解除胃肠平滑肌痉挛,也可引起心跳加快,唾液和汗液分泌减少等反应。

考点提示:M样作用和M受体阻断剂

(2) 烟碱受体:由于其能与烟碱结合,产生与乙酰胆碱结合时类似的反应,故称为烟碱受体(N受体)。N受体又分为N_1和N_2两个亚型。N_1受体位于神经节的突触后膜上,乙酰胆碱、烟碱等化学物质与N_1受体结合后,可引起自主神经节的节后神经兴奋,六烃季铵主要阻断N_1受体的功能。N_2受体实际上是一种离子通道(N型乙酰胆碱门控通道),它位于骨骼肌的终板膜上,与乙酰胆碱等结合时可引起骨骼肌终板膜兴奋,十烃铵主要阻断N_2受体的功能。筒箭毒可阻断N_1和N_2受体,故能使肌肉松弛,在临床手术中作为肌松剂使用。

考点提示:N受体阻断剂

2. 肾上腺素受体　是一类能与儿茶酚胺类物质(包括肾上腺素、去甲肾上腺素等)相结合的受体,分布于肾上腺素能纤维所支配的效应器细胞膜上,可分为两类。

(1) α肾上腺素受体(α受体):可分为α_1和α_2两种。儿茶酚胺与α受体结合后产生的平滑肌效应主要是兴奋性的,包括血管收缩、子宫收缩、虹膜辐射状肌收缩等。但对小肠为抑制性效应,使小肠平滑肌舒张。酚妥拉明为α受体阻断剂。

(2) β肾上腺素受体:主要分为β_1和β_2两种。β_1受体主要分布于心脏组织中,儿茶酚胺与β_1受体结合产生的效应是兴奋性的,如心率加快、心肌收缩力增强、脂肪分解代谢加强。β_2受体分布于支气管、胃、肠、子宫及许多血管平滑肌细胞上,作用是抑制性的,即促进这些平滑肌舒张。普萘洛尔是β受体阻断剂,对β_1、β_2受体都有阻断作用。阿替洛尔能阻断β_1受体,丁氧胺主要阻断β_2受体。

表10-5总结了肾上腺素受体的分布及效应。

表10-5　肾上腺素受体的分布及效应

效应器		受体	效应
眼	虹膜辐射状肌	α_1	收缩(扩瞳)
	睫状体肌	β_2	舒张
心	窦房结	β_1	心率加快
	房室传导系统	β_1	传导加快
	心肌	α_1,β_1	收缩加强
血管	冠状血管	α_1	收缩
		β_2(主要)	舒张
	皮肤黏膜血管	α_1	收缩
	骨骼肌血管	α	收缩
		β_2(主要)	舒张
	脑血管	α_1	收缩
	腹腔内脏血管	α_1(主要)	收缩
		β_2	舒张
	唾液腺血管	α_1	收缩
支气管平滑肌		β_2	舒张
胃肠	胃平滑肌	β_2	舒张
	小肠平滑肌	α_2	舒张(可能是胆碱能纤维的突触前受体,调节乙酰胆碱的释放)
		β_2	舒张
膀胱	括约肌	α_1	收缩
	逼尿肌	β_2	舒张
	三角区和括约肌	α_1	收缩
子宫平滑肌		α_1	收缩(有孕子宫)
		β_2	舒张(无孕子宫)
竖毛肌		α_1	收缩
糖酵解代谢		β_2	增加
脂肪分解代谢		β_1	增加

考点提示:α受体和β受体阻断剂

三、内脏活动的中枢调节

(一) 脊髓

脊髓是某些内脏活动如排便、排尿、发汗和血管运动等的初级中枢。临床上观察到,脊髓高位离断的患者,在脊休克过后,上述内脏反射可以逐渐恢复。但由于失去了高位脑中枢的控制,这些反射远不能适应正常生理功能的需要,如排便、排尿反射不受意识控制。虽然能引起应急性发汗反射,但温热性发汗反射消失。还易引起体位性低血压等。

(二) 低位脑干

延髓中有心血管运动、呼吸运动、消化功能等基本反射中枢,因而有生命中枢之称。动物实验和临床实践中观察到,如果损伤延髓,呼吸、心跳等生命活动立即停止,可引起死亡。此外,在中脑还有瞳孔对光反射中枢。

(三) 下丘脑

在下丘脑存在摄食中枢、饱中枢、体温调节中枢、内分泌中枢等,涉及摄食饮水行为、体温恒定、激素分泌等功能活动的调节。下丘脑能把内脏活动和其他生理活动联系起来,是较高级的调节内脏活动的中枢。

下丘脑还存在与情绪反应密切相关的神经结构。研究指出,电刺激下丘脑近中线的腹内侧区,动物可出现攻击、厮杀行为,而电刺激下丘脑背侧区则会出现逃避行为。人类下丘脑疾病也往往伴随着不正常的情绪反应。

下丘脑还是生物节律的控制中心。生物节律是指生物体的功能呈周期性变化的节奏和规律,根据周期的长短可划分为日节律、月节律、年节律等。

(四) 大脑皮质

大脑的边缘系统和新皮质的某些区域是内脏活动的重要中枢,可调节呼吸、胃十二指肠、瞳孔、膀胱等活动,也可把它称为内脏脑。此外,边缘系统还与情绪、记忆、食欲、生殖和防御等活动有密切关系。

链接

社会心理因素对人体健康的影响

近年来研究表明,许多有害的社会心理因素可以是各种心身疾病(如冠心病、高血压、支气管哮喘、胃十二指肠溃疡等)的致病原因;相反,良好的心理因素和积极的心理状态则可对疾病的治疗和康复起重要作用。社会心理因素的刺激主要是通过神经系统、内分泌系统和免疫系统而影响各器官的功能,其中神经系统起主导作用。大脑皮质接受各种有害的社会心理刺激,然后通过下丘脑-垂体-肾上腺系统,使促肾上腺皮质激素和肾上腺皮质激素(主要是糖皮质激素)大量分泌,产生免疫抑制作用;通过交感-肾上腺髓质系统,使肾上腺髓质激素大量分泌,引起心血管、呼吸、消化等活动的变化。人体若经常处于这种紧张刺激状态,就会使某一器官、某一系统,甚至整个机体出现功能紊乱。可见,紧张刺激引起的心身紊乱是心理和躯体病变的前奏。

小　结

人体内脏器官的活动主要受自主神经系统的调节。自主神经系统可分为交感神经系统和副交感神经系统两大部分,它们的功能在于调节心肌、平滑肌和腺体的活动。交感和副交感神经系统的活动具有以下几方面的特点:人体多数器官都接受两种神经的双重支配;在双重支配的器官中,两种神经的作用往往是相互拮抗的;具有紧张性作用;作用与效应器本身的功能状态有关;对生理功能的调节具有适应性和整体性。

自主神经的递质主要有乙酰胆碱和去甲肾上腺素。与自主神经递质相对应的受体也有两种,即胆碱受体和肾上腺素受体。M受体阻断剂是阿托品,N受体的阻断剂是筒箭毒,α受体阻断剂是酚妥拉明,普萘洛尔是β受体阻断剂。乙酰胆碱与M受体结合后,可产生一系列副交感神经末梢兴奋的效应,称为M样作用(毒蕈碱样作用)。下丘脑是调节内脏活动的较高级中枢。大脑皮质与内脏活动关系密切的皮质结构,是边缘系统和新皮质的某些区域。

目标检测

一、名词解释

1. 应急反应　2. M样作用　3. 胆碱能纤维

二、填空题

1. M型受体分布于________纤维所支配的效应器细胞膜上。M型受体阻断剂为________。
2. 酚妥拉明可阻断________,普萘洛尔可阻断________。
3. 交感神经兴奋时,可使心跳________,皮肤血管________,支气管平滑肌________,瞳孔________,肾上腺髓质________。
4. 副交感神经兴奋时,可使心跳________,外生殖器血管________,消化腺________,胃肠道平滑肌________。

三、判断题

1. 自主神经节后纤维可释放去甲肾上腺素、乙酰胆碱两种递质。
2. 交感神经兴奋时,促进肾上腺髓质分泌;迷走神经兴奋时,则抑制其分泌。

3. 自主神经节前纤维末梢释放的都是乙酰胆碱。
4. 肾上腺素受体不仅可与神经递质去甲肾上腺素结合，而且可与血液中的肾上腺素与去甲肾上腺素相结合，引起相同的生理效应。
5. 交感神经兴奋时，心肌、血管平滑肌、支气管平滑肌、胃肠道平滑肌均收缩。
6. 去甲肾上腺素与受体结合以抑制效应为主，所以可使心脏活动减慢、减弱。

四、选择题

1. 乙酰胆碱不是以下哪个部位的递质
   A. 大多数交感神经节后纤维
   B. 交感神经和副交感神经节前纤维
   C. 副交感神经节后纤维
   D. 神经-肌肉接头
   E. 少数交感神经节后纤维
2. 交感神经节后纤维的递质是
   A. 乙酰胆碱　B. 去甲肾上腺素
   C. 5-羟色胺　D. 多巴胺
   E. 去甲肾上腺素或乙酰胆碱
3. 关于儿茶酚胺与α受体结合后产生的效应，下列哪项是错误的
   A. 血管收缩　B. 妊娠子宫收缩
   C. 小肠平滑肌收缩　D. 扩瞳肌收缩
   E. 竖毛肌收缩
4. 关于儿茶酚胺与β受体结合后产生的效应，下列哪项是错误的
   A. 血管舒张　B. 子宫舒张
   C. 小肠平滑肌舒张　D. 心脏活动减弱
   E. 支气管舒张
5. 人的基本生命中枢位于
   A. 延髓　B. 脑桥
   C. 下丘脑　D. 小脑
   E. 大脑
6. 调节内脏活动和内分泌活动的重要中枢位于
   A. 延髓　B. 丘脑
   C. 下丘脑　D. 基底神经核
   E. 大脑皮质

五、问答题

1. 自主神经系统的结构和功能有何特征？
2. 简述交感神经和副交感神经的主要功能。

第5节　脑的高级功能

人的大脑除了能产生感觉、调节躯体运动和协调内脏活动外，还有语言、思维、学习和记忆等复杂功能。条件反射是大脑皮质活动的基本形式。大脑活动时伴有生物电变化，可用于研究皮质功能活动和临床检查。

一、条件反射

条件反射理论和研究方法是俄国著名生理学家巴甫洛夫创立的，可用来研究大脑皮质的某些功能和活动规律。

（一）条件反射的形成

条件反射是个体在生活过程中在非条件反射的基础上形成的。在动物实验中，给犬进食会引起唾液分泌，这是非条件反射，食物是非条件刺激。给犬以铃声，犬并不分泌唾液，因为铃声与进食无关，故称为无关刺激。但是，如果在给犬进食前先出现铃声，然后再给食物，经多次重复后，当铃声出现时，犬也会分泌唾液，这就表明条件反射建立起来了。这是因为铃声与食物多次结合应用后，铃声已成为食物的信号，不再是无关刺激，而是变成了条件刺激。这种由条件刺激引起的反射称为条件反射。条件反射形成的基本条件，是无关刺激与非条件刺激在时间上的结合，这个过程称为强化。初建立的条件反射尚不巩固，容易消退，经过多次强化后，就可以巩固下来。人们的学习过程就是条件反射建立的过程，要想巩固知识，就必须不断地复习强化。

考点提示：条件反射的概念及其形成机理

（二）条件反射的消退和分化

条件反射建立以后，如果只反复给予条件刺激，而不再以非条件刺激强化，经过一段时间后，条件反射的效应则逐渐减弱，甚至消失，称为条件反射的消退。

在条件反射建立的过程中，还可以看到另一种现象。当一种条件反射建立后，如给予和条件刺激相近似的刺激，也能同样获得条件反射的效果，这种现象称为条件反射的泛化。如果以后只对原来的条件刺激给予强化，而对与它近似的刺激不予强化，经多次重复后，与它近似的刺激就不再引起条件反射，这种现象称为条件反射的分化。分化的形成是由于近似刺激得不到强化，使皮质产生了抑制过程，这种抑制称为分化抑制。分化抑制的出现对大脑皮质完成分析功能具有重要的意义。

（三）条件反射的生物学意义

由于条件反射的数量无限，并且可以消退、重建或新建，具有极大的易变性，因此，条件反射的形成大大增强了机体活动的预见性、灵活性和精确性，提高了机体适应环境和改造环境的能力。

二、人类大脑皮质活动的特征

人类通过学习和劳动，大脑皮质得以高度发展，形成了两个信号系统的活动和复杂的语言功能。

(一) 第一信号系统和第二信号系统

巴甫洛夫认为，条件反射是由信号刺激引起的。信号刺激的种类和数目众多，可分为第一信号和第二信号两大类。客观存在的信号(如灯光、铃声、食物的形状、气味等)称为第一信号，而相应的词语称为第二信号。能对第一信号发生反应的皮质功能系统，称为第一信号系统，为人类和动物所共有，如上述铃声引起犬唾液分泌的条件反射。对第二信号发生反应的皮质功能系统称为第二信号系统，为人类所特有。第二信号系统是人类区别于动物的主要特征。

考点提示：第一信号系统和第二信号系统的概念

由于人类有第二信号系统的活动，能借助语言文字交流思想、表达情感、进行学习、发现和掌握事物的规律，从而不断认识世界和改造世界。从医学角度看，由于第二信号系统对人的心理和生理能产生重要影响，所以作为医务工作者，在诊治和护理患者时，既要重视药物、手术等方法的治疗，也要重视心理治疗临床实践表明，在治疗疾病的过程中，恰当的语言表述，有助于提高疗效，而语言不当，则可能成为致病因素，甚至使病情恶化，给患者带来不良后果。

(二) 大脑皮质的语言功能

在大脑皮质有管理语言的中枢。临床研究发现，皮质一定区域损伤可致语言功能障碍。

1. 运动性失语症　由中央前回底部前方(运动语言区)损伤引起。患者可以看懂文字，能听懂别人的谈话，但自己却不会说话。

2. 失写症　因损伤额中回后部接近中央前回的手部代表区所致。患者可以听懂别人说话，看懂文字，自己也会说话，但不会书写。

3. 感觉性失语症　由额上回后部损伤所致。患者可以说话与书写，也能看懂文字，但听不懂别人的谈话(患者并非听不到别人发音，而是听不懂谈话的含义)。

4. 失读症　角回受损引起。患者的视觉和其他的语言功能均正常，但看不懂文字的含义。

人类大脑皮质的语言功能具有一定的分区，各区管理语言功能的内涵不同，但各区的活动又是紧密联系的。正常情况下，各区共同活动，以完成复杂的语言功能(图 10-17)。

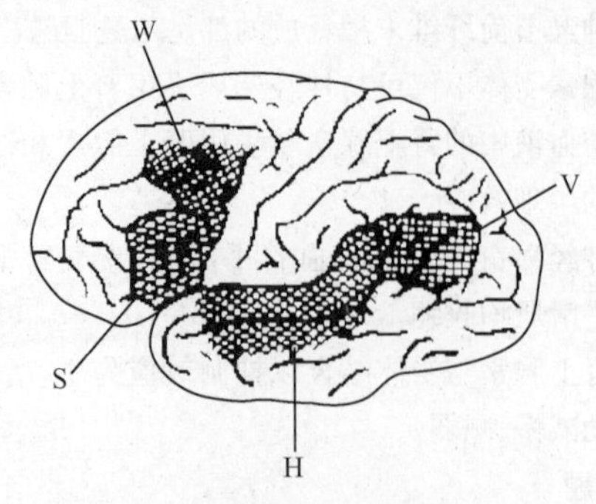

图 10-17　大脑皮质与语言功能有关的主要区域
V 区障碍不能认识词义；H 区障碍不能听懂话；S 区障碍不能讲话；W 区障碍不能写字

语言活动的中枢主要集中在一侧大脑半球，称为优势半球。临床实践证明，惯用右手的人，其优势半球在左侧。优势半球形成于成年之前，在 12 岁之前优势半球还未完全建立牢固，如此时优势半球受损，在另一半球还可能重建语言中枢。成年之后，优势半球已完全形成，如受损则很难再建语言中枢。

考点提示：优势半球

三、大脑皮质的电活动

人脑皮质的神经元具有电活动。应用电生理学方法，在大脑皮质可记录到两种不同形式的脑电活动。一种是大脑皮质自发产生的节律性的电位变化，称为自发脑电活动。另一种是在感觉传入系统受刺激时，在大脑皮质某一局限区域产生的电位变化，称为皮质诱发电位。临床上使用脑电图机在头皮表面用双极或单极导联记录并描记到的自发脑电活动波形，称为脑电图(EEG)(图 10-18)。在动物将颅骨打开或在患者进行脑外科手术时，直接在皮质表面引导的电位变化，称为皮质电图。

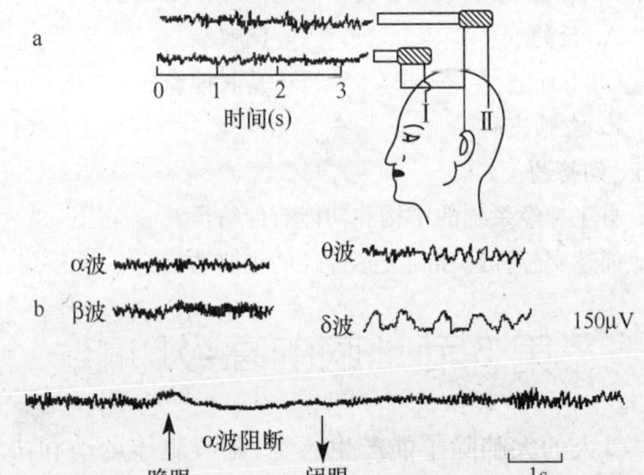

图 10-18　正常脑电图的描记和几种基本波形
a. 脑电图的描记方法；参考电极放置在耳壳(R)，由额叶(Ⅰ)电极导出的脑电波振幅低，由枕叶(Ⅱ)导出的脑电波振幅高频率较慢；b. 正常脑电波的基本波形

(一) 正常脑电图的波形

正常脑电图的波形不规则，一般主要依据频率的不同，分为4种基本波形(图10-18)。

1. α波 频率为每秒8～13次，波幅为20～100μV。人类α波在清醒、安静、闭眼时出现。α波的波幅常由小逐渐变大，再由大变小，如此反复而形成梭形，每一梭形持续1～2s。α波在枕叶的脑电图记录中最为显著。睁开眼或接受其他刺激时，α波立即消失而出现β波，这一现象称为α波阻断。当再次安静闭眼时，则α波又重现。

2. β波 频率为每秒14～30次，波幅为5～20μV。当受试者睁眼视物或接受其他刺激时即出现β波。一般认为，是新皮质在紧张活动状态下出现。在额叶和顶叶比较显著。

3. θ波 频率为每秒4～7次，波幅为100～150μV。成年人一般在困倦时出现。

4. δ波 频率为每秒0.5～3次，波幅为20～200μV。成人在清醒时见不到δ波，但常在睡眠状态下出现，极度疲劳或麻醉状态下也可出现。婴儿常可见到δ波。

人类脑电图在安静时的主要波形可随年龄而发生变化。临床上，癫痫患者或皮质有占位病变(如肿瘤等)的患者，脑电波会发生变化。因此，临床上可通过分析脑电图辅助诊断颅内疾病。

(二) 脑电波形成的机制

目前认为，皮质表面的电位变化主要是由大量神经元同步发生的突触后电位经总和形成的。进一步研究发现，脑电波节律的形成有赖于皮质下结构，特别是有赖于丘脑的活动。正常情况下，由丘脑上传的非特异投射系统的节律性兴奋到达大脑皮质，可引起皮质细胞自发脑电活动。

一般情况下，脑电波随大脑皮质不同的生理情况而变化。当有许多皮质神经元的电活动趋于一致时，就出现低频率高振幅的波形，这种现象称为同步化。如果脑电波由同步化慢波转为去同步化快波，表示兴奋过程的增强；反之，则表示抑制过程的加深。

四、觉醒与睡眠

觉醒与睡眠是人类和哺乳动物最明显的昼夜节律之一。觉醒与睡眠都是机体必不可少的生理过程。人类觉醒时可以从事各种体力和脑力劳动，睡眠时可恢复精力和体力。正常人每天睡眠所需的时间依年龄、个体有所不同。一般成年人每天需7～9h，新生儿18～20h，儿童的睡眠时间要比成人长，老年人睡眠时间较短。

睡眠时的生理变化：意识暂时消失，一切感觉功能减退，骨骼肌反射和肌紧张减弱，并伴有一系列自主神经功能的改变，如心率减慢、血压下降、呼吸变慢、发汗功能增强等。但是这一切变化能随着觉醒而迅速恢复，即睡眠具有可唤醒性，这是睡眠不同于麻醉或昏迷之处。

(一) 睡眠的时相

睡眠由两种时相组成，分别称为慢波睡眠和异相睡眠。

1. 慢波睡眠 脑电波特征为同步化慢波。慢波睡眠的表现如上所述，在慢波睡眠期，生长素的分泌明显增多，有利于促进生长和体力的恢复。

2. 异相睡眠 脑电波特征为去同步化快波。在异相睡眠期，各种感觉功能进一步减退，不易唤醒，骨骼肌反射活动和肌紧张进一步减弱，肌肉几乎完全松弛，有间断的阵发性表现，如部分躯体抽动、血压升高、心率加快、眼球快速运动等，所以又称快速眼球运动睡眠。

考点提示：睡眠的生理表现及其生理意义

在整个睡眠过程中两个时相交替出现。成人睡眠开始后首先进入慢波睡眠，持续80～120min后转入异相睡眠，后者维持20～30min，又转入慢波睡眠，如此反复转换4～5次，越接近睡眠后期，异相睡眠持续时间越长。在成人慢波睡眠和异相睡眠均可直接转为觉醒状态，但在觉醒状态下只能进入慢波睡眠，而不能直接进入异相睡眠。在异相睡眠期间，如果将其唤醒，80%左右的人诉说他正在做梦，所以做梦也是异相睡眠的特征之一。动物实验表明，异相睡眠期间，脑内蛋白质合成加快，因此，异相睡眠与幼儿神经系统的成熟、增进记忆和促进精力恢复有关系。但是，异相睡眠期间会出现间断的阵发性表现，这可能与某些疾病在夜间发作有关，如心绞痛、哮喘等。

(二) 睡眠的发生机制

目前研究倾向于睡眠中枢学说。睡眠是一个主动过程，脑干尾端存在一个睡眠中枢，这一中枢向上传导可作用于大脑皮质，并与上行激动系统的作用相拮抗，从而调节睡眠与觉醒的相互转化。对中枢递质的研究表明，慢波睡眠可能与脑干内5-羟色胺递质系统的活动有关，异相睡眠可能与脑干内5-羟色胺和去甲肾上腺素递质系统的活动有关。

小 结

人的大脑有复杂的条件反射、学习和记忆、语言、思维等高级功能。条件反射是大脑皮质活动的基本形式，其形成的基本条件是无关刺激与非条件刺激在时间上的结合。人类大脑皮质活动的特征是具有两个信号系统的活动和语言功能。大脑皮质活动时伴有生物电变化，临床上描记的脑电图就是大脑皮质自发产生的节律性电位变化的表现。人类具有最明显的昼夜节律，即觉醒和睡眠。

目标检测

一、名词解释

1. 条件反射 2. 第二信号系统

二、填空题

1. 形成条件反射的基本条件是________与________在时间上的结合，这个过程称________。
2. 正常成年人的脑电波一般可分为四种基本波形：________、________、________和________，其中频率最快、幅度最低的是________。
3. 成人睡眠是先以________睡眠入睡，后转入________睡眠。

三、判断题

1. 边缘系统不仅是内脏活动的高级中枢，而且与学习、记忆、情绪关系密切。
2. 第1信号系统的活动是非条件反射，第2信号系统的活动是条件反射。
3. 人和动物都具有第1信号系统和第2信号系统的活动。

四、选择题

1. 下列关于条件反射的叙述，不正确的是
   A. 形成的基本条件是强化
   B. 机体在后天生活过程中形成的
   C. 建立后可以发生消退
   D. 数量有限
   E. 使机体具有更大的适应性
2. 下列关于语言优势半球的叙述，错误的是
   A. 是人和动物共有 B. 与一定的遗传因素有关
   C. 主要是后天形成的 D. 往往集中在一侧大脑半球
   E. 成人优势半球受损，常有语言障碍
3. 慢波睡眠的特征是
   A. 脑电图呈现去同步化快波
   B. 生长素分泌减少
   C. 多梦
   D. 心率、呼吸加快，血压升高
   E. 对促进生长、体力恢复有利

五、问答题

1. 举例说明条件反射的形成过程及其生物学意义。
2. 简述睡眠时相及其生理意义。

（邵晋芹）

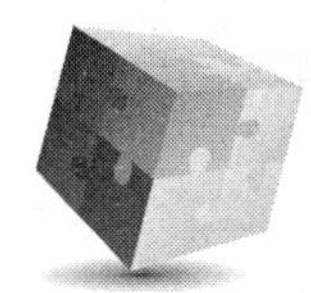

第 11 章　内分泌系统

第 1 节　概　　述

内分泌系统是由内分泌腺和分散存在于某些组织器官中的内分泌细胞组成。人体内主要的内分泌腺有垂体、甲状腺、甲状旁腺、肾上腺、胰岛、性腺、松果体和胸腺等(图 11-1)。散在于组织器官中的内分泌细胞比较广泛,如消化道黏膜、心、肾、肺、皮肤、下丘脑和胎盘等部位均存在着各种各样的内分泌细胞。内分泌系统亦是体内一个重要的调节系统。它与神经系统密切联系、相互配合、共同调节机体的各种功能活动,特别是新陈代谢、生长、发育、生殖等。内分泌系统对机体的调节是通过激素的作用来实现的。激素指的是由内分泌腺或内分泌细胞分泌的经体液传递而发挥调节作用的高效能生物活性物质。

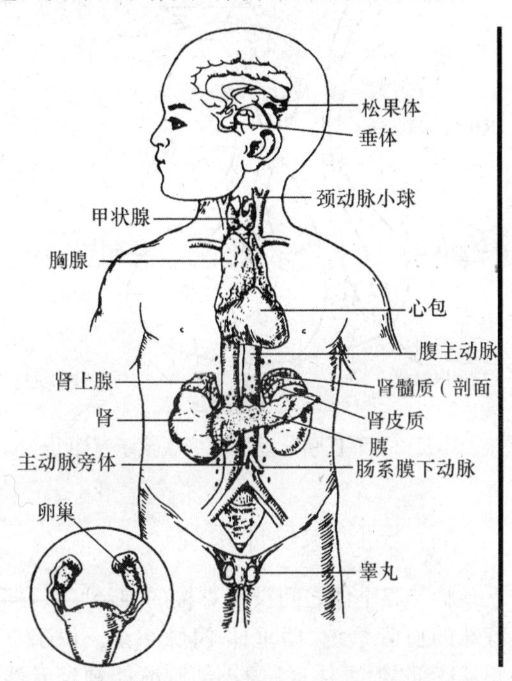

图 11-1　内分泌器官分布示意图

考点提示:激素的概念

链接

内分泌和外分泌

人体内某些细胞或腺体通过导管排出它的分泌物,这种现象称为外分泌。如汗腺、唾液腺、胃腺等都属于外分泌腺;而内分泌腺或内分泌细胞是将它们分泌的高效能的生物活性物质直接经血液或组织液作用于其他组织细胞,调节它们的功能活动,这种分泌方式称为内分泌。

一、激素作用的一般特征

激素虽然种类很多,作用复杂,但它们在发挥调节作用的过程中,都具有以下共同的特征。

(一)相对特异性

激素释放进入血液被运送到全身各个部位,虽然它们与各处的组织、细胞有广泛接触,但它只选择性地作用于某些器官、组织和细胞,称为激素作用的特异性。被激素选择性作用的器官、组织和细胞,分别称为靶器官、靶组织和靶细胞。激素作用的特异性与靶细胞上存在能与该激素发生特异性结合的受体有关。

链接

激素的相对特异性

有些激素作用的特异性很强,只作用于某一靶腺,如促甲状腺激素只作用于甲状腺,促肾上腺皮质激素只作用于肾上腺皮质,垂体促性腺激素只作用于性腺等。有些激素没有特定的靶腺,其作用比较广泛,如生长素、甲状腺激素等,它们几乎对全身的组织细胞的代谢过程都发挥调节作用,但是这些激素也是与细胞的相应受体结合而起作用的。

(二)信息传递作用

激素作为一种传递信息的化学物质,它只能调节靶细胞原有的生理生化过程,增强或减弱其反应和功能活动。在发挥调节作用的过程中,激素既不能添加成分,也不能提供能量,仅仅起着“信使”的作用,将生物信息传递给靶细胞。激素发挥作用后即刻被分解失活。

(三)高效能生物放大作用

激素在血液中的浓度都很低,一般在纳摩尔每升

(nmol/L),甚至在皮摩尔每升(pmol/L)。虽然激素的含量甚微,但其作用十分显著。其原因是激素与受体结合后,在细胞内发生一系列酶促反应,一个接一个,逐级放大,形成一个效能极高的生物放大系统。若某种激素分泌稍有过量或不足,会引起相应的功能亢进或减退的疾病。

链接

激素的生物放大作用

据估计,一个分子的胰高血糖素使一个分子的腺苷酸环化酶激活后,通过 cAMP-蛋白激酶,可激活一万个分子的磷酸化酶;一个分子的促甲状腺激素释放激素,可使腺垂体释放十万个分子的促甲状腺激素;0.1μg 的促肾上腺皮质激素释放激素,可引起腺垂体释放 1μg 促肾上腺皮质激素,后者能引起肾上腺皮质分泌 40μg 糖皮质激素,放大了 400 倍。据此不难理解血中的激素浓度虽低,但其作用却非常明显,所以体液中激素浓度维持相对的稳定,对发挥激素的正常调节作用极为重要。

(四) 激素间的相互作用

虽然激素的作用具有特异性,但在发挥作用时,激素与激素之间却往往相互联系、相互影响,主要表现为:①协同作用。激素之间对某项生理活动的调节结果是相类似的。如生长素、肾上腺素、糖皮质激素及胰高血糖素,虽然作用的环节不同,但均能提高血糖,在升糖效应上有协同作用。②拮抗作用。激素之间的调节结果是相互对抗的。如胰岛素能降低血糖,而胰高血糖素能升高血糖。③允许作用。有的激素本身并不能直接对某些器官、组织或细胞产生生理效应,但它的存在却是另一种激素发挥效应的必要条件或支持因素,这种现象称为允许作用。如糖皮质激素本身对血管平滑肌并无收缩作用,但只有它的存在,去甲肾上腺素才能很好地发挥缩血管的作用。

考点提示:激素作用的特征及允许作用

二、激素的分类

激素的种类繁多,来源复杂,按其化学性质可分为两大类。

(一) 含氮激素

含氮激素包括蛋白质类、肽类、胺类激素,如胰岛素、生长素、肾上腺素和甲状腺激素等。除甲状腺激素外,这类激素均易被消化酶分解而破坏,故不宜口服给药。

(二) 类固醇(甾体)激素

类固醇(甾体)激素主要是由肾上腺皮质和性腺分泌的激素,如皮质醇、醛固酮、雌激素、孕激素以及雄激素等。这类激素不易被消化酶破坏,一般可口服给药。

考点提示:不宜口服给药的激素

第 2 节 下丘脑和垂体

一、下丘脑和垂体的功能联系

下丘脑与垂体的联系非常密切,共同组成了下丘脑-垂体功能单位(图 11-2)。垂体分为腺垂体和神经垂体两个部分。下丘脑-垂体功能单位包括下丘脑-腺垂体系统和下丘脑-神经垂体系统两部分。

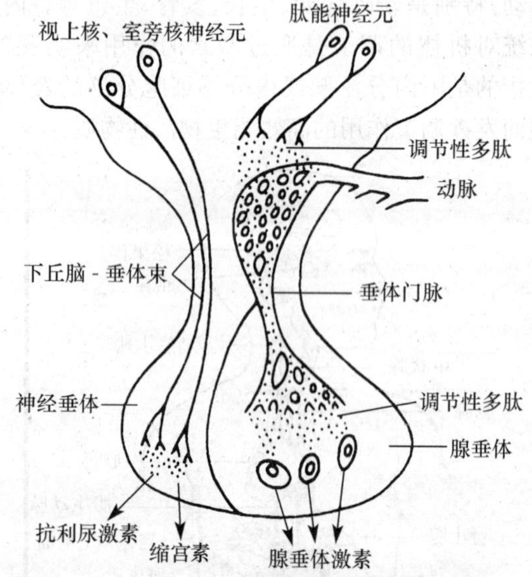

图 11-2 下丘脑与垂体功能联系示意图

(一) 下丘脑-腺垂体系统

下丘脑与腺垂体之间没有直接的神经联系,但有一套特殊的血管系统,即垂体-门脉系统。位于下丘脑内侧基底部“促垂体区”的小细胞肽能神经元能分泌多种肽类激素,统称为下丘脑调节肽,下丘脑调节肽通过垂体门脉系统被运送到腺垂体,调节腺垂体激素的合成与释放,构成下丘脑-腺垂体系统。迄今为止共发现九种调节肽,其化学性质及主要作用见表 11-1。

表 11-1 下丘脑调节肽的化学性质和主要作用

种类	化学本质	主要作用
促甲状腺激素释放激素(TRH)	3 肽	促进促甲状腺激素的分泌
促性腺激素释放激素(GnRH)	10 肽	促进黄体生成素、促卵泡激素的分泌
生长素释放激素(GHRH)	44 肽	促进生长素的分泌
生长抑素(GHRIH)	14 肽	抑制生长素的分泌
促肾上腺皮质激素释放激素(CRH)	41 肽	促进促肾上腺皮质激素的分泌
催乳素释放因子(PRF)	未定	促进催乳素的分泌
催乳素释放抑制因子(PIF)	未定	抑制催乳素的分泌
促黑激素释放因子(MRF)	未定	促进促黑激素的分泌
促黑激素释放抑制因子(MIF)	未定	抑制促黑激素的分泌

(二) 下丘脑-神经垂体系统

下丘脑与神经垂体之间有直接的神经联系。位于下丘脑视上核和室旁核的大细胞肽能神经元合成血管升压素(VP)和催产素(OXT),经下丘脑垂体束的轴浆运输到达并储存于神经垂体,构成下丘脑-神经垂体系统。

这样,下丘脑的一些神经元既保留了典型的神经细胞的功能,又能分泌激素,具有内分泌细胞的功能。它们可将从大脑皮质或中枢神经系统其他部位传来的神经信息转变为激素信息,以下丘脑为枢纽,把神经调节与体液调节联系起来。

链接

下丘脑调节肽

1968 年,Guillemin 实验室首次从 30 万头羊的下丘脑中成功地分离出几毫克促甲状腺激素释放激素(TRH),并于 1 年后确定其结构为三肽。1971 年,Schally 实验室从 16 万头猪的下丘脑中提纯了(促性腺激素释放激素)GnRH,并鉴定其为十肽。而后,生长激素释放抑制激素(GHRIH)、促肾上腺皮质激素释放激素(CRH)及生长激素释放激素(GHRH)被相继分离成功。另外,还有四种对腺垂体催乳素和促黑激素的分泌起促进或抑制作用的物质,因其化学结构尚未被确定,故暂称为因子。

二、腺 垂 体

腺垂体是体内最重要的内分泌腺,主要分泌七种激素,均属蛋白质或肽类。

(一) 腺垂体激素的生理作用

1. 生长素(GH) 是腺垂体中含量较多的一种蛋白质激素。GH 具有种属的特异性。除猴的 GH 外,从其他动物垂体提取的 GH 对人类不能产生生物效应。其主要生理作用如下。

(1) 促进机体生长:机体的生长发育受多种激素的调节,而 GH 是起关键作用的激素。GH 促进生长的作用主要是由于它能促进骨、软骨、肌肉及其他组织细胞的分裂增殖和蛋白质合成,从而使骨骼和肌肉的生长发育加快。实验证明,幼年动物在摘除垂体后,生长即停滞;但如及时给予补充 GH,则可使之恢复生长发育。临床观察发现若幼年时期 GH 分泌不足,则患儿生长停滞,身材矮小(但智力发育正常),称为侏儒症;如果幼年时期 GH 分泌过多,生长发育过度(超过 2m)则引起巨人症;成年人如果发生 GH 分泌过多的情况,由于骨骺已钙化闭合,长骨不会再生长,但肢端的短骨、颅骨及软组织可出现异常的生长,表现为手足粗大、鼻大唇厚、下颌突出及内脏器官增大等现象,称为肢端肥大症。

(2) 调节物质代谢:①蛋白质代谢。GH 可促进氨基酸进入细胞,加速 DNA、RNA 的合成,从而促进蛋白质合成,抑制蛋白质分解。②糖代谢。GH 还可抑制外周组织摄取和利用葡萄糖,减少葡萄糖的消耗,使血糖升高。③脂肪代谢。GH 可激活对激素敏感的脂肪酶,促进脂肪分解,增强脂肪酸的氧化,使组织的脂肪含量减少。由于脂肪分解为机体提供了能量,从而减少了糖的利用,使血糖升高。因此,GH 分泌过多时,可因血糖升高而引起糖尿,称为“垂体性糖尿病”。

考点提示:侏儒症及肢端肥大症

2. 催乳素(PRL) 是一种蛋白质激素。PRL 的生理作用广泛。

(1) 对乳腺的作用:PRL 可促进乳腺发育,引起并维持乳腺泌乳,故称为催乳素。

(2) 对性腺的作用:PRL 可促进排卵,促进黄体生成并分泌孕激素和雌激素。

3. 促黑激素(MSH) 促黑激素又称黑色素细胞刺激素。可促进皮肤、虹膜及毛发等处色素层的黑色素细胞合成黑色素,使皮肤、虹膜和毛发等颜色加深。

4. 促激素:(TSH、ACTH、FSH 及 LH)

(1) 促甲状腺激素(TSH):是一种糖蛋白激素,是调节甲状腺功能活动的主要激素。其主要作用是:①促进甲状腺合成和分泌甲状腺激素;②刺激甲状腺腺胞内核酸与蛋白质的合成,使甲状腺腺泡细胞增生,腺体增大。

(2) 促肾上腺皮质激素(ACTH):是一种多肽激素,它的主要作用是促进肾上腺皮质合成和分泌糖皮质激素,并参与促进肾上腺皮质束状带和网状带的生长和发育。

(3) 促卵泡激素(FSH):其主要作用是促进卵巢中的卵泡生长发育和成熟,并促使卵泡壁细胞分泌雌激素;在男性,促卵泡激素(也叫精子生成素)的主要作用是促进睾丸的曲细精管生成精细胞。

(4) 黄体生成素(LH):其主要作用是促进卵巢中发育成熟的卵泡排卵,并促使排卵后的卵泡壁发育成黄体,进而促使黄体细胞分泌大量的雌激素和孕激素;在男性,黄体生成素(也叫间质细胞刺激素)的主要作用是促进睾丸的间质细胞合成并分泌睾酮。

考点提示:腺垂体分泌的四种促激素的名称

(二) 腺垂体功能活动的调节

腺垂体的功能直接受下丘脑控制,同时也受外周靶腺激素对下丘脑-腺垂体系统的反馈调节。

1. 下丘脑对腺垂体激素分泌的调节　下丘脑分泌的九种调节肽,通过垂体门脉系统作用于腺垂体,促进或抑制腺垂体分泌相应的激素。

2. 外周靶腺激素的反馈调节　腺垂体分泌的四种促激素即 TSH、ACTH、FSH 及 LH,可促使各自的靶腺 甲状腺、肾上腺皮质和性腺分泌相应的激素。外周靶腺激素可通过反馈联系分别对腺垂体和下丘脑的功能起调节作用(图 11-3)。其反馈调节主要以负反馈为主,从而使相应靶腺激素在血中浓度保持于适宜水平。故下丘脑、腺垂体与外周靶腺之间实际形成了三个功能轴:下丘脑-腺垂体-甲状腺轴、下丘脑-腺垂体-肾上腺皮质轴、下丘脑-腺垂体-性腺轴。

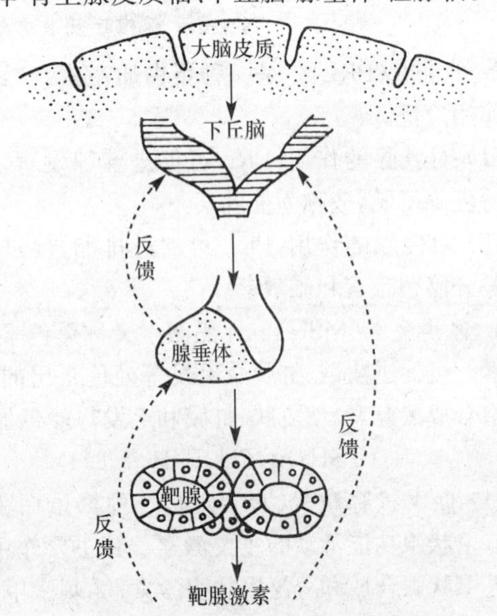

图 11-3　激素分泌的反馈调节示意图

→表示促进;---→表示抑制

3. 反射性调节　当机体内、外环境发生变化时,可反射性地通过高级中枢影响下丘脑活动,从而改变腺垂体的分泌功能。如应激刺激(如麻醉、手术、创伤、大出血、剧烈运动等)可引起 ACTH 和糖皮质激素的分泌增加;低血糖可使生长素释放激素和生长素分泌增加等。

三、神经垂体

神经垂体本身不能合成激素,只是储存和释放激素的部位。由它储存和释放的激素分别是血管升压素(VP)和催产素(OXT,又称缩宫素)。血管升压素和催产素都是九肽。在适宜刺激的作用下,神经垂体将这两种激素释放入血液循环。

(一) 血管升压素

血管升压素也称抗利尿激素(ADH)。生理剂量的 VP 可促进肾远端小管和集合管对水的重吸收,发挥抗利尿作用。大剂量的血管升压素有收缩血管、升高血压的作用。在机体脱水和失血等情况下,VP 的释放量明显增加,能发挥其升高和维持动脉血压以及保持体液的作用。临床上主要将大剂量 VP 作为内脏出血时的紧急止血剂来使用。

(二) 催产素

催产素(OXT)的化学结构与血管升压素相似,它们的生理作用也有一定的交叉。催产素的主要生理作用是在分娩时刺激子宫收缩和在哺乳期促进乳汁排出。

1. 促进子宫收缩　催产素促进子宫平滑肌收缩的作用与子宫的功能状态有关。催产素对非孕子宫的作用较弱,而对妊娠子宫的作用则比较强。低剂量催产素可引起子宫肌发生节律性收缩,大剂量催产素则可导致子宫出现强直性收缩。临床上常用于引产和产后宫缩无力出血的治疗。

2. 排乳作用　催产素使乳腺腺泡和导管周围的肌上皮细胞收缩,乳汁经输乳管从乳头射出。同时,催产素也有营养乳腺的作用,使哺乳期的乳腺保持丰满。

第 3 节　甲状腺和甲状旁腺

甲状腺是人体内最大的内分泌腺。甲状腺腺泡壁的上皮细胞能分泌甲状腺激素;腺泡之间的腺泡旁细胞(甲状腺 C 细胞)可分泌降钙素。甲状旁腺分泌甲状旁腺激素(PTH)。

案例 11-1

患者,女,36岁,2004年10月以来,出现无明显诱因的心慌,衣着不多,仍感燥热多汗,饭量增加且易饥饿,体重日渐消瘦,疲乏无力,脾气急躁,失眠多梦。多次就诊服用安神药效果欠佳。患者粪便成形,多每日2次,小便正常,近2个月以来月经量较前减少。既往体健,无结核或肝炎病史,家族中无精神病或高血压病史。查体:体温37.2℃,呼吸20次/分,脉搏90次/分,血压130/70mmHg,发育正常,营养尚可,情绪稍激动,双眼眼球突出,眼裂增宽,瞬目减少。两叶甲状腺可触及轻度肿大,且均匀无结节,无震颤及杂音。浅表淋巴结不大,心肺(一),腹软,肝脾未触及。

问题:

1. 运用所学知识,说出这位患者的临床诊断。
2. 患病器官的功能是什么?

一、甲状腺激素

甲状腺激素主要有两种:一种是四碘甲腺原氨酸(T_4)又称甲状腺素;另一种是三碘甲腺原氨酸(T_3)。T_4 的含量较 T_3 多,约占总量的90%,但 T_3 的生物活性较 T_4 强约5倍。合成甲状腺激素的主要原料是碘和甲状腺球蛋白(TG)。碘主要来源于食物。碘对甲状腺的正常功能至关重要,过多或过少都将抑制甲状腺的功能。因此,各种原因引起的碘缺乏,都可导致甲状腺激素合成减少,从而影响甲状腺的功能。

考点提示:合成甲状腺激素的主要原料

(一)甲状腺激素的生理作用

甲状腺激素的作用十分广泛,其主要的作用是促进物质代谢与能量代谢,促进生长发育。

1. 对代谢的影响

(1)能量代谢:甲状腺激素具有显著的产热效应,可提高机体绝大多数组织的耗氧量和产热量,提高基础代谢率。此外,甲状腺激素也能促进脂肪酸氧化,产生大量热能,从而使基础代谢率增高。故在临床上测定基础代谢率(BMR),有助于了解甲状腺的功能状态。

链接

甲状腺疾病

患甲状腺功能亢进的患者,产热量增加,基础代谢率可升高60%~80%,体温偏高,怕热,容易出汗。由于代谢率增高,体内的脂肪和蛋白质分解都增加,如果进食量没有相应增加,患者就会消瘦,体重降低。反之,甲状腺功能低下的患者,产热量减少,基础代谢率可降低30%~50%,体温偏低,喜热怕冷。这两种状态均不能很好地适应环境温度的变化。

(2)物质代谢

1)蛋白质代谢:生理剂量的甲状腺激素可促进蛋白质的合成,有利于机体的生长发育。但是大剂量的甲状腺激素却使蛋白质分解代谢显著增强,尤其是骨骼肌的蛋白质分解明显。在缺乏甲状腺激素的儿童,给予小剂量甲状腺激素可增加蛋白质的合成,但给予大剂量甲状腺激素时则可使蛋白质分解代谢加强。故甲状腺功能亢进的患者表现为肌肉消瘦和无力;而分泌过少(如甲状腺功能低下的患者),则蛋白质合成减少,肌肉乏力,组织间隙中黏蛋白增多,并结合大量离子和水分子,形成一种特殊的指压不凹陷的水肿,称为黏液性水肿。

2)糖代谢:甲状腺激素可促进小肠黏膜对糖的吸收,增强糖原分解,并能增强肾上腺素、胰高血糖素、生长激素的升血糖作用,使血糖升高;同时又增强外周组织对糖的利用,使血糖降低。但升高血糖的作用较强。甲状腺功能亢进患者在进食后血糖迅速升高,甚至出现糖尿,但随后又快速降低。

3)脂肪代谢:甲状腺激素可促进脂肪酸氧化,加速胆固醇降解,并增强儿茶酚胺与胰高血糖素对脂肪的分解作用。甲状腺激素也可促进胆固醇的合成,但分解的速度超过合成速度,因此,甲状腺功能亢进时,患者血中胆固醇的含量常低于正常。甲状腺功能低下的患者血中胆固醇的含量常高于正常,容易引起动脉粥样硬化。

考点提示:结合甲状腺激素对代谢的影响,理解甲状腺疾病的主要临床表现;形成黏液性水肿的原因

2. 对生长发育的影响 甲状腺激素是维持机体正常生长发育不可缺少的激素,特别是对骨和脑(尤神经细胞的轴突、树突、髓鞘以及胶质细胞的形成)的发育尤为重要。胚胎时期缺碘而导致甲状腺激素合成不足或出生后甲状腺功能低下的婴幼儿,可导致脑和长骨的发育明显障碍,表现为智力低下,且身材矮小,称为呆小症(即克汀病)。在儿童生长发育的过程中,甲状腺激素和生长激素有协同作用,如缺乏甲状腺激素,则可影响生长激素发挥正常作用。这可能与甲状腺激素能增强生长素介质的活性及增加骨更新率的作用有关。

考点提示:呆小症

链接

呆 小 症

呆小症患儿脑各个部位的神经细胞变小,神经髓鞘生长延迟,中枢神经系统某些酶的合成发生障碍,蛋白质、磷脂和递质的含量减少,以致智力低下;同时骨化中心发育不全,骨髓愈合延迟,长骨生长停滞,导致身材矮小。但在胚胎期胎儿骨的生长并不必需甲状腺激素,因此胎儿出生时的身高可以基本正常,而在出生后数周出现生长停滞。对呆小症的治疗必须抓紧时机,应在出生后3个月内补充甲状腺激素,过迟则难以奏效。

3. 其他作用

(1) 对神经系统的影响:甲状腺激素可提高中枢神经系统的兴奋性。因此,甲状腺功能亢进的患者,表现为烦躁不安、多言多动、喜怒无常、失眠多梦、注意力不易集中及肌肉颤动等;相反,甲状腺功能低下的患者则容易出现记忆力减退、感觉迟钝、行动迟缓、表情淡漠及终日嗜睡等症状。

(2) 对心血管活动的影响:甲状腺激素对心血管系统活动也有明显的影响。T_3 和 T_4 能促进心肌细胞肌质网的 Ca^{2+} 释放,可使心率加快,心肌收缩力增强,增加心输出量及心脏做功,故甲状腺功能亢进的患者常出现心动过速、心肌肥大,甚至因心肌过度劳累而导致心力衰竭。此外,甲状腺激素还可以直接或间接地引起血管平滑肌舒张,外周阻力降低。因此甲状腺功能亢进患者的脉压常增大。

除上述作用外,甲状腺激素还可影响生殖功能,对胰岛、甲状旁腺及肾上腺皮质等内分泌腺的分泌也有不同程度的影响。

(二) 甲状腺激素分泌的调节

1. 下丘脑-腺垂体-甲状腺轴的调节　下丘脑分泌的TRH通过垂体-门脉系统作用于腺垂体,可促进腺垂体TSH的合成和释放。TSH是调节甲状腺功能活动的主要激素。其作用包括两个方面:一是促进甲状腺激素的合成与释放,使血中 T_3、T_4 的浓度增高;另一方面是促进甲状腺细胞增生、腺体肥大。血中游离 T_3、T_4 浓度的改变,可对腺垂体TSH的分泌起反馈性的调节作用。当血中 T_3、T_4 浓度增高时,可反馈性抑制TRH和TSH的分泌,从而使甲状腺激素的释放减少。这种负反馈作用是体内甲状腺激素浓度维持生理水平的主要机制(图11-4)。

链接

地方性甲状腺肿

地方性甲状腺肿(简称地甲病,俗称"粗脖子病")是由碘缺乏引起的一种疾病。由于水和食物中碘含量不足,体内 T_3、T_4 合成减少,而引起代偿性甲状腺肿大。其发病机制是由于血中 T_3、T_4 长期降低,对腺垂体的反馈性抑制作用减弱,引起TSH分泌增加,从而导致甲状腺组织的代偿性增生和肥大。

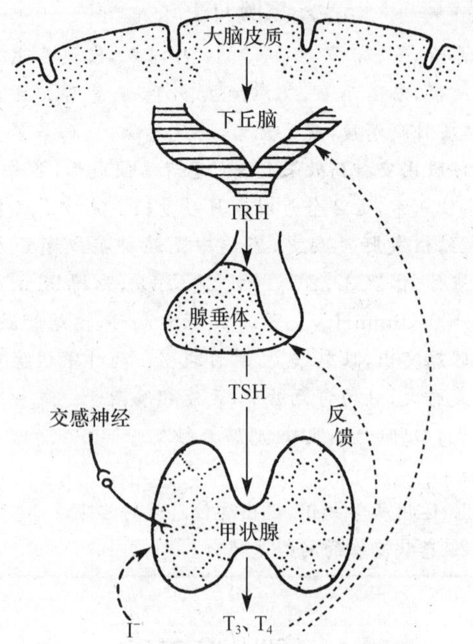

图11-4　甲状腺激素分泌调节示意图

TRH:促甲状腺激素释放激素;TSH:促甲状腺激素;——→表示促进;---→表示抑制

2. 甲状腺的自身调节　在没有神经和体液因素影响下,甲状腺还可根据血碘水平调节其自身对摄取碘及合成甲状腺激素的能力,称为甲状腺的自身调节。这是一种有一定限度的缓慢的调节机制。当外源性碘量增加时,最初 T_3、T_4 的合成增加,但碘量超过一定限度后,T_3、T_4 的合成速度不但不继续增加,反而明显下降。血碘浓度达到10mmol/L时,甲状腺的聚碘作用完全消失。如再继续加大碘量,则抑制聚碘的作用又会消失,使激素合成再次增加,出现对高碘的适应。相反,当血碘含量不足时,甲状腺的聚碘作用增强,甲状腺激素的合成也加强。临床上常利用过量碘产生的抗甲状腺效应来处理甲状腺危象和用于甲状腺手术的术前准备。

3. 自主神经的作用　甲状腺受交感神经和副交感神经支配。电刺激交感神经和副交感神经可分别促进和抑制甲状腺激素的合成与释放。此外,有些激素也可以影响腺垂体TSH的分泌。例如,雌激素能促进腺垂体分泌TSH,糖皮质激素和生长素则抑制腺垂体分泌TSH。

考点提示:地方性甲状腺肿的产生原因

二、甲状旁腺激素

甲状旁腺激素(PTH)是由甲状旁腺主细胞合成和分泌的激素。甲状旁腺激素的主要作用是升高血钙和降低血磷,是调节血钙和血磷水平的最重要的激素。骨骼和肾脏是甲状旁腺激素的主要靶器官。

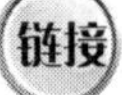

重要的甲状旁腺

实验中将动物的甲状旁腺切除后，其血钙水平逐渐下降，出现低钙抽搐，并可导致死亡；而血磷则逐渐升高。临床上进行甲状腺手术时，如误将甲状旁腺摘除，可造成患者严重的低血钙，发生手足抽搐；如不及时治疗，可因喉部肌肉痉挛而窒息死亡。可见，PTH对生命活动是十分重要的。

(一) 甲状旁腺素的主要生理作用

1. PTH对肾脏的作用　PTH能促进肾远端小管对Ca^{2+}的重吸收，使尿钙减少，血钙升高。同时，PTH可抑制肾近端小管对磷的重吸收，促进磷的排出，使血磷降低。

2. PTH对骨的作用　PTH可促进骨钙入血，其作用为：①使骨细胞膜对Ca^{2+}的通透性迅速增高，骨液中的Ca^{2+}进入细胞，然后钙泵活动增强，将Ca^{2+}转运至细胞外液中，引起血钙升高(快速效应)；②使破骨细胞溶骨活动增强，同时促进破骨细胞的生成，加速骨组织的溶解，使钙、磷进入血液(延迟效应)。

3. PTH对小肠的作用　PTH可激活肾内的1,25-羟化酶，使无活性的维生素D_3转变为有活性的维生素D_3，后者可促进小肠对钙的吸收，使血钙升高。

(二) 甲状旁腺激素分泌的调节

1. 血钙水平　甲状旁腺主细胞对低血钙极为敏感，血钙浓度的轻微下降，在1分钟内即可引起PTH分泌增加，从而促进骨钙释放和肾小管对钙的重吸收，使血钙浓度迅速回升。这是一个负反馈调节方式。如果发生长时间的低血钙，可使甲状旁腺增生；相反，长时间的高血钙则可使甲状旁腺发生萎缩。因此血钙水平是调节甲状旁腺分泌的最主要的因素。

2. 其他因素　血磷浓度升高可使血钙降低，从而刺激PTH的分泌。血镁浓度降至较低时，可使PTH分泌减少。儿茶酚胺促进PTH的分泌。

三、降　钙　素

降钙素是由甲状腺C细胞分泌的肽类激素。

(一) 降钙素的生理作用

降钙素的主要作用是降低血钙和血磷，其受体主要分布在骨和肾。

1. 对骨的作用　降钙素能抑制破骨细胞的活动，使溶骨过程减弱，同时还能使成骨过程增强，骨组织中钙、磷沉积增加，而血中钙、磷水平降低。在成人，降钙素对血钙浓度的调节作用较小，故降钙素抑制成人破骨细胞的活动对血钙水平的影响不大。但在儿童，由于骨的更新速度快，通过破骨细胞的活动每天可向细胞外液提供5g以上的钙，相当于细胞外液总钙量的5～10倍。因此降钙素对儿童血钙的调节作用更为重要。

2. 对肾的作用　降钙素能减少肾小管对钙、磷、钠及氯等离子的重吸收，因此可增加这些离子在尿中的排出量。

(二) 降钙素分泌的调节

降钙素的分泌主要受血钙水平调节。血钙浓度增加时，降钙素分泌增多，反之则分泌减少。降钙素与甲状旁腺激素对血钙的作用相反，两者共同调节血钙浓度，维持血钙的稳态。

第4节　肾　上　腺

肾上腺位于两侧肾脏的内上方，包括皮质和髓质两个部分。肾上腺的皮质和髓质在结构和功能上都不相同，实际上是两个独立的内分泌腺。肾上腺皮质分泌类固醇激素，其作用广泛，对维持机体的基本生命活动十分重要。肾上腺髓质分泌儿茶酚胺类激素，在机体应急反应中起重要的作用。

一、肾上腺皮质激素

肾上腺皮质由外向内可分为球状带、束状带和网状带。球状带分泌盐皮质激素，主要是醛固酮；束状带分泌糖皮质激素，主要是皮质醇；网状带分泌少量的性激素，以雄激素为主，也有微量雌激素。由于这些激素都属于类固醇的衍生物，故统称为类固醇激素。胆固醇是合成肾上腺皮质激素的基本原料，主要来自血液。

关于醛固酮的生理作用和分泌调节在第八章已经介绍，有关性激素的内容将在第12章介绍，这里着重讨论糖皮质激素。

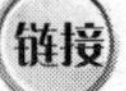

维持生命的肾上腺

人们在实验过程中发现摘除动物的肾上腺后，动物很快就衰竭死亡；如能及时给予肾上腺皮质的提取物，则可以维持动物的生命。可见肾上腺皮质对于生命活动的维持是极为重要的。

(一) 糖皮质激素的生理作用

正常人血浆中的糖皮质激素主要为皮质醇，其次为皮质酮。糖皮质激素的作用广泛而复杂，对多种器官、组织都有影响。主要有以下几个方面。

1. 对物质代谢的影响

(1) 糖代谢：糖皮质激素可促进糖异生，增加肝糖原的储存，减少外周组织对糖的摄取和利用，因而使血糖升高。如果糖皮质激素分泌过多，会出现高血糖，甚至出现糖尿(类固醇性糖尿病)；相反，肾上腺皮质功能低下的患者(如艾迪生病)则可发生低血糖。

(2) 蛋白质代谢：糖皮质激素可促进肝外组织特别是肌肉组织的蛋白分解，并加速氨基酸进入肝脏，生成肝糖原。因而，糖皮质激素分泌过多时，蛋白质分解增强，合成减少，可出现生长停滞、肌肉消瘦、伤口愈合延迟、骨质疏松、皮肤变薄、淋巴组织萎缩等现象。

(3) 脂肪代谢：糖皮质激素可促进脂肪分解，增强脂肪酸在肝内氧化，有利于糖异生。肾上腺皮质功能亢进时，由于全身不同部位脂肪组织对糖皮质激素的敏感性不同，体内脂肪发生重新分布，使四肢脂肪组织分解增强，而面、肩、背、腹部的脂肪合成增加，出现面圆(满月脸)、背厚(水牛背)、躯干部发胖(水桶腰)而四肢消瘦，形成所谓“向心性肥胖”的特殊体形。

考点提示：向心性肥胖

2. 对水盐代谢的影响　糖皮质激素可降低肾小球入球小动脉的阻力，增加肾血浆流量，使肾小球滤过率增加，有利于水的排出。皮质功能不全的患者，肾脏排水能力降低，严重时可出现“水中毒”。此时，补充糖皮质激素可使病情缓解，而补充盐皮质激素则无效。此外，糖皮质激素还有较弱的保钠排钾作用。

3. 其他作用

(1) 对血液系统的影响：糖皮质激素可刺激骨髓的造血功能，使血液中红细胞和血小板的数量增加；同时可动员附着在血管边缘的中性粒细胞进入血液，故血液中的中性粒细胞计数增加。糖皮质激素还能抑制胸腺和淋巴组织细胞的有丝分裂，使淋巴细胞减少，临床上用于治疗淋巴肉瘤和淋巴细胞性白血病。此外，糖皮质激素还可使嗜酸粒细胞滞留在脾和肺内，使外周血液中的嗜酸粒细胞计数减少。

考点提示：血细胞的改变（“三多两少”）

(2) 对循环系统的影响：糖皮质激素并不能直接引起血管收缩，但必须有少量糖皮质激素存在，去甲肾上腺素的缩血管作用才能表现出来。糖皮质激素的这种作用称为允许作用。另外，糖皮质激素可降低毛细血管壁的通透性，减少血浆的滤过，有利于维持血容量。当皮质功能减退时可使体内血管扩张、毛细血管壁的通透性增大，血压下降。

考点提示：被糖皮质激素允许的激素

(3) 在应激反应中的作用：当机体受到各种有害刺激时(如感染、缺氧、饥饿、创伤、手术、疼痛、寒冷及精神紧张等)，血液中 ACTH 的浓度增加，糖皮质激素的分泌也增多，并产生一系列非特异性反应，称为应激反应。在应激反应中，下丘脑-腺垂体-肾上腺皮质轴的活动增强，可提高机体对有害刺激的耐受力和生存能力；同时，交感-肾上腺髓质系统的活动也加强，血液中儿茶酚胺的含量增加。其他激素，如生长激素、催乳素、胰高血糖素、血管升压素及醛固酮的分泌也增加。所以应激反应是一种以 ACTH 和糖皮质激素分泌增加为主，多种激素共同参与的使机体抵抗力增强的非特异性反应。能引起 ACTH 和糖皮质激素分泌增加的各种刺激，称为应激刺激。肾上腺皮质功能不全时，应激反应减弱，对有害刺激的耐受力降低，严重时可危及生命。

考点提示：应激反应

(4)消化系统：糖皮质激素能增加胃酸和胃蛋白酶的分泌，抑制胃黏液分泌，加速胃上皮脱落，降低胃黏膜的自身保护和修复功能。故长期大量服用糖皮质激素，可诱发和加剧溃疡病的发生。

(5) 神经系统：糖皮质激素可提高中枢神经系统的兴奋性。肾上腺皮质功能亢进的患者，常出现烦躁不安、注意力不集中、失眠等症状。

另外，大量糖皮质激素还有抗炎、抗中毒、抗过敏、抗休克等作用。

(二) 糖皮质激素分泌的调节

糖皮质激素的分泌可分为基础分泌和应激分泌两种形式。前者是指在正常生理状态下的分泌，后者是指应激刺激时机体发生适应性反应时的分泌。但无论是基础分泌还是应激分泌，均由下丘脑-腺垂体-肾上腺皮质轴进行调控。

1. 下丘脑-腺垂体对肾上腺皮质功能的调节　下丘脑促垂体区可合成和释放 CRH，CRH 通过垂体门脉系统被运送到腺垂体使 ACTH 分泌增多，进而刺激肾上腺皮质对糖皮质激素的合成与释放。下丘脑 CRH 的释放呈日周期节律和脉冲式释放，一般在清晨 6～8 时分泌达高峰，午夜分泌最少。摘除腺垂体的动物，肾上腺皮质束状带和网状带萎缩，糖皮质激素的分泌显著减少，如及时补充 ACTH，可使已发生萎缩的束状带与网状带恢复功能，糖皮质激素的分泌水平回升。

2. 糖皮质激素对下丘脑和腺垂体的反馈调节　当血中糖皮质激素浓度升高时，可反馈性地抑制下丘脑 CRH 神经元和腺垂体 ACTH 神经元的活动，使 CRH 释放减少，ACTH 合成及释放受到抑制。这种反馈称为长反馈。腺垂体分泌的ACTH也可反馈性地抑制CRH神经元的活动,称为短反馈(图11-5)。糖皮质激素对CRH和ACTH分泌的负反馈调节作用,是通过抑制下丘脑CRH及腺垂体ACTH的合成和降低腺垂体ACTH细胞对CRH的反应性等方式实现的。在应激时这种负反馈调节被抑制或甚至消失,血中ACTH和糖皮质激素的浓度升高。

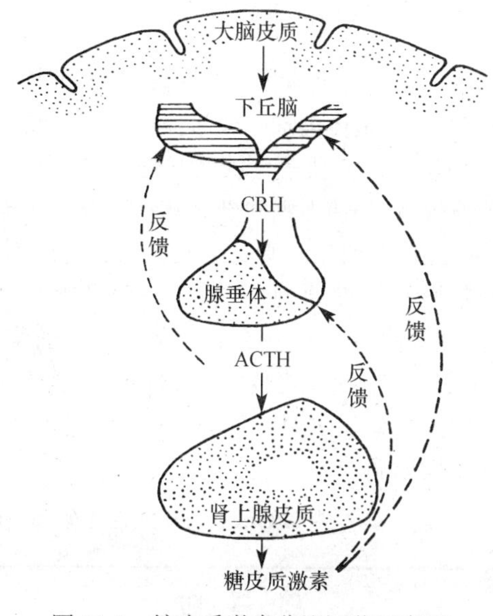

图11-5 糖皮质激素分泌调节示意图

CRH:促肾上腺皮质激素释放激素;ACTH:促肾上腺皮质激素;⟶表示促进;--→表示抑制

由于存在这种复杂的反馈调节,长期大量应用糖皮质激素的患者,外源性糖皮质激素可通过长反馈抑制ACTH的合成与分泌,甚至造成肾上腺皮质萎缩,分泌功能停止。长期服用糖皮质激素的患者如果突然停药,由于ACTH水平很低和肾上腺皮质萎缩,血中糖皮质激素水平低下,可引起肾上腺皮质危象,甚至危及生命。因此,必须采取逐渐减量的停药方法或间断给予ACTH,以防止肾上腺皮质萎缩。

考点提示:长期大量使用糖皮质激素的患者应如何停药

二、肾上腺髓质激素

肾上腺髓质分泌肾上腺素(E)和去甲肾上腺素(NE或NA)。它们均属于儿茶酚胺类,合成原料是酪氨酸。肾上腺髓质释放入血的肾上腺素与去甲肾上腺素的比例大约为4∶1,即以肾上腺素为主。在血液循环中的去甲肾上腺素主要来自交感神经末梢的释放,其次是肾上腺髓质。

(一) 肾上腺髓质激素的生理作用

由于肾上腺素受体在机体分布广泛,故肾上腺素和去甲肾上腺素对各器官、组织的作用也十分复杂(表11-2)。

表11-2 肾上腺素与去甲肾上腺素的主要作用

比较项目	肾上腺素	去甲肾上腺素
心率	加快	减慢
心输出量	增加	不定
冠状血流量	增加	增加
皮肤小动脉	收缩	收缩
肌肉小动脉	舒张	收缩
血压	升高 (心输出量增加)	明显升高 (外周阻力增大)
支气管平滑肌	舒张	稍舒张
妊娠子宫平滑肌	舒张	收缩
代谢	增强	稍增强

肾上腺髓质受交感神经节前纤维支配,两者关系密切,组成交感-肾上腺髓质系统。人在安静时,肾上腺髓质激素分泌很少。当机体遭遇特殊紧急情况时,如畏惧、焦虑、剧痛、失血、缺氧、创伤及剧烈运动等,这一系统立即被调动起来,使肾上腺髓质激素分泌明显增多。其意义在于调动机体的潜能,提高机体的战斗力,让机体更能有效地适应紧急状态。此状态可提高中枢神经系统的兴奋性,使人处于警觉状态,反应灵敏;心率加快,心肌收缩力加强,心输出量增加,血压升高;呼吸频率和每分通气量增加;全身血液重新分布,保证重要器官的血液供应;血糖升高,脂肪分解加速,葡萄糖与脂肪酸氧化过程增强,以适应在应急情况下机体对能量的需要。这种在紧急情况下通过交感-肾上腺髓质系统活动增强所发生的适应性变化,称之为应急反应。

考点提示:应急反应

链接

应急反应与应激反应

"应急"与"应激"是两个不同但又相关的概念。引起"应急"反应的刺激,往往也可以引起"应激"反应,两者既有区别,又相辅相成:即"应急"反应是机体在紧急状态下,交感-肾上腺髓质系统活动增强,使血中肾上腺髓质激素含量明显增加,从而充分调动人体的潜能,提高"战斗力",使机体更能有效地适应紧急状态。"应激"反应是机体受到各种有害因素刺激时,下丘脑-腺垂体-肾上腺皮质轴的活动增强,血中ACTH和糖皮质激素浓度明显增高,可提高机体对有害刺激的耐受力和生存能力,帮助机体渡过难关。两者共同作用,使机体的适应能力更加完善。

(二) 肾上腺髓质激素分泌的调节

1. 交感神经的作用　交感神经兴奋时，其节前纤维末梢释放乙酰胆碱(ACh)，作用于嗜铬细胞上的N受体，引起肾上腺素和去甲肾上腺素的释放。

2. ACTH的作用　有直接和间接两种作用方式。ACTH可直接刺激肾上腺髓质的分泌，也可间接通过糖皮质激素促进肾上腺髓质分泌激素。糖皮质激素可直接促进肾上腺髓质分泌激素。

3. 反馈调节　当细胞内儿茶酚胺浓度增加到一定程度时，可抑制某些合成酶的活性，使儿茶酚胺的合成减少。反之，当胞质中儿茶酚胺减少时，则可解除上述的负反馈作用，使儿茶酚胺合成增多。

第5节 胰　岛

胰岛是散在于胰腺外分泌细胞之间的一些如同岛屿一样的内分泌细胞群的总称。人胰腺中约有100万～200万个胰岛。胰岛细胞可分为五种类型：A细胞约占胰岛细胞的20%，分泌胰高血糖素；B细胞数量最多，约占75%，分泌胰岛素；D细胞占胰岛细胞的5%左右，分泌生长抑素(SS)；D_1细胞可能分泌血管活性肠肽(VIP)；而PP细胞数量很少，分泌胰多肽(PP)。本节主要讨论胰岛素和胰高血糖素。

一、胰 岛 素

胰岛素是含有51个氨基酸残基的小分子蛋白质。正常人在空腹状态下，血清胰岛素浓度为35～145pmol/L。血液中的胰岛素以结合(与血浆蛋白结合)及游离的两种形式存在，两者间保持动态平衡。只有游离型胰岛素才具有生物活性。胰岛素在血中的半衰期仅5～6min，主要在肝脏内灭活。

链接

胰岛素的发现与作用

1965年，我国科学家首次人工合成了具有高度生物活性的结晶牛胰岛素，开创了人类历史上人工合成蛋白质的先例，为探索人类生命的奥秘做出了重大贡献。1982年，第一个基因工程药物重组人胰岛素问世。根据胰岛素的生理作用，临床上常将其与葡萄糖等组成能量合剂，用于治疗某些因组织损伤或糖利用障碍的疾病，如肝硬化、肝炎、心肌损害等。

案例11-2

患者，女，54岁，自2003年7月以来出现疲乏无力、口渴多饮(每日饮水约4大暖瓶)、多尿(每日小便约20次左右)，食欲增加且体重下降约15kg，并有自汗、便秘、手足麻木疼痛等症状。实验室检查：空腹血糖和餐后血糖都明显超过正常，尿糖呈强阳性。

问题：

1. 根据所学知识说出该患者得的是什么病？
2. 说出影响此疾病的激素的主要生理作用。

(一) 胰岛素的生理作用

胰岛素是促进机体合成代谢，维持血糖浓度稳态的主要激素，也是体内唯一能够降低血糖的激素。

1. 对糖代谢的调节　胰岛素通过增加糖的去路与减少糖的来源，使血糖降低。胰岛素能促进全身组织，特别是肝脏、肌肉和脂肪组织摄取和利用葡萄糖，促进肝糖原和肌糖原的合成，抑制糖异生和糖原分解，促进葡萄糖转变为脂肪酸，并储存于脂肪组织中，从而降低血糖水平。当胰岛素缺乏时，血糖浓度升高。血糖水平如超过肾糖阈，尿中就可出现葡萄糖，从而导致糖尿病。

考点提示：体内唯一能降低血糖的激素

链接

糖 尿 病

糖尿病是体内胰岛素缺乏引起机体广泛的代谢障碍性疾病。患者由于葡萄糖利用障碍，使血糖浓度升高。血糖水平如超过肾糖阈，尿中就可出现葡萄糖，从而导致糖尿病。当大量葡萄糖从尿中排出时，通过渗透性利尿使尿量增多，患者出现多尿、多饮、多食、体重减少等典型的“三多一少”症状。糖尿病后期，由于脂肪分解增强，会产生大量脂肪酸，后者在肝内氧化成大量酮体，可引起酮血症和酸中毒。胰岛素分泌过量或注射胰岛素后进食糖类过少，可发生低血糖，严重时可致昏迷或休克。

2. 对脂肪代谢的调节　胰岛素可促进脂肪的合成与储存，同时抑制脂肪分解，使血中游离脂肪酸减少。胰岛素分泌不足时，脂肪分解增强，血脂升高，可引起动脉硬化。同时产生的大量脂肪酸在肝内氧化成大量酮体，可引起酮血症和酸中毒，甚至危及生命。

3. 对蛋白质代谢的调节　胰岛素可促进蛋白质合成，并抑制蛋白质分解，故对机体的生长发育有促进作用。但胰岛素单独作用时，其促进生长的作用并不强，在与生长激素共同作用时，能发挥明显的协同效应。

4. 对电解质代谢的作用　胰岛素可促进K^+、Mg^{2+}及磷酸根离子进入细胞，使血钾降低。

考点提示：简述胰岛素的生理作用

（二）胰岛素分泌的调节

1. 血糖浓度 血糖浓度是调节胰岛素分泌的最重要的因素。B细胞对血糖浓度的变化十分敏感，血糖浓度升高时，可直接刺激胰岛B细胞，使胰岛素分泌增加；相反，血糖浓度降低时则抑制胰岛素的分泌，从而维持血糖水平的相对稳定。

考点提示：调节胰岛素分泌的重要因素

> 链接
>
> **血中氨基酸和脂肪酸对胰岛素分泌的影响**
>
> 许多氨基酸都有刺激胰岛素分泌的作用，以精氨酸和赖氨酸的作用为最强。血中脂肪酸和酮体明显增多时也可促进胰岛素的分泌。氨基酸和血糖对刺激胰岛素分泌有协同作用，两者同时升高时，可使胰岛素分泌量成倍增长。长时间的高血糖、高氨基酸和高脂血症可持续刺激胰岛素分泌，致使胰岛B细胞衰竭，引起糖尿病。临床上常用口服氨基酸后血中胰岛素水平的改变作为判断胰岛B细胞功能的检测手段。

2. 激素作用

（1）胃肠激素：在胃肠激素中，促胃液素、促胰液素、缩胆囊素和抑胃肽均有促进胰岛素分泌的作用。但目前认为，只有抑胃肽才是葡萄糖依赖的胰岛素分泌刺激因子，而促胃液素、促胰液素及缩胆囊素则可能是通过升高血糖而间接刺激胰岛素分泌的。

（2）生长激素、皮质醇及甲状腺激素：这三种激素可通过升高血糖而间接刺激胰岛素分泌。如长期大剂量应用这些激素，有可能使B细胞衰竭而导致糖尿病。

（3）胰高血糖素和生长抑素：胰岛A细胞分泌的胰高血糖素和D细胞分泌的生长抑素，可分别刺激和抑制B细胞分泌胰岛素。胰高血糖素引起的血糖升高又可进一步引起胰岛素的释放。

考点提示：胰岛素与其他激素的相互作用

3. 神经调节 胰岛受迷走神经和交感神经双重支配。迷走神经兴奋，既可直接促进胰岛素分泌，也可通过刺激胃肠激素释放而间接地引起胰岛素分泌。交感神经兴奋时，抑制胰岛素分泌。

二、胰高血糖素

胰高血糖素是胰岛A细胞分泌的，由29个氨基酸残基组成的多肽，是体内促进分解代谢的激素。

（一）胰高血糖素的生理作用

胰高血糖素具有很强的促进分解代谢的作用，作用的靶器官是肝脏。胰高血糖素可促进肝糖原（但对肌糖原的分解作用不明显）分解和糖异生增强而升高血糖；还可以促使氨基酸转化为葡萄糖，抑制蛋白质的合成，促进脂肪分解，因此被认为是促进分解代谢的激素。

（二）胰高血糖素分泌的调节

1. 血糖浓度 血糖浓度是调节胰高血糖素分泌的重要因素。当血糖水平降低时，可促进胰高血糖素的分泌；反之，则分泌减少。饥饿可促进胰高血糖素的分泌，这对维持血糖水平，保证脑的代谢和能量供应具有重要的意义。高蛋白餐或静脉注射氨基酸可刺激胰高血糖素分泌，其效应与注射葡萄糖相反。血中氨基酸的作用，一方面通过促进胰岛素分泌降低血糖，另一方面又刺激胰高血糖素分泌而使血糖升高，因此可避免发生低血糖。

2. 激素的作用 胰岛素可直接作用于胰岛的A细胞，抑制胰高血糖素的分泌；胰岛素又可通过降低血糖间接地刺激胰高血糖素分泌。胃肠激素中的缩胆囊素和促胃液素可促进胰高血糖素的分泌，而促胰液素则相反。

3. 神经调节 交感神经兴奋可促进胰高血糖素的分泌；而迷走神经则抑制胰高血糖素的分泌。

小　结

内分泌系统是由内分泌腺和分散存在于某些组织器官中的内分泌细胞组成，它与神经系统密切联系，相互配合，共同调节机体的各种功能活动。内分泌细胞所分泌的高效能的生物活性物质称为激素。不同的内分泌腺分泌不同的激素，调节不同的机体活动。如甲状腺激素促进新陈代谢，维持正常的生长发育；甲状旁腺素调节钙磷代谢；肾上腺髓质激素可增强心脏和血管的功能活动，参与机体应急反应；肾上腺皮质激素是维持生命活动十分重要的激素，主要影响物质代谢和水盐代谢，参与机体应激反应；胰岛素是参与体内合成代谢的激素，也是体内唯一能够降低血糖的激素。激素的最终目的是维持内环境的相对稳定，从而保证体内的新陈代谢和生命活动能正常进行。

目标检测

一、名词解释

1. 激素 2. 允许作用 3. 侏儒症 4. 呆小症 5. 应急反应 6. 应激反应

二、填空题

1. 内分泌系统是由_______和_______组成。
2. 激素按其化学本质可分为_______和_______。
3. 腺垂体分泌的促激素包括_______、_______、_______和_______四种。
4. 生长素对代谢的主要作用是促进蛋白质_______，加速脂肪_______。生长素分泌过量可因血糖升高产生_______糖尿病。

5. 神经垂体储存和释放的两种激素是________和________，它们是由下丘脑的________和________合成。
6. 甲状腺激素分泌增加时，可使机体产热量________，基础代谢率________。
7. 生理水平的甲状腺激素可促进蛋白质________，而过多的甲状腺激素则促进蛋白质________。
8. 甲状腺激素对生长的作用主要影响________和________的生长。幼年时期若缺乏甲状腺激素，则可引起________。
9. 肾上腺皮质分泌的激素有________、________和________三类。
10. 糖皮质激素分泌过多可引起血糖浓度________，红细胞数目________，淋巴细胞数目________。
11. 糖皮质激素对肌肉组织蛋白质的影响是________；对脂肪的影响是四肢脂肪________，而腹、面、肩和背部的脂肪________，形成特殊体形即________。
12. 促肾上腺皮质激素主要是促进________分泌________激素。
13. 通常将糖皮质激素保持血管平滑肌对去甲肾上腺素敏感性的作用称为________。
14. 迷走神经兴奋时，胰岛素分泌，而胰高血糖素分泌________。
15. 应激反应时，血中________和________浓度增高。

三、判断题

1. 生长素能促进神经系统的发育。
2. 婴幼儿甲状腺功能减退时可出现侏儒症。
3. 大剂量糖皮质激素有杀灭细菌作用。
4. 胰岛素是体内唯一能够降低血糖的激素。
5. 神经垂体能分泌与释放激素。

四、选择题

1. 下列哪项不是激素作用的共同特征
   A. 信息传递作用　B. 放大作用
   C. 特异性　D. 允许作用
   E. 增加新的功能
2. 下列哪种激素不是腺垂体分泌的激素
   A. 促甲状腺激素　B. 黄体生成素
   C. 催产素　D. 催乳素
   E. 生长素
3. 关于生长素的叙述不正确的是
   A. 促进蛋白质合成　B. 升高血糖
   C. 促进脂肪分解　D. 促进脑细胞生长发育
   E. 间接促进软骨生长
4. 幼年时期生长素分泌过多会导致
   A. 肢端肥大症　B. 侏儒症
   C. 巨人症　D. 黏液性水肿
   E. 向心性肥胖
5. 合成甲状腺激素的原料是
   A. 碘和铁　B. 球蛋白和维生素 A
   C. 甲状腺球蛋白和维生素 B_{12}　D. 碘和甲状腺球蛋白
   E. 铁和球蛋白
6. 关于甲状腺激素的生理作用错误的是
   A. 促进外周组织对糖的利用
   B. 生理剂量促进蛋白质合成
   C. 提高神经系统的兴奋性
   D. 减慢心率和减弱心肌的收缩力
   E. 促进糖原分解
7. 影响神经系统发育最重要的激素是
   A. 肾上腺素　B. 甲状腺激素
   C. 生长素　D. 胰岛素
   E. 醛固酮
8. 成年人甲状腺激素分泌不足会患
   A. 呆小症　B. 侏儒症
   C. 糖尿病　D. 黏液性水肿
   E. 尿崩症
9. 甲状腺激素能降低
   A. 糖代谢　B. 糖原异生
   C. 血中胆固醇水平　D. 血中脂肪水平
   E. 血中氨基酸水平
10. 去除肾上腺引起动物死亡的主要原因是缺乏
    A. 肾上腺素　B. 去甲肾上腺素
    C. 糖皮质激素　D. 醛固酮
    E. 血管升压素
11. 糖皮质激素的主要作用是
    A. 使血糖浓度降低
    B. 使肾脏排水能力降低
    C. 抑制蛋白质分解
    D. 使淋巴细胞和嗜酸粒细胞数量减少
    E. 使红细胞、血小板数量减少
12. 与应激有关的激素是
    A. 胰岛素　B. 生长素
    C. 甲状旁腺素　D. 糖皮质激素
    E. 雄激素
13. 关于胰岛素的生理作用错误的是
    A. 促进葡萄糖进入细胞内　B. 促进糖原合成
    C. 促进糖异生　D. 促进蛋白质合成
    E. 抑制蛋白质分解
14. 调节胰岛素分泌最重要的因素是
    A. 血脂水平　B. 血糖水平
    C. 抑胃肽　D. 生长素
    E. 神经因素
15. 下列哪种激素不能升高血糖
    A. 糖皮质激素　B. 生长素
    C. 肾上腺素　D. 甲状腺激素
    E. 甲状旁腺素

五、简答题

1. 简述甲状腺激素的主要生理作用。
2. 食物中缺碘为什么会引起甲状腺肿大？
3. 简述胰岛素的生理作用。
4. 长期大量使用糖皮质激素的患者，为什么不能突然停药？

（连彩兰）

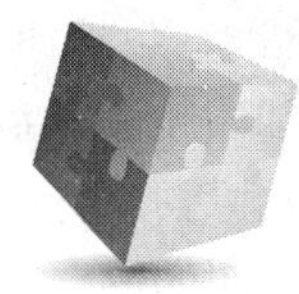

第12章 生　殖

案例 12-1

患者，女，32岁，不孕患者，给予足量的雌激素和孕激素，停药后仍未出现月经。

问题：病变部位在哪里？为什么？

生殖是生物体发育成熟后，产生与自身相似的子代个体的生理过程。它是繁殖后代和延续种系的重要生命活动。人类的生殖活动必须由两性个体共同完成，其生殖过程包括精子与卵子的生成、受精、着床、胚胎发育和分娩等重要环节。

两性从青春期开始，会出现一系列与性有关的特征，称为副性征。男性表现胡须生长、喉头突出、骨骼粗壮、肌肉发达、喉音低沉等；女性表现乳腺发达、骨盆宽大、臀部肥厚、皮下脂肪丰满、音调较高等。副性征和附性器官的发育依赖于主性器官的功能。

第1节　男性生殖

男性主性器官是睾丸，具有生精和内分泌功能。附性器官有附睾、输精管、前列腺、精囊腺、阴茎等，担负着对精子的储存、成熟和运输等任务。

一、睾丸的功能

（一）睾丸的生精作用

精子是在曲细精管内生成的。曲细精管上皮由生精细胞和支持细胞构成。支持细胞有营养和支持生精细胞的作用。从青春期起，原始生精细胞即精原细胞经过逐级的分裂和发育，形成精子。精子移入管腔，暂时储存于附睾内，并在附睾内进一步成熟。整个生精过程大约历时两个半月。

精子必须在附睾内停留10天左右，才获得运动和受精能力，而精子在附睾内储存一般约2周。性高潮时，通过输精管的蠕动把精子运送至后尿道，与附睾、精囊、前列腺、尿道球腺的分泌物混合形成精液射出体外。

链接

精子与生育

正常男子每次射出精液3～6ml，每毫升精液约含2千万到4亿个精子。少于2千万精子，不易使卵子受精。精液中至少有50%以上精子的形态和运动能力正常，才可能受精。另外，精子的生成还需要有适宜的温度：约在32℃，低于腹腔温度，有利于精子生成。阴囊内的温度比腹腔低1～8℃，适于精子生成。隐睾者睾丸留在腹腔或腹股沟内，妨碍精子生成，是男性不育症的原因之一。X线照射过度也破坏生精过程。老年人生精渐趋衰减，甚或停止，但有报道，即使90岁仍可有生精活动。

（二）睾丸的内分泌作用

睾丸的内分泌功能是由间质细胞和曲细精管的支持细胞完成的，睾丸的间质细胞分泌的雄激素主要是睾酮。支持细胞能分泌抑制素。睾酮进入血液后，绝大多数与血浆蛋白结合球蛋白结合，只有约2%处于游离状态。结合状态的睾酮可以转变为游离状态，只有游离的睾酮才有生物活性。睾酮主要在肝内被灭活，代谢产物大部分随尿液排出。

睾酮的作用：①刺激男性附性器官的发育，并维持其成熟状态。②促进蛋白质合成，特别是肌肉及生殖器官的蛋白质合成；同时促进骨骼生长和刺激红细胞生成。③刺激男性副性征的出现，如喉结突出、嗓音低沉、骨骼粗壮、肌肉发达、长胡须等。④维持生精作用。⑤维持正常的性欲。

二、睾丸功能的调节

睾丸的生精和内分泌作用，主要受下丘脑-腺垂体-睾丸轴的调节（图12-1）。来自环境的刺激，通过中枢神经系统，影响下丘脑促性腺素释放激素（GnRH）的分泌，GnRH促使腺垂体分泌促卵泡激素（FSH）和黄体生成素（LH）。LH促使间质细胞分泌睾酮，当血中睾酮浓度升高时，反馈抑制腺垂体LH和下丘脑GnRH的分泌。FSH对生精起始动作用，适量的睾酮则有维持生精效应。此外，FSH还使支持细胞中的睾酮经芳香化酶作用，转化为雌二醇。雌二醇可能对睾酮的分泌有反馈调节作用，从而使睾丸的功能保持适宜程度。

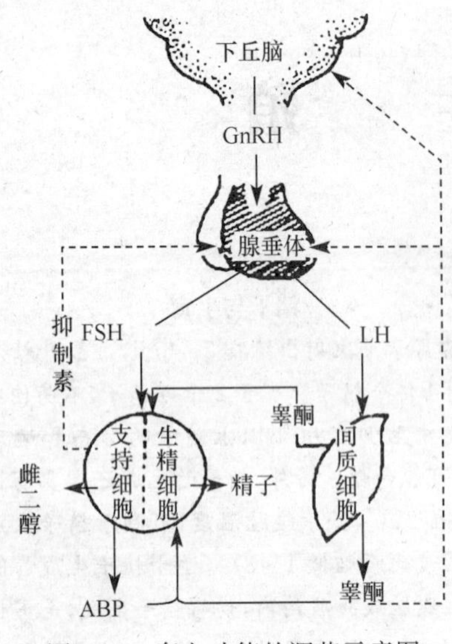

图 12-1 睾丸功能的调节示意图

第2节 女性生殖

女性主性器官是卵巢，具有生卵和内分泌功能。附性器官有输卵管、子宫、阴道、外生殖器等，担负着接纳精子、输送卵子和精子结合以及孕育新个体等任务。

一、卵巢的功能

(一) 卵巢的生卵功能

青春期后，通常每月有 15～20 个原始卵泡同时发育，但往往只有一个发育成熟，其余的在发育的不同阶段先后退化，成为闭锁卵泡。成熟卵泡破裂，卵细胞与附着的透明带、放射冠以及卵泡液由卵泡排出，称为排卵。排出的卵子，进入输卵管内。

排卵后，残余的卵泡发育成黄体。至排卵后 7～8 天，黄体发育达到顶峰。若排出的卵没有受精，黄体在排卵后 9～10 天开始变性，逐渐被结缔组织取代，成为白体而退化；若卵受精，黄体则继续生长成为妊娠黄体。

(二) 卵巢的内分泌功能

卵巢主要分泌雌激素和孕激素，还能分泌少量雄激素。雌激素由卵泡颗粒细胞和黄体细胞所分泌，有雌二醇(E_2)、雌酮、雌三醇等，其中雌二醇分泌量最大、活性最强。孕激素(P)由黄体细胞分泌，以黄体酮作用最强。雄激素可由卵泡内膜细胞分泌。

1. 雌激素的作用 ①刺激女性附性器官的发育：如促进子宫平滑肌增生、子宫内膜及其腺体血管增生；使子宫颈腺分泌多而稀的黏液，利于精子通过；增强输卵管蠕动，利于胚泡运行；刺激阴道上皮分化、角化并合成大量糖原，糖原分解生成乳酸，可增强阴道抗菌能力。②激发女性副性征的出现并维持其成熟状态，如刺激并维持乳房发育、脂肪和毛发呈女性特征等。③对代谢的影响：促进肾小管对钠和水的重吸收，有保钠保水作用；④促进肌肉蛋白质合成，加强骨中钙盐沉着，利于青春期生长发育；⑤降低血浆胆固醇等。

2. 孕激素的作用 孕激素通常在雌激素作用的基础上发挥效应，其主要作用有：①保证胚泡着床和维持妊娠：孕激素可进一步使子宫内膜、腺体血管增生，腺体分泌，为胚泡着床作准备；并使子宫和输卵管平滑肌活动减弱，利于着床和安胎；同时使子宫颈腺分泌少而稠的黏液，阻止精子通过。②促进乳腺腺泡的发育，为分娩后泌乳作准备。③促进产热，使排卵后基础体温升高 0.5℃左右。临床上根据基础体温的变化判断卵巢是否排卵来诊断不孕症。

二、月经周期及其形成机制

(一) 月经周期

女性青春期起，性激素分泌和生殖器官每月均发生周期性变化，其中最明显的标志是每月一次的子宫内膜脱落、出血和修复的周期性变化称为月经周期。月经周期历时 20～40 天，平均 28 天。每个月经周期子宫内膜脱落出血并经阴道流出的现象，即月经。一般 12～14 岁第一次来月经，称为初潮。45～50 岁月经周期停止，此后称为绝经。月经周期根据子宫内膜的变化，可分作三期：

1. 增殖期(排卵前期) 月经周期第 5～14 天。此期卵巢中卵泡生长发育成熟，并分泌雌激素。雌激素使子宫内膜迅速增殖，血管增生，腺体增宽加长，但不分泌。此期末有一个卵泡发育成熟并排卵。

2. 分泌期(排卵后期) 月经周期第 15～28 天。排卵后的卵泡形成黄体。黄体分泌大量的孕激素和雌激素，使子宫内膜显著增生，血管增长，腺体迂回并分泌黏液，为受精卵的着床和发育做好准备。卵若未受精，孕激素和雌激素分泌急剧减少，到本期末处于低水平；卵若受精，黄体发育成妊娠黄体，继续分泌雌激素和孕激素，子宫内膜不脱落即不来月经。

3. 月经期 月经周期第 1～4 天。由于排出的卵未受精，分泌期末雌激素、孕激素的低水平，使子宫内膜螺旋动脉痉挛收缩，导致内膜缺血、坏死、剥脱和出血，即月经来潮。月经出血 50～100ml，内含纤溶酶原激活物，故月经血不凝固。月经期子宫内膜脱落形成创面容易感染，应注意经期保健。

（二）月经周期形成机制

月经周期形成的机制与下丘脑-腺垂体-卵巢轴的活动密切相关（图 12-2）。

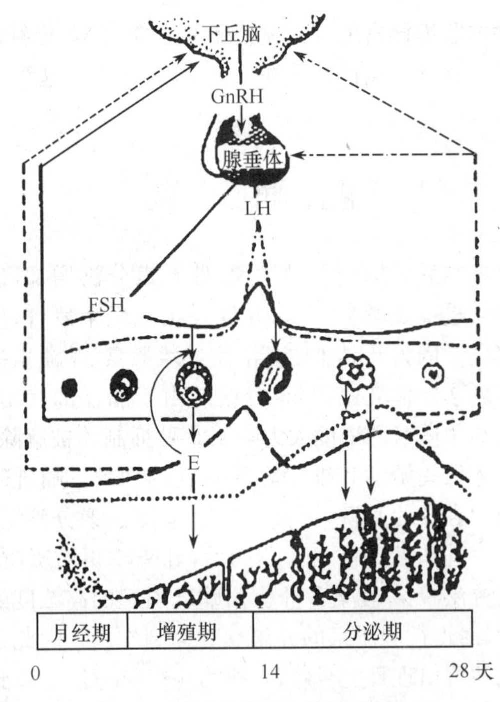

图 12-2　月经周期形成机制示意图

1. 增殖期的形成　女性青春期开始，下丘脑分泌促性腺激素释放激素（GnRH）使腺垂体分泌卵泡刺激素（FSH）和黄体生成素（LH）。FSH 促进卵泡发育成熟，并与 LH 配合使卵泡分泌雌激素。雌激素使子宫内膜呈增殖期变化。至排卵前约 1 周，血中雌激素浓度明显上升。高峰浓度的雌激素通过正反馈，触发腺垂体对 FSH 特别是 LH 的分泌，形成血中 LH 高峰，导致了排卵。

2. 分泌期和月经期的形成　排卵后，残余卵泡在 LH 作用下形成黄体并分泌大量的孕激素和雌激素，使子宫内膜呈分泌期变化。随着黄体的不断增长，这两种激素分泌不断增加，并在排卵后 8～10 天达高峰，对下丘脑-腺垂体进行负反馈调节，抑制了 GnRH、FSH、LH 的分泌。若不受孕，黄体将由于 LH 分泌减少而退化，致使血中孕激素、雌激素浓度迅速下降，一方面导致子宫内膜剥脱出血形成月经，另一方面对下丘脑-腺垂体的反馈抑制解除，卵泡又在 FSH 的作用下发育，新的周期又开始了。

内外环境刺激通过影响下丘脑-腺垂体-卵巢轴的活动，影响月经周期。每一月经周期的意义，在于提供一个成熟的卵子，并为受精卵的着床和发育即妊娠做好准备。

> **链接**
>
> **麦克林托克效应**
>
> 有这样一种现象：女性如果长时间在一起，如室友、密友、母女、姐妹甚至工作和学习伙伴，有一种倾向，她们的月经周期会趋向一致，这种现象称为麦克林托克效应（McClintock effect）。有很多研究认为，这一现象与大汗腺分泌的某些物质有关。

考点提示：月经周期的形成机制

第 3 节　妊娠和哺乳

一、妊　娠

妊娠是新个体产生的过程，包括受精、着床、妊娠的维持、胎儿的发育以及分娩。

（一）受精和着床

1. 受精　精子和卵子结合形成受精卵的过程称为受精，一般在输卵管壶腹部进行。射入阴道的精子，靠本身的运动和射精后引起的子宫收缩，被运送到子宫，然后进入输卵管，获得使卵子受精的能力，称为精子获能。排出的卵，靠输卵管伞端汲取、输卵管蠕动及其上皮细胞纤毛摆动，被运送到壶腹部。当精子与卵子即将接触的一瞬间，精子顶体会释放出多种酶，协助精子穿透卵子外各层。一个精子进入后，卵子立即产生抑制顶体素的物质，封锁透明带，使其他精子不再进入；同时触发完成第二次成熟分裂形成成熟卵。随即两性原核融合，形成受精卵（图 12-3）。

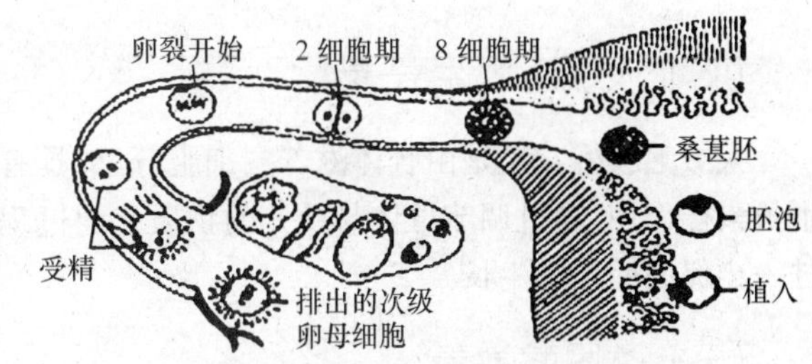

图 12-3　受精及受精卵植入的过程

2. 着床　着床是指胚泡植入子宫内膜的过程。受精卵运往子宫的途中进行细胞分裂，形成胚泡。约在排卵后第 8 天，胚泡被子宫内膜识别、吸附。胚泡分泌一种蛋白酶，溶解与胚泡接触的子宫内膜，使胚泡进入内膜功能层，缺口修复，完成着床。大约在排卵后 10～13 天，胚泡完全被植入子宫内膜。着床成功的关键在于胚泡与子宫内膜及时与适宜的相互作用，即胚泡的分化与到达子宫的时间都必须与子宫内膜的分化程度相一致，也就是同步。

二、胎盘激素与妊娠的维持

胎盘除实现胎儿与母体之间的物质交换外，还具有内分泌功能，可分泌多种激素，对妊娠的维持起着关键性作用。

（一）人绒毛膜促性腺激素

人绒毛膜促性腺激素（HCG）由合体滋养层细胞分泌，其作用：①与LH相似，能刺激黄体转变成妊娠黄体，并使其分泌大量雌激素和孕激素，以维持子宫及乳腺继续发育增长。②降低淋巴细胞活力，防止母体对胎儿的排斥反应，达到安胎效应。

受精后8～10天，HCG就出现于孕妇血中，并由尿排出。随后在血和尿中的浓度逐渐升高，至妊娠8～10周达到高峰，接着逐渐下降，至妊娠20周左右达到低水平。测定尿或血中的HCG，可作为诊断早期妊娠的指标。

链接

尿妊娠试验

尿妊娠试验也就是俗称的早早孕试验，它是通过检测尿中是否含有一定的人绒毛膜促性腺激素，从而判定是否怀孕。正常非妊娠女性呈现阴性，妊娠女性则为阳性。一般在停经35天尿妊娠试验就会呈阳性反应。其临床意义：①正常妊娠35～40天后即可出现阳性反应，在怀孕60～90天时阳性程度最强，阳性率达98%以上。120天后可能下降或呈阴性反应。②除了正常妊娠外，宫外孕、不完全流产、绒癌、恶性葡萄胎、畸胎瘤等也可出现阳性。

（二）人绒毛膜生长素

人绒毛膜生长素是由合体滋养层细胞分泌，具有生长素样作用，通过调节母体与胎儿的物质代谢过程进一步促进胎儿的生长。

（三）类固醇激素

妊娠3个月后，胎盘可代替妊娠黄体的功能，分泌大量雌激素（主要是雌三醇）和孕激素，促进子宫、乳腺的发育，维持妊娠，直到分娩。胎儿、胎盘和母体共同制造雌三醇。检测雌三醇可用作胎儿存活与否的标志。

血中雌激素、孕激素在整个妊娠期间都保持高水平，对下丘脑 腺垂体反馈抑制很强，致使卵泡不发育，卵巢不排卵。故妊娠期间既不来月经，也不再受孕。

三、分　　娩

成熟胎儿及其附属物从子宫娩出母体外的过程，称为分娩。从末次月经周期第1天算起，妊娠持续约280天。分娩时，子宫对催产素更加敏感，产生了节律性的收缩即宫缩。宫缩使胎儿压向宫颈，反射性引起催产素释放。催产素进一步加强宫缩。这种正反馈过程持续进行，直至分娩完成。

四、哺　　乳

妊娠后，雌激素、孕激素、催乳素分泌增加，使乳腺导管进一步增生分支，并促进腺泡增生发育，但并不泌乳。因为此时血中高浓度的雌激素、孕激素抑制了催乳素的催乳效力，至分娩后由于胎盘的娩出，雌激素和孕激素的浓度大大降低此种抑制才被解除，催乳素才发挥始动和维持乳腺泌乳的功效。哺乳时婴儿吸吮乳头的刺激，可反射性引起催乳素分泌增加，利于泌乳和乳汁排出。断奶后，乳头不再被吸吮，催乳素分泌减少，泌乳停止。由哺乳引起的高浓度的催乳素，对促性腺激素的分泌具有抑制作用。因此在哺乳期间可出现月经暂停，一般为4～6个月，它起到自然调节生育间隔的作用。

小　结

男性的主性器官是睾丸，睾丸具有产生精子和分泌雄激素的作用，其中雄激素可促进男性附性器官的发育、男性副性征的出现、维持蛋白质的合成和正常的性欲。女性的主性器官是卵巢，卵巢具有产生卵子和分泌雌激素、孕激素的作用，其中雌激素可促进女性附性器官的发育和女性副性征的出现和维持；孕激素可在雌激素作用的基础上发挥保证着床和维护妊娠的作用。女性月经周期分为三期，分别是增殖期、分泌期和月经期。其中月经的产生是由于女性体内雌激素、孕激素浓度迅速下降所引起的子宫内膜剥脱性出血。妊娠是新个体产生的过程，包括受精、着床、妊娠的维持、胎儿的成长发育以及分娩。

目标检测

一、名词解释

1. 月经周期　2. 受精

二、填空题

1. 月经周期中，根据子宫内膜的变化可分为________、________、________三期。

2. 女性的主性器官是________，男性的主性器官是________。

3. 胎盘分泌的________可用于早期妊娠诊断。

三、判断题

1. 睾酮入血液后，主要以游离状态存在。
2. 孕激素可以激发女性副性征的出现。
3. 雌激素可以使女性体温在排卵后升高0.5℃左右。
4. 月经是由于雌孕激素分泌减少而导致子宫内膜缺血坏死而崩溃出血产生的。

四、选择题

1. 雄激素的生理作用错误的是
   A. 刺激骨髓造血
   B. 促进蛋白质合成和骨骼肌肉的生长
   C. 刺激男性附性器官的发育
   D. 刺激睾丸的发育
   E. 维持生精作用
2. 雌激素的生理作用错误的是
   A. 刺激女性副性征的出现并维持之
   B. 促使子宫内膜增生
   C. 促进腺体分泌
   D. 促进蛋白质合成
   E. 加速骨的生长
3. 孕激素的生理作用错误的是
   A. 促进腺体分泌
   B. 促进产热
   C. 使子宫、输卵管平滑肌活动增强
   D. 刺激乳腺腺泡发育
   E. 使宫颈黏液减少、变稠

五、简答题

简述月经周期的形成原理。

（郭俊梅）

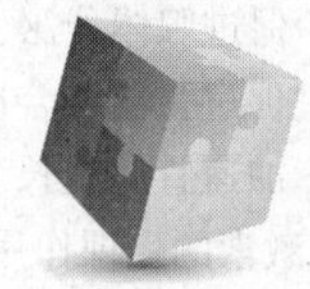

实验指导

实验1 坐骨神经-腓肠肌标本的制备(示教)

一、实验目的

通过实验示教了解生理学实验基本的组织分离技术和制备坐骨神经-腓肠肌标本的方法。

二、实验原理

蛙或其他两栖类动物的一些基本生命活动及生理功能与恒温动物相似,而且其离体组织需要的生活条件非常简单,易于控制和掌握。因此在生理学实验中,坐骨神经-腓肠肌标本是研究神经肌肉生理最常用的对象,经常用来研究神经肌肉的兴奋性、刺激与反应的规律、肌肉收缩的特点等。

三、实验材料

蛙类手术器械一套(金属探针1根,粗剪刀、眼科剪刀各1把,圆头镊子、眼科镊子各1把,玻璃分针2根),蛙板和玻璃板各1块,培养皿,滴管,废物缸,锌铜弓,丝线,棉花,任氏液。

实验对象:蟾蜍或蛙。

四、实验内容与方法

1. 破坏脑和脊髓　如实验图1所示,以左手持蟾蜍,将其腹面朝向手心,并以示指压蟾蜍头部前端,拇指按压头部,使之前俯。然后右手持金属探针沿蟾蜍头部的中线下划,可触及一凹陷处即为枕骨大孔。将探针从枕骨大孔垂直刺入1～1.5mm,再向头方刺入颅腔,左右搅动(可感觉到探针与颅骨壁的碰击),破坏脑组织;再将探针退回至进针处,但不拔出而是转向尾方,与脊髓平行刺入椎管,破坏脊髓。待蟾蜍出现四肢(尤其是后肢)瘫软,并常有尿失禁现象,表示脑和脊髓完全破坏。

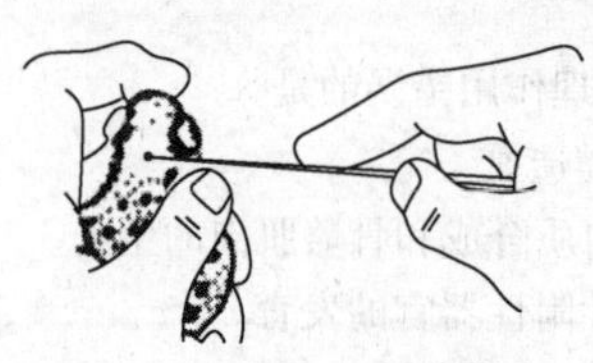

实验图1　破坏蟾蜍的脑和脊髓

2. 剪去躯干上部及内脏　如实验图2所示,用粗剪刀在骶髂关节水平以上1cm处剪断脊柱。再沿脊柱两侧剪开腹壁,使躯干上部与内脏自然下垂,剪除躯干上部和所有内脏,留下后肢、骶骨、部分脊柱及紧贴于脊柱两侧的坐骨神经。

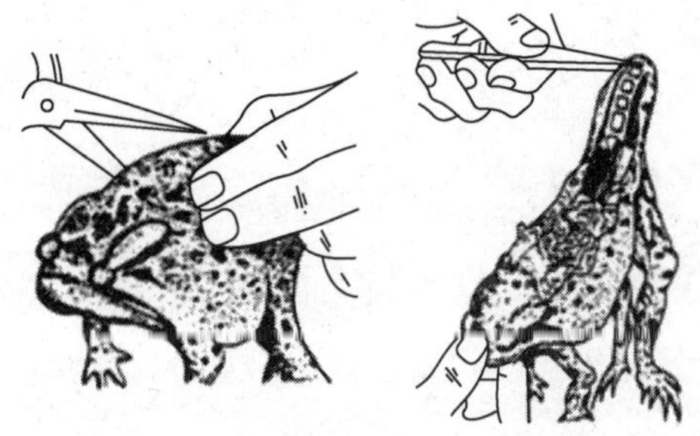

实验图2　剪去躯干上部及内脏

3. 剥皮　左手持大镊子夹住脊柱断端(小心勿伤神经),右手捏住脊柱断端的皮肤边缘,逐步向下剥去全部后肢皮肤。将剥好的标本放置在盛有任氏液的培养皿中。然后将手及用过的器械洗净。

4. 分离左右腿　用圆头镊子夹住脊柱并提起,避开坐骨神经,用粗剪刀剪去向上突出的骶骨,沿脊柱正中线将脊柱分成两半,再从耻骨联合中央剪开两腿,并完全分离,将标本浸于任氏液备用。

5. 游离坐骨神经　如实验图3所示,取一标本放于蛙板上,用玻璃分针沿脊柱向下游离坐骨神经,再在大腿股部背面内侧沿坐骨神经沟(股二头肌与半膜肌之间)分离肌肉,暴露坐骨神经。以粗剪刀剪下一小段与神经相连的脊柱(1～2个脊柱骨),用镊子夹住该段脊柱,轻轻提起神经,逐一剪去分支,分离神经至膝关节处。

6. 分离腓肠肌　用眼科镊子将腓肠肌与跟腱分离,并穿线结扎。在结扎处下用粗剪刀剪断跟腱,左手持线提起腓肠肌,用手术剪刀剪去与周围联系的组织,只保留腓肠肌的起始端与骨的联系。

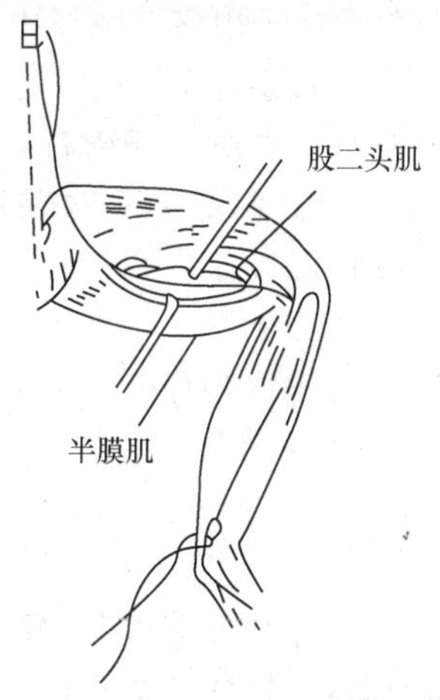

实验图3 游离坐骨神经

7. 游离坐骨神经-腓肠肌标本 如实验图4所示，用粗剪刀将膝关节下除腓肠肌外小腿其余部分全部剪去，留下的即坐骨神经-腓肠肌标本。用浸在任氏液的锌铜弓，轻触坐骨神经，如腓肠肌有收缩，表示标本良好。将标本放入任氏液内备用。

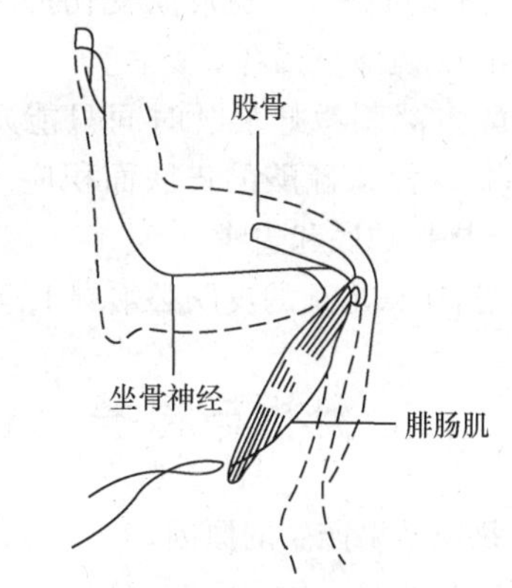

实验图4 游离坐骨神经-腓肠肌标本

五、注意事项

1. 避免损伤蟾蜍背部的腺体(尤其是眼后的大腺体)，防止其分泌物溅入眼内或污染标本。

2. 勿剪破蟾蜍内脏，并及时清洗手及用过的器械；已剥去皮肤的组织应避免接触蟾蜍皮肤或其他不洁物，以防标本被污染。

3. 游离神经、肌肉时不可过度牵拉，应避免用手指、金属器械接触或夹持标本的神经肌肉部分。移动制备好的标本时，先将游离的神经搭在腓肠肌上，再用双手分别提拿跟腱和股骨断端，防止神经受力过重。

4. 制备过程中应经常向标本上滴任氏液，防止神经因干燥而失去正常兴奋性，但不能用自来水冲洗标本。标本制成后须放在任氏液中浸泡数分钟，使标本兴奋性稳定。

六、分析与思考

1. 为什么在本实验中应经常给标本滴加任氏液？

2. 损毁脑和脊髓后的蟾蜍有何表现？若破坏脊髓不彻底，蟾蜍的四肢会有什么表现？为什么？

实验2 刺激与反应(示教)

一、实验目的

通过实验示教了解神经肌肉实验的电刺激方法，观察刺激强度与反应之间的关系。剪贴或描绘实验结果，加深理解阈值、阈刺激、阈下刺激和阈上刺激的概念。

二、实验原理

刺激引起机体组织发生反应必须达到一定的强度——阈值。阈下刺激不能引起机体组织发生反应，而阈刺激和阈上刺激可以引起组织发生反应。

三、实验材料

坐骨神经-腓肠肌标本，肌动器，多道生理记录仪，电子刺激器，张力换能器，电磁标，铁架台，双凹夹，任氏液。

实验对象：蟾蜍或蛙。

四、实验内容与方法

1. 实验仪器装置 电子刺激器的刺激输出接肌动器的刺激电极，标记输出与记录仪的外接标记相连。将张力换能器固定在铁架台上，换能器的输出插入记录仪前置放大输入插孔DC输入，拨通记录仪的后级及前级放大器开关，调整描笔尖居于中线，灵敏度调制10mV/cm。

2. 标本固定 将坐骨神经-腓肠肌标本的股骨端插入肌动器旁的小孔内，再旋转螺丝固定，然后将结扎线连接张力换能器。

3. 实验观察 将记录仪走纸开关置于“关”位。刺激器调至“单刺激”，刺激强度先调至最小，手控启动给神经单个刺激，观察记录有无收缩反应。每次刺激后记录仪走纸0.5～1.0cm。然后逐渐增大刺激强度，观察记录刺激强度与肌肉收缩关系，直至出现最大收缩。

五、注 意 事 项

1. 将神经肌肉标本装置于肌动器上时，不要拉长，尽可能保持自然长度。

2. 每次刺激之后，要使肌肉有相同的休息时间(0.5～1min)，并用任氏液湿润标本，同时将记录纸移动0.5～1.0cm间隔，使每次记录分开。

3. 记录引起肌肉收缩反应的最小刺激强度(阈强度)，以利分清阈下刺激、阈刺激和阈上刺激。

六、分析与思考

1. 剪贴或描绘实验结果记录，标出刺激强度，区分并标明阈下刺激、阈刺激和阈上刺激。

2. 为什么在一定范围内肌肉收缩力与刺激强度成正比？

实验3　反射弧的分析(示教)

一、实 验 目 的

以屈腿反射为例，通过实验示教观察、分析反射弧的组成部分，并探讨反射弧的完整性与反射活动的关系。

二、实 验 原 理

在中枢神经系统的参与下，机体对刺激所产生的规律性反应称为反射。反射活动的结构基础是反射弧。反射弧包括感受器、传入神经、神经中枢、传出神经和效应器五个部分。要引起反射，首先必须有完整的反射弧。反射弧的任何一部分有缺损，都使反射不能实现。

三、实 验 材 料

蛙手术器械，探针，铁架台，双凹夹，肌夹，烧杯，药用棉，滤纸片纱布，棉线，0.5%与1%硫酸溶液。

实验对象：蟾蜍或蛙。

四、实验内容与方法

1. 脊蛙的制备　用粗剪刀将蛙脑剪去，保留脊髓。以棉球堵塞创口止血，用肌夹将蛙下颌夹住挂在铁架台上。待蛙四肢松软后，进行以下实验步骤。

2. 检查屈腿反射　用盛在烧杯中的0.5%硫酸溶液刺激蛙右足趾，观察有无屈腿反射。

3. 剥去一侧足趾皮肤　环绕右下腿切开皮肤，彻底剥去该下肢皮肤，重复步骤2，观察有无屈腿反射。再刺激左足趾，观察有无屈腿反射。

4. 剪断另一侧坐骨神经　取下脊蛙，俯卧蛙板上，在左大腿背面做一纵形皮肤切口，用玻璃针分开肌肉，勾出坐骨神经并剪断，再将蛙挂起。待蛙安静后，用0.5%硫酸溶液刺激左足趾，观察有无屈腿反射。

5. 检查搔扒反射　用浸在1%硫酸溶液的滤纸片贴于蛙腹部皮肤，观察有何反应。

6. 捣毁脊髓　用金属探针插入脊蛙椎管捣毁脊髓，再重复步骤5，观察有何反应。

五、注 意 事 项

1. 每次硫酸溶液刺激后，均应迅速用清水洗去蛙足趾端皮肤上的硫酸，以免皮肤受伤；并擦干蛙足趾上的水渍，以免硫酸被稀释。

2. 用硫酸溶液刺激蛙足趾时间只能几分钟，以免损伤皮肤；每次浸入硫酸的皮肤面积应一致，注意足趾不应触及烧杯的底和边缘。

3. 剥皮时，注意足趾的皮肤必须剥干净。

六、分析与思考

1. 解释每项结果产生的原因。

2. 本次实验证明了什么问题？

3. 比较反应和反射这两个概念的联系和区别。

实验4　红细胞脆性试验(示教)

一、实 验 目 的

通过实验示教，学习测定红细胞渗透脆性的方法，了解不同浓度低渗盐溶液的制配方法。能正确判断是否溶血、部分溶血和完全溶血，并能准确读取红细胞的最大脆性和最小脆性，加深理解血浆晶体渗透压相对恒定的生理意义。

二、实 验 原 理

将血液滴入不同浓度的低渗盐溶液中，可检查红细胞对于低渗盐溶液抵抗力的大小。开始出现溶血现象的低渗盐溶液浓度，为该血液红细胞的最小抵抗力(正常为0.40%～0.45% NaCl溶液);出现完全溶血时的低渗盐溶液浓度,则为该血液红细胞的最大抵抗力(正常为0.30%～0.35% NaCl溶液)。对低渗盐溶液的抵抗力小表示红细胞的脆性大,反之表示脆性小。

三、实验材料

人血,小试管及试管架,滴管,吸管,1%NaCl溶液,蒸馏水。

四、实验内容与方法

1. 溶液配制　取小试管10支,编号排列在试管架上,按实验表1要求配制10种浓度的低渗盐溶液。

实验表1　10种浓度低渗盐溶液的配制

试管编号	1	2	3	4	5	6	7	8	9	10
1%NaCl (ml)	1.40	1.30	1.20	1.10	1.00	0.90	0.80	0.70	0.60	0.50
蒸馏水 (ml)	0.60	0.70	0.80	0.90	1.00	1.10	1.20	1.30	1.40	1.50
NaCl浓度 (%)	0.70	0.65	0.60	0.55	0.50	0.45	0.40	0.35	0.30	0.25

2. 制备抗凝血　用灭菌干燥注射器从受检者肘正中静脉取血1ml(或直接做兔心脏穿刺取血1ml),放入加有抗凝剂的试管中,制备成抗凝血,然后向每个已编号的试管内注入1滴,轻轻倾倒,将血液与NaCl溶液混匀,切忌用力振摇,静置30min。

3. 观察结果　根据各管混合液的颜色与混浊度的不同,判断最大脆性和最小脆性。

(1) 未发生溶血的试管:液体下层为浑浊红色,上层为无色,表明无红细胞破裂。

(2) 部分溶血的试管:液体下层为浑浊红色,而上层出现透明红色,表明部分红细胞已破裂,称为不完全溶血。出现不完全溶血的最大低渗盐溶液的浓度,是该血液红细胞的最小抵抗力,表示红细胞的最大脆性。

(3) 全部溶血的试管:液体完全变成透明红色,表明红细胞完全破裂,称为完全溶血。出现完全溶血的最大低渗溶液的浓度,为该血液红细胞的最大抵抗力,表示红细胞的最小脆性。

五、注意事项

1. 配制不同浓度的低渗盐溶液时,小试管的口径与大小应一致。加血量要准确,向试管内加血时持针角度应一致,以保证每管所加血量相同。每支试管只加1滴。

2. 混匀时,用手指堵住试管口,轻轻倾倒1～2次,减少机械震动,避免人为的溶血。

六、分析与思考

1. 说出红细胞最大脆性和最小脆性的NaCl浓度。

2. 讨论测定红细胞渗透脆性的临床意义。

实验5　血液凝固和影响血液凝固的因素(示教)

一、实验目的

通过实验示教,观察血液凝固的基本过程和影响血液凝固的因素,加深对血液凝固机制和临床上促凝、抗凝措施的理解。

二、实验原理

血液凝固需要许多凝血因子参与,并分为内源性凝血和外源性凝血两条途径。由于两者反应步骤的多少不同,故所需时间不等。如果去掉某些凝血因子或降低、消除其活性,可阻止或延缓血液凝固;使某些凝血因子增多或活性增强,则能加速血液凝固。

三、实验材料

家兔,用草酸盐制备的抗凝血液,血浆,血清,试管,试管架,滴管,吸管,烧杯,水浴槽,冰块,棉花,秒表,液状石蜡,肝素,枸橼酸钠,3%$CaCl_2$溶液,研磨组织液,0.9%NaCl溶液,3%NaCl溶液。

四、实验内容与方法

1. 比较内源性凝血和外源性凝血过程

(1) 取试管4支,标明号码,按下表加入各种药品(实验表2),其中3%$CaCl_2$溶液需最后加入,加入后立即混匀并计时。

(2) 每隔15s将试管倾斜一次,当液面不随试管倾斜时,说明试管内血液凝固,记录时间。若有试管不凝也记下。

实验表 2 各组试剂填加表

试管编号	1	2	3	4
草酸血浆(ml)	0.5	0.5	0.5	
血清(ml)				0.5
3%NaCl 溶液(滴)	2			
0.9%NaCl 溶液(滴)	2	2		
研磨组织液(滴)			2	2
3% $CaCl_2$(滴)		2	2	2

2. 观察影响血液凝固的因素

(1) 按下表要求准备 6 支试管。

(2) 用吸管取抗凝血分别加入 6 支试管中，各 1ml，并加 3%$CaCl_2$ 溶液 2 滴。

(3) 混匀后每隔 20s 倾斜试管一次，观察试管内血液是否发生凝固，记下凝固时间，填入实验表 3。

实验表 3 各组凝血时间记录表

试管编号	实验条件	凝血时间
1	放少许棉花	
2	用液状石蜡润滑试管内表面	
3	加血后将试管置于 37℃水浴中	
4	加血后将试管置冰块间	
5	放肝素 8U(加血后摇匀)	
6	放枸橼酸钠 3mg(加血后摇匀)	

五、注意事项

1. 试管口径的大小一致，在血量相同的情况下，口径太大凝血慢，反之则凝血快。

2. 凡需加 3%$CaCl_2$ 溶液的试管均应最后加 $CaCl_2$ 溶液，并从加 $CaCl_2$ 溶液时起计算时间。

3. 各试管所加内容物的量要准确，否则将影响血液凝固。

六、分析与思考

1. 比较内源性及外源性凝血过程的特点及原理。

2. 分析加速和延缓血液凝固措施的原理。

实验 6 红细胞沉降率试验(示教)

一、实验目的

通过实验示教学习红细胞沉降率试验的操作方法，能正确读取实验结果，并能记住其正常值。

二、实验原理

红细胞沉降率是指红细胞在一定条件下的沉降速度，简称血沉，是反映红细胞悬浮稳定性的一项常用指标。它以抗凝全血中红细胞的自然沉降速率表示结果。由于红细胞含蛋白量比血浆高，相对密度大于血浆，因此在离体抗凝血中能自然下沉。

三、实验材料

血沉架与血沉管(韦式法)，静脉采血用品(压脉带、无菌注射器、2.5%碘酒、75%乙醇溶液及消毒棉签等)，3.8%枸橼酸溶液。

四、实验内容与方法

本实验采用临床常用的韦氏(Westergren)血沉测定法。

1. 取血前准备 取干燥清洁的 2ml 刻度试管 1 只，加入 3.8%枸橼酸钠 0.4ml。

2. 取静脉血 从受检者的肘正中静脉取血约 2ml，拔去针头将血液注入上述试管至 2ml 刻度处，轻摇试管使血液与抗凝剂充分混匀，然后用血沉管从试管中吸抗凝血到刻度“0”处，拭去管口周围血液，垂直竖立于血沉架上，并开始计时。

3. 静置观察 待第 1 小时末，读出红细胞下沉后血浆层的高度(mm)，即为红细胞沉降率测定结果(mm/第 1 小时)。红细胞面呈斜坡形时，以斜坡中点计算。

五、注意事项

1. 本实验规定血液与抗凝剂的容积比为 4∶1，应严格遵守。

2. 静脉采血必须严格按消毒规则，保证无菌操作。取血时要细心、准确，取血后应先解除止血带再拔出针头，弯曲手臂，压迫取血处，以免继续出血。

3. 注射器和血沉管内腔均须干燥，以防溶血，影响结果。

4. 血沉管吸血后应垂直固定于血沉架上，血液不能从管下端漏出。

5. 血沉测定时，室温以 18～25℃为宜，温度越高，血沉越快。

六、分析与思考

1. 分析血沉与红细胞悬浮稳定性有何关系。

2. 为什么在月经期或患某些疾病时引起血沉加快?

实验 7 ABO 血型鉴定

一、实 验 目 的

学会 ABO 血型鉴定的方法(玻片法),加深理解血型的分型依据和鉴定的意义。

二、实 验 原 理

ABO 血型是根据红细胞膜上所含的 A 和 B 凝集原的有无和不同,分为 A、B、AB、O 四型。鉴定原理是用已知凝集素(抗 A、抗 B)的血清,来鉴定被检红细胞上未知的凝集原(A、B)。根据红细胞凝集原的有无和种类而定型。

三、实 验 材 料

显微镜,A 型和 B 型标准血清,双凹玻片,采血针,滴管,小试管,竹签,75%酒精棉球,干棉球,玻璃蜡笔。

四、实验内容与方法

1. 取清洁双凹玻片一块,用玻璃蜡笔在两端分别标明 A、B 字样。

2. 在 A 侧凹内滴加抗 A 诊断血清 1 滴,B 侧凹内滴加抗 B 诊断血清 1 滴,注意不可混淆。

3. 用 75%酒精棉球消毒耳垂或指端后,以采血针刺破皮肤,取 1~2 滴血滴于盛有 1ml 生理盐水的小试管中混匀,制成红细胞混悬液。

4. 用吸管吸红细胞混悬液,在双凹玻片的抗 A、抗 B 诊断血清中各加一滴,分别用竹签使其充分混匀。放置 10~15min 后用肉眼观察有无凝集现象,肉眼不易分辨者用低倍显微镜观察。

5. 根据有无红细胞凝集现象判定血型(实验图 5)。

五、注 意 事 项

1. 用牙签混匀时,严防两种血清接触。

2. 采血时必须严格消毒,以防感染。

3. 制备红细胞混悬液不能过浓或过稀,以免造成假结果。

4. 肉眼不能确定有无凝集现象时,应在低倍显微镜下观察。

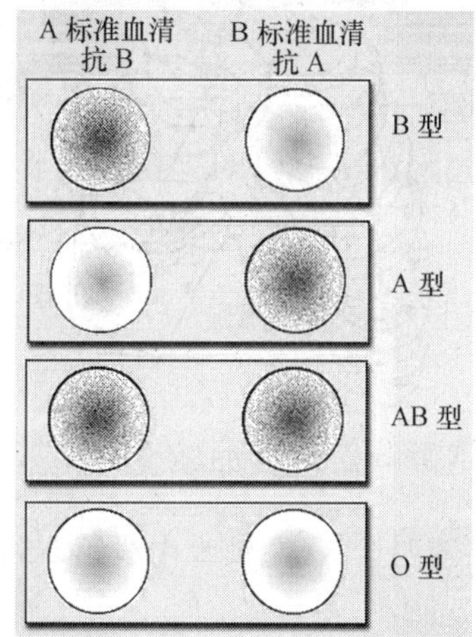

实验图 5 ABO 血型鉴定结果判断

六、分析与思考

1. 根据实验结果,分析 ABO 血型的鉴定原理。

2. 讨论为什么输同型血时还必须要做交叉配血试验。

实验 8 正常人体心音听取

一、实 验 目 的

掌握听诊器的正确使用方法,能熟练指出心音听诊的部位,准确识别第一心音和第二心音。

二、实 验 原 理

心音是心动周期中由心肌收缩和心瓣膜关闭引起震动所产生的声音。将听诊器置于心前区的胸壁上,可在每一心动周期中听到两个心音,即第一心音和第二心音。

三、实 验 材 料

听诊器。

四、实验内容与方法

1. 确定听诊部位

(1) 受检者坐在检查者对面,解开上衣,仔细观察(或用手触诊)受检者心尖冲动的位置和范围。

(2) 找准心音听诊的部位(实验图 6)。

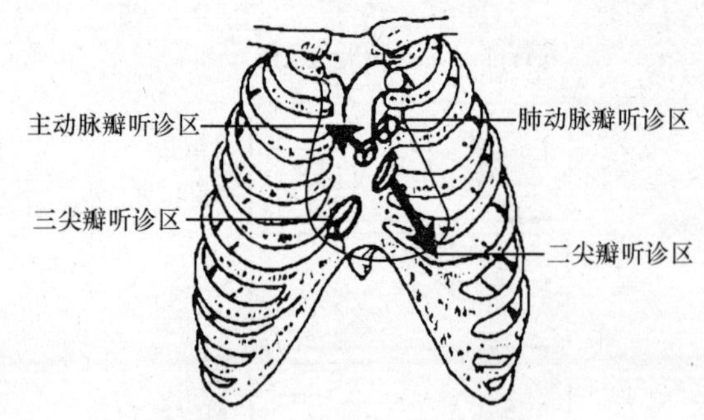

实验图6　心音听诊部位示意图

1）二尖瓣听诊区：左锁骨中线第5肋间稍内侧（心尖部）。

2）三尖瓣听诊区：胸骨右缘第4肋间或胸骨剑突下。

3）主动脉瓣听诊区：胸骨右缘第2肋间；主动脉瓣第二听诊区在胸骨左缘第3肋间。

4）肺动脉瓣听诊区：胸骨左缘第2肋间。

2. 听取心音

(1) 检查者戴好听诊器，听诊器的耳端应与外耳道的弯曲方向一致，向前弯曲。听诊器橡皮管不得交叉、扭结或与其他物体摩擦，示指和中指持听诊器的胸件，紧贴受检者胸部的皮肤，依次（二尖瓣听诊区→主动脉瓣听诊区→肺动脉瓣听诊区→三尖瓣听诊区）仔细听取心音。如果呼吸音影响听诊，可令受检者暂停呼吸，以便听清心音。

(2) 心音听诊内容：计算心率（正常成人为60～100次/分）；判断心律（心音节律是否整齐），区分第一心音和第二心音。如果难以辨别两心音，可同时用左手触摸心尖冲动或颈动脉搏动，触及搏动时所听见的心音即为第一心音。然后，再从音调高低、历时长短去辨别，直到准确识别为之。室内应保持安静，以利于听诊。

五、注意事项

1. 室内要安静，受检者体位舒适，避免肌肉紧张等干扰。

2. 听诊器胸器应与体壁直接紧贴，避免橡皮管与衣物等接触而产生摩擦音。

六、分析与思考

1. 在听取心音时，如何识别第一心音和第二心音？

2. 分析第一心音和第二心音的形成机制和意义。

实验9　正常人体心电图的描记

一、实验目的

初步学会人体心电图的描记和心电图波形的测量分析方法，能辨认正常心电图的波形，并说出其代表的生理意义。

二、实验原理

心肌发生兴奋时，首先出现电位变化。心脏的兴奋有一定的程序，出现一系列的电位变化，这些电位变化通过心脏周围的组织和体液传导到全身。在体表，按照一定的引导方法，把这些电位变化记录下来，所得到的图形就称为体表心电图。心电图对心搏起点的分析、传导功能的判断以及房室肥大、心肌损伤的诊断有很大价值。

三、实验材料

心电图机或生物信号采集处理系统，心电图纸，生理盐水或导电膏，打印机，A4打印纸，分规，放大镜。

四、实验内容与方法

1. 了解心电图的导联　心电图的导联根据电极放置部位和连接方法的不同，分为标准导联（Ⅰ、Ⅱ、Ⅲ）、加压单极肢体导联（aVR、aVL、aVF）和胸导联（V1～V6）三类。

胸导联的六个部位：

V1——胸骨右缘第4肋间

V2——胸骨左缘第4肋间

V3——V2与V4连线的中点

V4——左锁骨中线与第5肋间相交处

V5——左腋前线与第5肋间相交处

V6——左腋中线与第5肋间相交处

2. 记录正常心电图　先接好电源线、地线和导联线，打开心电图机或生物信号采集处理系统的电源开关，预热3～5min，再令受检者静卧于诊断床上，在手腕、足踝和胸前涂抹生理盐水或导电膏，并安放好引导电极。导线连接方法见实验表4。

实验表 4　导联线符号、标记及电极放置位置

电极位置	符号	插头颜色或标记
右臂	RA	红色
左臂	LA	黄色
左腿	LF 或 LL	绿色
胸前	V 或 C	V1～V6
右腿	RF 或 RL	黑色

开始用心电图机或生物信号采集处理系统依次在心电图纸上描记Ⅰ、Ⅱ、Ⅲ、aVR、aVF、aVL、V1～V6 或采集心电图信号，记录完毕后，取出已描记好的心电图纸，或用打印机在 A4 打印纸上打印采集到的心电图信号，标明导联和受检者的姓名年龄、性别、日期等。

3. 分析心电图选择Ⅱ导联记录的波形进行分析

(1) 辨认波形：区分 P 波、QRS 波群、S-T 段、T 波、P-R 间期、Q-T 间期。

(2) 测量波幅和时间：用分规测量 P 波、QRS 波群、T 波的时间和电压，测定 P-R 间期、Q-T 间期的时间。

(3) 测定心率和心律：心率＝60/(P-P 或 R-R)间距；正常心律的差值是心电图中最大的 P-P 间期与最小的 P-P 间期的时间相差小于 0.12s，若大于 0.12s 则为心律失常。

五、注意事项

1. 连接线路时，切勿将电源线、导联线和地线等接错。

2. 在放置电极处，涂以少许生理盐水或导电膏，电极的固定要松紧适中。

3. 实验环境温度适中，保持安静，关闭手机。

六、分析与思考

1. 心电图各波段及间期反映心肌的哪些变化？
2. 心电图的描记有何临床意义？

实验 10　正常人体动脉血压测量

一、实验目的

学习间接测量人体动脉血压的方法，并准确测量出人体肱动脉的收缩压和舒张压。

二、实验原理

测量人体动脉血压最常用的方法是间接测量上臂肱动脉的血压。即用血压计的袖带在肱动脉外加压，根据血管音的变化来测量血压。

三、实验材料

血压计，听诊器。

四、实验内容与方法

1. 熟悉血压计的结构　血压计由检压计、袖带和充气球组成。检压计是一个标有刻度的玻璃管，上端通大气，下端和水银储槽相通。袖带是一外包布套的长方形橡皮囊，借助橡皮管分别和检压计的水银储槽及气球相通。气球是一个带有螺丝帽的球状橡皮球，供充气和放气之用。

2. 检查血压计　测量前应检查血压计是否完好，水银是否充足，气球是否漏气等。

3. 测量动脉血压的方法(实验图 7)

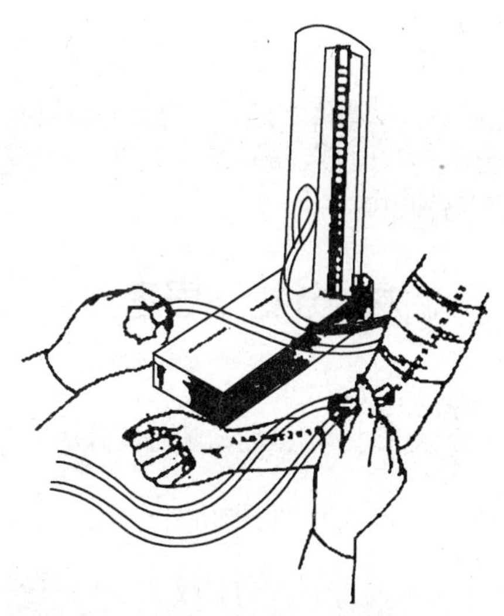

实验图 7　人体动脉血压测量示意图

(1) 受检者脱去一侧衣袖，静坐 5min 以上。

(2) 松开血压计上气球的螺丝帽，驱出袖带内的气体后，旋紧螺丝帽。

(3) 受检者手臂平放在桌上，掌心向上，使上臂与心脏位置处于同一水平。将血压计袖带平整地缠绕于上臂，松紧适中。袖带的下缘应在肘关节上 2cm 处为宜。

(4) 在肘窝内侧触摸到肱动脉搏动后，将听诊器的胸件放在肱动脉搏动位置上，不可用力压迫肱动脉，也不能接触过松以致听不到声音。将检压计与水银储槽之间的旋钮旋至开的位置。

4. 观察项目

(1) 测量收缩压：用橡皮气球将空气打入袖带内，使检压计上的水银柱逐渐升到 180mmHg

(24.0kPa),随即稍松开气球螺帽,徐徐放气,逐渐降低袖带内压力,在水银柱缓慢下降的同时仔细听诊,当突然出现“崩崩”样的第一声动脉音时,检压计上所示水银柱的刻度,即为收缩压。

(2) 测量舒张压:继续缓慢放气,“崩”样音逐渐增强,而后突然变弱,直到最后消失。在声音突然由强变弱这一瞬间,检压计上所示水银柱刻度,即为舒张压。

血压记录:收缩压/舒张压[mmHg(kPa)],如果收缩压为120mmHg(16.0kPa),舒张压为80mmHg(10.7kPa),则记录为120/80mmHg(16.0/10.7kPa)。

五、注意事项

1. 室内保持安静,以利于听诊。

2. 受检者上臂与心脏位置处于同一水平,袖带平整地缠绕于上臂,松紧合适。

3. 避免听诊器胶管与袖带胶管接触,减少摩擦音的产生。

4. 每次测量应在30s完成,否则会影响实验结果及引起受检者上臂的麻木感。重复测量时,应将袖带内压力降低至零,休息10min后再打气。在受检者休息期间,可将袖带解下。

六、分析与思考

1. 如何判定收缩压和舒张压?

2. 评价你组同学测得的动脉血压值是否正常。

实验11 哺乳动物动脉血压调节(示教)

一、实验目的

通过实验示教,学习哺乳动物脉血压的直接测量方法;观察并如实记录实验结果;根据实验结果,分析若干神经及体液因素对心血管活动的调节作用。

二、实验原理

心、血管活动受神经、内分泌及其他因素的影响,而动脉血压则是心、血管活动的指标,故可通过动脉血压的变化来观察各种因素对心、血管活动的影响。

三、实验材料

生物信号采集处理系统或多道生理记录仪,哺乳动物手术器械一套,血压换能器或水银检压计,动脉插管,动脉夹,电刺激器,保护电极,兔手术台,铁支架,双凹夹,注射器,有色线,纱布,肝素(1000U/ml),1.5%戊巴比妥钠或20%氨基甲酸乙酯,1∶10 000肾上腺素,1∶10 000去甲肾上腺素,1∶10 000乙酰胆碱,生理盐水等。

实验对象:家兔。

四、实验内容与方法

1. 麻醉和固定　由兔耳缘静脉缓慢注入20%氨基甲酸乙酯(1g/kg体重)或1.5%戊巴比妥钠(20~30mg/kg体重),注射麻醉药物的速度不宜过快,同时观察动物的呼吸变化,以免过量引起动物死亡。动物麻醉后仰卧位固定于兔手术台上。

2. 手术

(1) 插气管插管:剪去颈部手术野的毛,沿正中线切开皮肤5~7cm,用止血管钳分离皮下组织和肌肉,暴露和分离气管,在气管下方穿一粗线备用,于甲状软骨下方2~3cm处作一“⊥”形切口(即纵切口指向头端),插入气管插管,用线加以固定。

(2) 分离颈部动脉和神经:在气管两侧辨别并分离颈总动脉、降压神经、交感神经和迷走神经(实验图8)。三条神经中,迷走神经最粗,交感神经次之,降压神经最细,常与交感神经紧贴在一起。先分离神经再分离颈总动脉,分离后分别在各神经及颈总动脉的下方穿以不同颜色的丝线备用,左颈总动脉尽可能向远端分离,以便插管测量血压。右侧神经作刺激用,左侧神经则为备用。

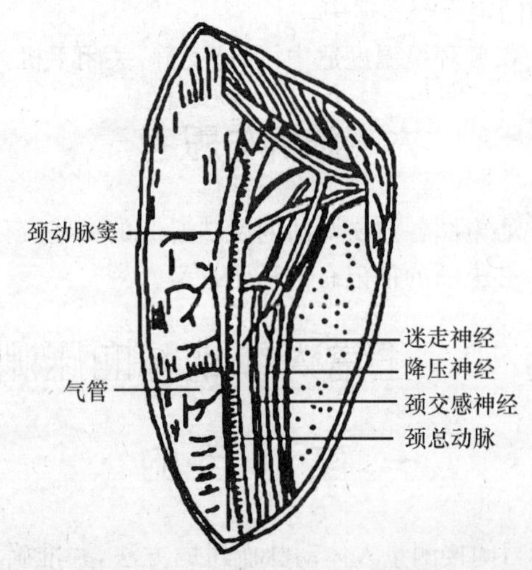

实验图8　兔颈部神经、血管的解剖位置示意图

(3) 插动脉插管:在左侧颈总动脉的远心端作结扎,用动脉夹夹住其近心端,结扎线与动脉夹之间相距2~3cm。提起远心端的结扎线,用眼科剪在靠近

结扎线处作一向心脏方向的斜行切口，将已备好的动脉插管(内装少许抗凝剂)向心脏方向插入颈总动脉内，然后用备用线结扎固定。动脉插管另一端为血压换能器，与动物心脏保持在同一水平，连接水银检压计或生物信号采集处理系统的输入通道，小心打开动脉夹。手术操作时应尽量避免损伤血管，以保持手术区视野清楚，还应避免对神经的过度牵拉。

3. 连接并调节好实验装置系统　连接并调节生物信号采集处理系统或多道生理记录仪(实验图 9)，进行观察和记录。

4. 观察项目

(1) 记录正常血压曲线，识别血压波的一级波(心搏波)和二级波(呼吸波)。

(2) 用动脉夹夹闭右侧颈总动脉 15～20s，以阻断动脉血流，观察血压的变化。然后开放动脉夹，观察血压有何变化。

(3) 手持左侧颈总动脉远心端的结扎线向下牵拉 5s，观察血压的变化。

(4) 在游离的降压神经中部做双重结扎，于两结扎线之间剪断降压神经，分别用中等强度的保护电极刺激其中枢端和外周端，观察血压的变化。如果刺激右侧神经的血压变化不明显，可刺激左侧降压神经再观察。

(5) 结扎并剪断右侧迷走神经，用保护电极刺激其外周端，观察血压的变化。

(6) 由耳缘静脉注入 1∶10 000 肾上腺素 0.3ml，观察血压的变化。

(7) 由耳缘静脉注入 1∶10 000 去甲肾上腺素 0.2～0.3ml，观察血压的变化。

(8) 由耳缘静脉注入 1∶10 000 乙酰胆碱 0.1ml，观察血压的变化。

(9) 由股动脉放血 20～30ml，观察血压的变化，然后静脉注射生理盐水 40～60ml，观察血压的变化。

五、注意事项

1. 实验过程中，应始终保持动脉插管和动脉的方向一致，防止插管刺破动脉壁以及引起压力传递障碍。

2. 实验中每观察一个实验项目，必须待血压恢复到实验前对照血压后才能进行。

3. 实验过程中，须经常观察实验动物的呼吸、手术部位等，如有问题，及时处理。

4. 应用去甲肾上腺素时，注意血压过高造成失血过多和水银溢出。

六、分析与思考

1. 实验阻断动物一侧颈总动脉血流，血压会有什么变化？为什么？

2. 本实验结果证明，降压神经是传出神经还是传入神经？

3. 解释刺激迷走神经产生血压变化的原因。

4. 解释静脉注射肾上腺素和去甲肾上腺素引起血压变化的原因。

实验 12　呼吸运动的调节(示教)

一、实验目的

通过实验示教学会观察呼吸运动的频率和幅度。观察某些因素对呼吸运动的影响，加深理解呼吸运动的调节。

二、实验原理

呼吸运动是呼吸中枢节律性活动的反映。体内

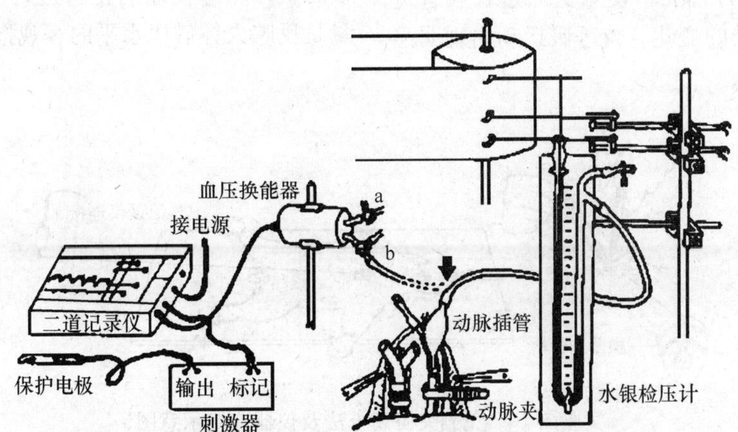

实验图 9　兔动脉血压记录仪装置示意图

外各种刺激可通过外周或中枢化学感受器，或直接作用于呼吸中枢，反射性地调节呼吸运动。

三、实验材料

哺乳动物手术器械一套，兔手术台，气管套管，多道生理记录仪或生物信号采集系统，肌张力换能器，电子刺激器，球胆 2 只，50cm 长胶皮管，20%氨基甲酸乙酯溶液，CO_2 气体，纯氮气(或乏氧装置)，生理盐水，纱布，丝线，酒精灯及注射器等。

实验对象：家兔。

四、实验内容与方法

1. 麻醉与固定　用 20%氨基甲酸乙酯溶液按 5ml/kg 体重对家兔进行麻醉，然后将其仰卧固定于手术台上。

2. 颈部手术　沿颈部正中切开皮肤，用止血钳做钝性分离气管，使甲状软骨以下的气管与周围组织分离，剪开气管插入“Y”形气管套管，用棉线将气管套结扎固定。分离两侧迷走神经，在其下穿线备用。

3. 分离膈肌瓣　暴露胸骨下端剑突位置，沿腹白线切开 2cm 左右，打开腹腔。用弯止血钳小心将剑突与膈肌分离(要紧贴剑突下面，且不能分离太多，以免造成气胸或弄断膈肌)，剪断胸骨体与剑突的连接(实验图 10)。用与肌张力换能器相连的蛙心夹夹住剑突，然后进行记录。记录装置如实验图 10 所示。

4. 观察项目

(1) 慢速记录正常呼吸运动，分清吸气和呼气时描笔移动方向。

(2) 增加无效腔：用 50cm 长的胶皮管连至气管套管侧管，同时夹闭另一侧管，使家兔通过长胶管进行呼吸，观察呼吸运动的变化。待呼吸运动出现明显变化后松开夹闭侧管。

(3) 窒息：将气管套管两出口同时夹闭，一有效应马上松开气管套管出口。

(4) 增加吸入气 CO_2 浓度：将 CO_2 球胆管接通于气管套管一侧口，松开球胆夹，使部分 CO_2 随吸气进入气管(流速不要过快，以免影响呼吸运动)，观察高浓度 CO_2 对呼吸运动的影响，约半分钟后，去掉 CO_2 球胆，观察呼吸恢复的过程。

(5) 缺氧：将纯氮气球胆与气管套管一侧连通(或者用乏氧装置进行)，堵塞另一侧管，使动物呼吸球胆中氮气，观察呼吸运动的变化。去掉氮气球胆，让呼吸恢复。

(6) 耳缘静脉注入 3%乳酸溶液 2ml，观察呼吸运动的变化情况。

(7) 剪断一侧迷走神经，观察呼吸有何变化。再行剪断另一侧迷走神经，观察呼吸运动又如何。刺激迷走神经中枢和外周端，观察呼吸有何变化。

五、分析与思考

1. 根据每项实验结果说明其产生的原因。
2. 这些实验结果证明了什么问题。

实验 13　肺通气功能的测定试验

一、实验目的

学习和掌握肺活量、时间肺活量和最大通气量的测定方法。

二、实验原理

肺通气在于稳定肺泡气的成分，保证肺泡气体交换和机体新陈代谢的正常进行。故肺通气功能的测量是反映人体健康水平的客观指标之一。

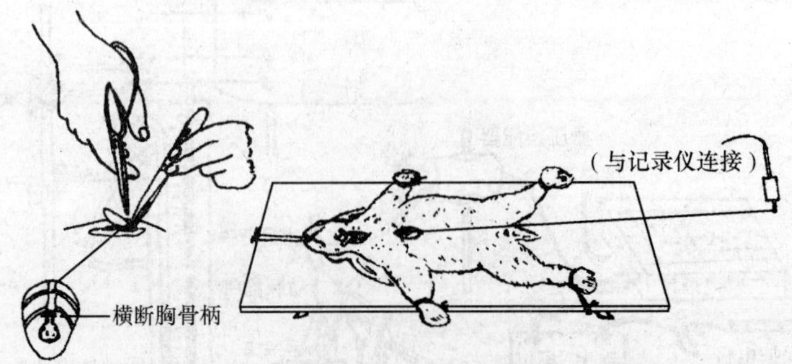

实验图 10　兔剑突游离方法及仪器连接示意图

三、实验材料

微型肺活量测定仪，肺量计，消毒棉球，75%乙醇溶液，嘴夹。

四、实验内容与方法

1. 肺活量的测定　仪器归零。令受检者取站立位，竭力深吸气后，由吹气口向筒内作最大限度的呼气，记录数据，连续测量三次，取最大一次的数值作为肺活量值。

2. 时间肺活量的测定　受检者取站立位，夹上鼻夹，口含橡皮吹嘴并与外界相通，做平静呼吸数次；之后，令受检者作最大限度深吸气，关闭三通开关，吸气之末屏气1～2s，此时开动快鼓(25mm/s)，令受检者作最快速度用力深呼气，直到不能再呼为止。从记录纸上测定第1s、第2s和第3s内呼出的气体量，并分别计算出它们各自占肺活量的百分比。健康成年人第1s平均值约为83%，第2s约为96%，第3s约为99%。

3. 最大通气量的测定　肺量计内充入4～5L新鲜空气，受检者取站立位，夹上鼻夹，口含橡皮吹嘴，转动三路开关，使口与肺量计相通，开动慢鼓记录平和呼吸曲线。然后开动中速鼓(1.67mm/s)，令受检者按检查者口令在15s内尽力作最深、最快的呼吸。根据呼吸频率与每次呼吸深度，计算出15s内吸入或呼出的气体量，然后乘以4，即为最大通气。

五、分析与思考

1. 何谓肺活量、时间肺活量和最大通气量？

2. 肺活量、时间肺活量和最大通气量测定有何临床意义？

实验14　正常人体体温的测量

一、实验目的

熟练掌握水银体温计及红外线耳式体温计测量人体体温的方法。

二、实验原理

水银体温计测量体温的部位有腋窝、口腔和直肠，以测量腋窝温度最常用。远红外耳式测温仪是通过检测耳膜的远红外线能量来读出准确可靠的体温，人体耳膜临近下丘脑体温调节中枢，故耳温测量方式能准确反映人体的核心温度。

三、实验材料

水银体温计，远红外耳式测温仪，75%乙醇溶液棉球，干棉球，清洁干容器(放置清洁体温计)，有盖消毒液容器(放置回收体温计)，定时钟，记录表格等。

四、实验内容与方法

1. 水银体温计(摄氏)　摄氏水银体温计刻度是35～42℃，每一度分成10个小格，每一个小格0.1℃。

(1) 操作过程(腋温)

1) 受检者取坐位，解开衣扣，擦干腋窝汗液。

2) 将体温计头端放在受检者腋窝中央，紧贴皮肤，令受检者屈臂过胸，夹紧体温计。

3) 测量10min后取出体温计，用乙醇棉球擦净，读数。

4) 记录测量结果。

5) 将体温计汞柱甩至35℃以下，浸入消毒液容器内。

(2) 注意事项

1) 体温计用消毒液浸泡消毒，测试前用干棉球拭干。

2) 测量前检查体温计是否完好，汞柱是否在35℃以下，甩体温计时用腕部力量，不可触及他物以防撞碎。

3) 测量时间要足够，腋窝要干燥，体温计要夹紧。

4) 运动后至少安静休息10min以上再测。

5) 腋下有创伤或手术后，有炎症、肩关节受伤或消瘦夹不紧体温计者，不宜用此法测量。

2. 红外线耳式体温计(型号AET100)

(1) 操作过程

1) 受检者取坐位。

2) 按测定按钮(ON)，确认显示器上显示图像。

3) 将探头插入一次性塑料护套内后，小心放入被测者外耳道。

4) 按下测定钮(ON)，至有“嘀嘀”声为止，否则重新按测定钮。有“嘀嘀”声后，将探头取出。

5) 取下塑料护套，由显示器上读取测量温度值。

6) 记录测量结果。

(2) 注意事项

1) 探头没有准确插入时读取的体温不准确。

2) 显示器上有指示图像时才可测定体温。

3）闲置20s，自动关闭电源。

4）左、右两个耳朵体温表不一致，以记录一侧耳温为依据。

5）因外耳道解剖结构存在弯曲，测量时向后上方牵拉被测者耳郭使外耳道弯曲消失。

6）耳内有过多的耵聍或异物时必须清除后再测。

7）避免运动或洗浴后直接测量体温。

8）耳部正常温度为35.9～37.6℃。

五、分析与思考

结合实验结果分析影响体温的因素。

实验15 影响尿生成的因素（示教）

一、实验目的

通过实验示教，观察影响尿生成的因素，并分析其作用机制。

二、实验原理

尿的生成过程包括肾小球的滤过、肾小管和集合管的重吸收与分泌作用。凡能影响这三个环节的因素，均可引起尿的质或量发生变化。

三、实验材料

兔手术台，哺乳动物手术器械一套，多道生理记录仪，纱布，丝线，棉绳，塑料烧杯×2，细塑料管（或膀胱插管），培养皿，注射器（20ml×2、10ml×2、5ml×1、1ml×3），头皮静脉针，计滴器，1%戊巴比妥钠溶液，20%葡萄糖溶液，1∶10 000去甲肾上腺素溶液，0.1%酚红溶液，20%甘露醇溶液，10%NaOH溶液，呋塞米（速尿），垂体后叶素，生理盐水。

实验对象：家兔。

四、实验内容与方法

1. 麻醉　通过兔耳缘静脉注射1%戊巴比妥钠溶液（3ml/kg）将家兔进行麻醉，仰卧位固定于兔手术台上。

2. 手术　腹部剪毛，于耻骨联合上方正中做一3～5cm长的切口，沿腹白线切开腹壁，将膀胱向尾侧移出体外，暴露膀胱三角，确认输尿管后，将靠近膀胱处的输尿管用止血钳做钝性分离，穿线备用。将近膀胱端的输尿管穿线结扎，在靠近结扎线处剪一斜向肾脏的小口，将充满生理盐水的细塑料管向肾脏方向插入输尿管，备用线结扎固定。此后，可看到尿液从细塑料管中慢慢逐滴流出，从膀胱引流尿液。同样切开腹壁后，将膀胱向尾侧移至腹外。先辨认清楚膀胱和输尿管的解剖部位，用线结扎膀胱颈部，以阻断它同尿道的通路。然后，在膀胱顶部选择血管较少处，剪一纵行小切口，插入膀胱插管（可用一弯头滴管代替），插管口最好正对着输尿管在膀胱的入口处，但不要紧贴膀胱后壁而堵塞输尿管。用线沿切口结扎两道，将切口边缘固定在管壁上。手术结束后，用浸有38℃生理盐水的纱布覆盖创面。

3. 在一侧耳缘静脉安置好头皮静脉针，用胶布固定并由专人负责缓慢推入少量生理盐水，其速度以针头不被堵塞为宜，为下面各项实验注射备用。

4. 实验装置的连接与使用　将插入输尿管内的细塑料管或插入膀胱内的插管所引流出的尿液，滴在记滴器上，记滴器与多道生理记录仪连接，描记尿滴数。

5. 观察项目

（1）正常尿量。

（2）自耳缘静脉注射37℃生理盐水20ml（1min内注射完），观察尿量的变化。

（3）自耳缘静脉注射垂体后叶素2U，观察尿量的变化。

（4）自耳缘静脉注射20%甘露醇溶液5.0ml，观察尿量的变化。

（5）自耳缘静脉注射1∶10 000去甲肾上腺素溶液0.3ml，观察尿量的变化。

（6）自耳缘静脉注射20%葡萄糖溶液5.0ml，观察尿量的变化。

（7）自耳缘静脉注射呋塞米（5mg/kg），5min后开始观察尿量的变化，连续观察5～7min。

五、注意事项

1. 为保证动物在实验时有充分的尿液排出，实验前给兔多食菜叶或给兔用水灌胃。

2. 手术操作应尽量轻柔。腹部切口不可过大，避免损伤性闭尿。剪开腹膜时，注意勿伤及内脏。

3. 实验中需多次静脉注射，故需保护好兔耳缘静脉。应尽量从静脉远端开始注射，逐步移向根部，以免反复注射时造成困难。

4. 输尿管插管时，应仔细辨认输尿管，要插入输尿管腔内，勿插在管壁与周围结缔组织间，插管应妥善固定，防止滑脱。同时，注意输尿管切勿扭曲，否则将会阻碍尿液排出。

5. 每项实验必须在上一项实验作用消失、尿量基本恢复到正常水平时再进行。做每一项实验时，要观察全过程，这样可以了解药物作用的潜伏期、最大作用期及恢复期等各个阶段。

6. 非预期结果及可能原因　开始实验尚未给药时，尿量很少或无尿。

(1) 实验前给兔饲喂菜叶少，兔体缺水。

(2) 兔本身机能状况欠佳。

(3) 输尿管插管时，未插入输尿管内而插入管壁与周围结缔组织之间。

(4) 输尿管或插管内有血凝块堵塞。

(5) 输尿管扭曲或插管顶端抵住输尿管内壁，使尿液难以排出。

(6) 腹部切口暴露太大或手术创伤等致使血压下降，并反射性引起 ADH 分泌，尿量减少。

(7) 气温太低，动物未注意保温，血管收缩，尿量减少。

六、分析与思考

1. 大量饮水和大量出汗分别对尿量有何影响？为什么？

2. 比较水利尿和渗透性利尿有何区别。

实验 16　视野的检测

一、实验目的

学会视野计的使用及视野的测定方法。

二、实验原理

单眼固定不动注视前方一点时，该眼所能看到的范围，称为视野。正常人的视野鼻侧和上方视野较小，颞侧与下方视野较大。各种颜色的视野也不一致，白色视野最大，黄色、蓝色次之，红色再次之，绿色视野最小。测定视野有助于诊断视网膜或视觉传导通路上的某些疾病．

三、实验材料

视野计，各色（白、红、黄、绿）视标，视野图纸，彩色铅笔。

四、实验内容与方法

1. 熟悉视野计的构造　视野计（实验图 11）是一个安装在支架上的半圆形的金属弧，可绕水平轴做 360°旋转。在弧上标有角度（即半圆弧形各点与圆心连线同半圆弧中心点与圆心连线的夹角），半圆弧中心的后部有标志半圆弧旋转角度的指针和分度盘，在半圆弧的对面支架上设有托颌架，圆心处有眶托。

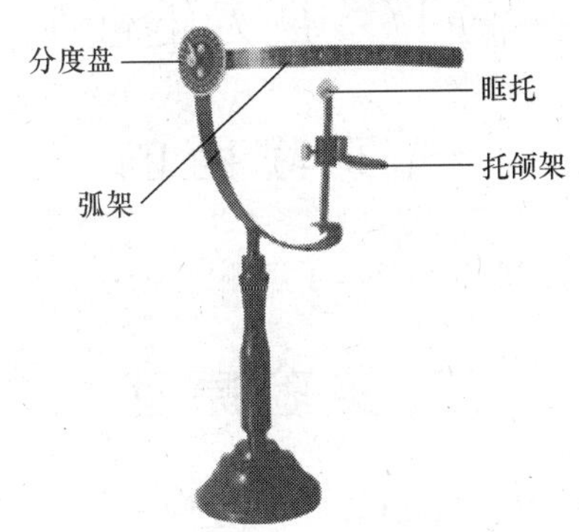

实验图 11　视野计

2. 测试准备　将视野计放在光线充足的桌台上，受检者背光而坐，把下颌放在托颌架上，眼眶下缘靠在眶托上。调整托颌架高度，使眼的位置处于圆心，并恰好与弧架的中心点位于同一水平面上。单眼凝视圆弧中心的小镜，另一眼遮住，光线从受检者后上方均匀射到视野计。

3. 测试步骤

(1) 先将弧架摆在水平位置。受检者用手或遮眼板遮住一眼，而另一眼注视弧架的中心点。检查者持白色视标，沿弧架内面从外周边向中央慢慢移动，随时询问受检者是否看见了白色视标。当回答看到时记下度数；再将白色视标从中央向外周边移动，当看不到时再记下度数。并在视野图纸相应的方位和度数上点出。用同法，测对侧白色视标视野界限，记在视野图纸相应点上。

(2) 将弧架转动 45°，重复上述操作，共 4 次，得出 8 个点。将视野图纸上的这 8 个点依次连接起来，就得出大致的白色视野图。

(3) 按同法，测出红、绿、蓝各色视野，并用色笔绘出轮廓。

(4) 依同法，测定另一眼的视野。

五、注意事项

1. 测定时头位要正，且受检者眼睛始终凝视弧中心的小镜。

2. 检查时一般不戴眼镜，否则会因镜框的遮挡而影响视野。

3. 测定一种颜色的视野后，应休息 5min 后再继续测另一颜色的视野，以免因眼睛疲劳造成误差。

六、分析与思考

1. 何谓视野？
2. 视野测定有何临床意义？

实验 17 视力的检测

一、实验目的

学会视力测定方法，了解测定原理。

二、实验原理

视力是指分辨物体上两点之间最小距离的能力，通常以视角的大小作为衡量标准。视角是指物体上两点发出的光线射入眼球后，在节点上相交时形成的夹角。眼能分辨两点所构成的视角越小，表示视力越好。视角为 1 分角时，在视网膜上形成物像的两点刚好间隔一个未被兴奋的视锥细胞，冲动传入中枢所感觉的两点是分开的，所以 1 分角的视角是正常视力，按国际标准视力表表示为 1.0，按标准对数视力表表示为 5.0。

三、实验材料

标准对数视力表，指示杆，遮掩板，米尺。

四、实验内容与方法

1. 将视力表挂在光线充足且均匀的地方，让受检者在距离 5m 的地方测试。视力表上第 10 行(5.0)应与受检者眼睛在同一高度。

2. 受检者用遮掩板遮住一只眼，另一眼看视力表，按检查者的指点从上到下进行识别，一直到看不清为止。受检者能看清的最后一行字母首段的数字为该眼视力值。

3. 用同法测定另一眼的视力。

五、注意事项

光线一定要充足，遮光板遮眼睛时切勿压眼球。

六、分析与思考

分析形成近视的原因，讨论保护视力的措施。

实验 18 瞳孔对光反射

一、实验目的

学会瞳孔对光反射的检查方法。

二、实验原理

瞳孔对光反射是指强光照射眼睛时瞳孔缩小，弱光照射眼睛时瞳孔放大的反射，该反射是双侧的。由于瞳孔对光反射操作简单，所以临床常用来了解神经系统的功能状态。

三、实验材料

手电筒，遮光板。

四、实验内容与方法

1. 直接对光反射　在较暗处，先观察受检查者两眼瞳孔大小，然后用手电筒照射一眼，立即可见其瞳孔缩小；停止照射，瞳孔又放大。

2. 间接对光反射　受检者用遮光板沿鼻梁将两眼视野分开，检查者用手电筒照射一眼，另一眼瞳孔也缩小。

五、注意事项

1. 受检者应注视 5m 以外处，不可注视灯光，否则可影响检查结果。

2. 瞳孔大小可参考下列数值：正常瞳孔的平均直径在 2～3mm，小于 2mm 为瞳孔缩小，大于 3mm 为中等瞳孔，大于 5mm 为瞳孔扩大。

六、分析与思考

1. 瞳孔对光反射有何生理意义？
2. 为什么瞳孔的反射是双侧的？
3. 瞳孔对光反射消失说明什么？

实验 19 色觉的检查

一、实验目的

学会检查色觉及色觉异常的方法。

二、实验原理

色盲是完全不能辨别某种颜色或某些颜色，其原因主要是遗传因素；色弱是辨别颜色的能力较差，其原因主要与营养状况有关。

三、实验材料

色盲检查图。

四、实验内容与方法

在明亮而均匀的自然光线下，检查者逐页翻开色盲检查图，受检者应尽可能立即回答所见的数字或图形。注意受检者的回答是否正确，时间是否超过 30s。若有错误，查阅色盲检查图中的说明以确认其为何种色盲。

五、注意事项

1. 检查应在明亮而均匀的自然光线下进行，以免影响检查结果。

2. 色盲检查图应距离受试者眼睛 30cm 左右。

3. 读图速度越快越好，一般 3s 左右可得答案，最长不超过 10s。

六、分析与思考

1. 你是否检测到色盲患者？分析形成色盲的原理。

2. 色盲检查图为什么能检测出色盲？

实验 20 声音的传导途径

一、实验目的

比较气导和骨导的异同点，说出其临床意义。

二、实验原理

外界声波传入内耳的途径有两条：一是声波经外耳道空气传导引起鼓膜振动，再经听骨链和前庭窗传入耳蜗，这种传导方式称为气传导(气导)。气传导是引起正常听觉的主要途径。另一条是声波直接引起颅骨的振动，从而引起耳蜗内淋巴的振动，这种传导方式称为骨传导(骨导)。正常人气导的效率远大于骨导。临床上，若气导时间大于骨导时间，称为任内试验阳性；反之，若气导时间缩短而小于骨导时间，则称为任内试验阴性。用来比较两耳骨传导的试验叫魏伯试验。当耳的传导功能异常时，气导和骨导的正常关系受到破坏。依据以上两种试验结果可鉴别传音性耳聋和感音性耳聋。

三、实验材料

音叉(频率为 256Hz 或 512Hz)，橡皮锤，棉球。

四、实验内容与方法

1. 任内试验　比较同侧耳的气导和骨导的试验。

(1) 受检者处在安静环境中，取坐位。检查者用橡皮锤敲响音叉(用力不可过猛，切忌在硬物上敲打)使其振动后，立即置于受检者一侧颞骨乳突上，受检者可听到音叉的响声，声音随时间延长而响度逐渐减弱。受检者刚刚听不到声音时，迅速将音叉移至其外耳道口，受检者又可重新听到响声。反之，先置音叉于外耳道口处，当听不到声音时再将音叉移至乳突部，受检者仍听不到声音。这说明正常人气导时间比骨导时间长，即任内试验阳性(+)，如气导时间比骨导时间短，即任内试验阴性(-)。

(2) 用棉球塞住同侧外耳道口(模拟气导障碍)，重复上述实验步骤，观察实验结果。

2. 韦伯试验　比较两耳骨传导的试验。

(1) 将振动的音叉柄置于受检者前额正中发际处，这时两耳所听到的声音强度是否相同？正常人两耳声音强弱相同。

(2) 棉球塞住受检者一侧外耳道，重复上述实验，此时受检者听到的声音强度偏向哪一侧？传导性耳聋者声音偏向患侧，感音性耳聋者声音偏向健侧。

临床上根据上述任内试验和韦伯试验结果，大致可判断耳聋的性质(实验表 5)。

实验表 5　声音传导测试结果判断

检查方法	结果	临床判断
任内试验	阳性(气导>骨导)	正常耳
	阴性(气导<骨导)	传音性耳聋
魏伯试验	两耳相同(两侧骨导相同)	正常耳
	偏向患侧(患侧气导干扰减弱)	传音性耳聋
	偏向健侧(患侧感音功能障碍)	感音性耳聋

五、注意事项

1. 音叉严禁在硬物上敲击，叩击音叉不可用力过猛，以防损坏。

2. 要使音叉振动方向正对外耳道口，不能触及耳郭及头发。

3. 室内保持安静，尽量减少外界干扰。

六、分析与思考

1. 气导与骨导有何区别？

2. 传音性耳聋和感音性耳聋的发生与表现有何不同？

3. 用任内试验和魏伯试验怎样鉴别两种耳聋？

（王晓晶）

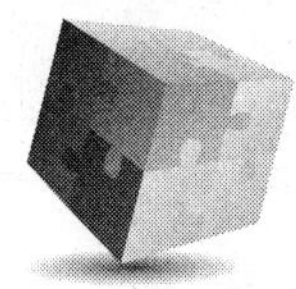

目标检测选择题参考答案

第1章

1.C 2.A 3.D 4C

第2章

1.D 2.B 3.D 4.C 5.C 6.B 7.D

第3章

1.D 2.B 3.C 4.C 5.C 6.A 7.B 8.A 9.D 10.D 11.C 12.D 13.C 14.B 15.B 16.B 17.D 18.D 19.A 20.A 21.A 22.D 23.B

第4章

第1节 1.A 2.E 3.B 4.B 5.D 6.B 7.A

第2节 1.B 2.C 3.C 4.E 5.A 6.D 7.C

第3节 1.B 2.C 3.D 4.A 5.B 6.C 7.D

第4节 1.C 2.D 3.A 4.D 5.A 6.B 7.E

第5节 1.C 2.A 3.B 4.A 5.C 6.A

第6节 1.E 2.C

第5章

1.B 2.B 3.D 4.A 5.C 6.B 7.C

第6章

1.B 2.C 3.C 4.B 5.A 6.C 7.B 8.B 9.A

第7章

1.E 2.B 3.D 4.D 5.E 6.D

第8章

1.B 2.C 3.E 4.B 5.B 6.B 7.C 8.D 9.A 10.B 11.C 12.C 13.E 14.E 15.A 16.B 17.B 18.E

第9章

1.C 2.D 3.C 4.A 5.B 6.C 7.A 8.D

第10章

第1节 1.D 2.D 3.C 4.D 5.A

第2节 1.C 2.E 3.B 4.E 5.D

第3节 1.B 2.D 3.A 4.E

第4节 1.A 2.B 3.E 4.D 5.A 6.C

第5节 1.D 2.A 3.E

第11章

1.E 2.C 3.D 4.C 5.D 6.D 7.B 8.D 9.C 10.C 11.D 12.D 13.C 14.B 15.E

第12章

1.D 2.C 3.C

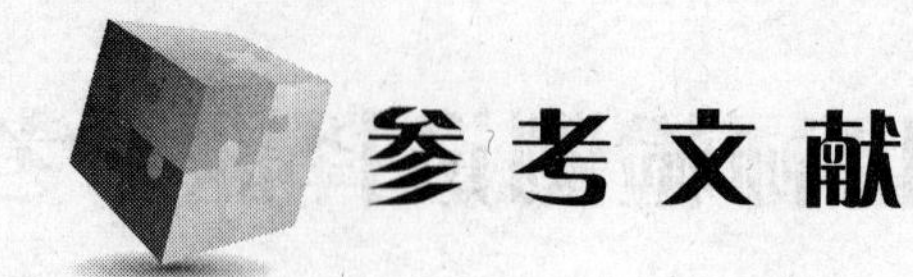

参考文献

顾承麟,任传忠．2007. 生理学．第2版．北京:科学出版社

罗自强．2008. 生理学学习指导与习题集．北京:人民卫生出版社

张峻．2010. 生理学．北京:科学出版社

张建福．2010. 人体生理学．第2版．北京:高等教育出版社

朱大年．2008. 生理学．第7版．北京:人民卫生出版社

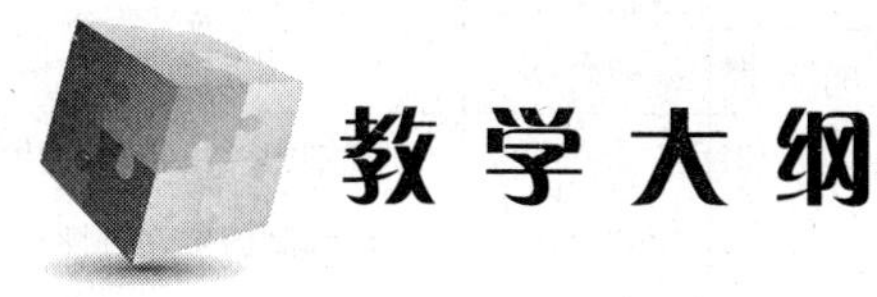

教学大纲

一、课程性质和任务

生理学是中等职业学校各专业的一门主干专业基础课程。大纲内容是根据国家教育部关于课程体系改革会议精神，结合多年使用全国统编规划教材的教学实践经验和教学改革实际而编写。编写的主导思想是落实“加强基础，注重素质，整体优化，兼顾专业”的培养原则，体现中等医学专业生理学教学“加强基本理论知识，重视与临床学科及各专业知识相整合”的特点，强调贴近临床和实际教学需求，发扬科学版教材的传统与优势，特别突出“案例版”教材的编写理念，符合中等医学职业教育教学现状和要求。进一步深化生理学理论课教学内容的整合力度，在内容上进行更新，增添现代生理学的新进展、新方法和分子水平的内容。理论知识强调“必需、够用”，改革和加强实验课教学内容，强化技能培养，突出实用性，真正体现以学生为中心的教材编写理念，增强学生自学和实际动手以及综合分析问题的能力，提高学生的科学思维素质，以培养适应新世纪医学发展要求的医学人才。

二、课程教学目标

（一）知识目标

1. 掌握各章节的基本概念
2. 理解各章节的基本理论
3. 对生理学有一个整体了解

（二）能力培养

1. 培养学生分析问题、解决问题的能力
2. 培养学生的自学能力
3. 培养学生独立思考的能力

（三）思想教育目标

1. 教育学生树立正确的世界观和人生观
2. 教育学生形成严肃认真的工作态度
3. 教育学生建立充满爱心的服务意识

三、教学内容和要求

教学内容	教学要求			教学活动参考
	了解	理解	掌握	
第1章　绪论				
第1节　人体生理学的研究对象和任务				课堂讲授
一、生理学的研究对象	√			多媒体演示
二、生理学与医学的关系	√			病例讨论
三、生理学研究的不同水平	√			
第2节　生命的基本特征				
一、新陈代谢			√	
二、兴奋性			√	
1. 刺激和反应			√	
2. 兴奋和抑制			√	
3. 兴奋性与阈值			√	
三、生殖	√			
第3节　人体与环境				
一、外环境	√			
二、内环境和稳态			√	
三、人体对环境的适应	√			
第4节　人体生理功能的调节				
一、人体生理功能的调节方式			√	
1. 神经调节				
2. 体液调节			√	
3. 自身调节	√			
二、人体功能调节的反馈作用			√	
1. 负反馈				
2. 正反馈			√	
3. 反馈的生理意义		√		
第2章　细胞的基本功能				
第1节　细胞膜的基本功能				
一、细胞膜的物质转运功能			√	
1. 单纯扩散				
2. 异化扩散			√	
3. 主动转运			√	

续表

教学内容	教学要求			教学活动参考
	了解	理解	掌握	
4. 入胞和出胞		√		
二、细胞膜的跨膜信号转导功能				
1. 信号分子	√			
2. 受体				
第2节　细胞的生物电现象				
一、静息电位				
1. 概念			√	
2. 产生原理		√		
二、动作电位				
1. 概念			√	
2. 产生原理		√		
3. 传导	√			
三、局部反应	√			
第3节　肌细胞的收缩功能				
一、神经-肌接头处兴奋传递过程				
1. 神经-肌接头的结构	√			
2. 神经-肌接头处兴奋传递过程		√		
二、兴奋-收缩耦联				
1. 肌管系统	√			
2. 兴奋-收缩耦联的过程		√		
三、骨骼肌的收缩机制				
1. 骨骼肌细胞的微细结构	√			
2. 骨骼肌的收缩机制	√			
四、骨骼肌的收缩形式				
1. 等张收缩和等长收缩			√	
2. 单收缩和强直收缩			√	
第3章　血液				
第1节　血液的组成和理化特征				
一、血液的组成			√	
二、血液的理化特征	√			
第2节　血浆				
一、血浆的化学成分及其作用				
1. 水和电解质	√			
2. 血浆蛋白	√			
3. 非蛋白含氮化合物			√	
二、血浆渗透压				
1. 血浆渗透压的形成及正常值			√	
2. 血浆渗透压的生理作用			√	
第3节　血细胞				
一、红细胞				
1. 红细胞的正常值和功能			√	
2. 红细胞的生理特性		√		
3. 红细胞的生成与破坏		√		
二、白细胞				
1. 白细胞的数量和分类			√	
2. 白细胞的生理功能		√		
三、血小板				
1. 血小板形态、数量			√	
2. 血小板的生理特性	√			
3. 血小板的功能		√		
第4节　血液凝固与纤维蛋白溶解				
一、血液凝固				
1. 凝血因子			√	
2. 血液凝固的过程		√		
3. 抗凝和促凝	√			
二、纤维蛋白溶解		√		
第5节　血量、血型与输血				
一、血量			√	
二、血型				
1. ABO 血型系统			√	
2. Rh 血型系统			√	
三、输血			√	
第4章　血液循环				
第1节　心泵血功能				
一、心动周期和心率			√	
二、心泵血过程		√		
三、心泵血功能的评定及其影响因素		√		
四、心音	√			
第2节　心肌的生物电现象				
一、心室肌细胞的生物电现象		√		
二、自律细胞的生物电现象		√		
第3节　心肌的生理特性				
一、自动节律性			√	
二、兴奋性			√	
三、传导性			√	
四、收缩性			√	
五、理化因素对心肌生理特性的影响	√			
六、体表心电图	√			

续表

教学内容	教学要求			教学活动参考
	了解	理解	掌握	
第 4 节　血管生理				
一、血流量、血流阻力和血压	√			
二、动脉血压和动脉脉搏				
1. 动脉血压的概念和正常值			√	
2. 动脉血压的形成及影响因素		√		
3. 动脉脉搏	√			
三、静脉血压与血流				
1. 静脉血压与中心静脉压			√	
2. 影响静脉回心血量的因素		√		
四、微循环				
1. 微循环的组成和血流通路			√	
2. 影响微循环血流量的因素	√			
五、组织液的生成和回流				
1. 组织液的生成和回流机制		√		
2. 影响组织液生成的因素	√			
第 5 节　心血管活动的调节				
一、神经调节				
1. 心血管的神经支配和作用			√	
2. 心血管中枢			√	
3. 心血管活动的反射性调节		√		
二、体液调节				
1. 全身性体液因素	√			
2. 局部性体液因素	√			
第 6 节　器官循环				
一、冠脉循环		√		
二、脑循环	√			
三、肺循环	√			
第 5 章　呼吸				
第 1 节　肺通气				
一、肺通气的原理				
1. 肺通气的动力			√	
2. 肺通气的阻力	√			
二、肺容量与肺通气量				
1. 肺容量	√			
2. 肺通气量			√	
第 2 节　气体交换				
一、气体交换的原理			√	
二、气体交换的过程				
1. 肺换气		√		
2. 组织换气		√		
三、影响肺换气的因素		√		
第 3 节　气体在血液中的运输				
一、O_2 的运输			√	
二、CO_2 的运输			√	
第 4 节　呼吸运动的调节				
一、呼吸中枢		√		
二、呼吸运动的反射性调节			√	
第 6 章　消化与吸收				
第 1 节　口腔内消化				
一、唾液	√			
二、咀嚼和吞咽	√			
第 2 节　胃内消化				
一、胃液及其作用			√	
二、胃的运动			√	
第 3 节　小肠内消化				
一、小肠内的消化液				
1. 胰液			√	
2. 胆汁			√	
3. 小肠液	√			
二、小肠的运动形式			√	
第 4 节　大肠的功能				
一、大肠液的分泌	√			
一、大肠的运动和排便			√	
第 5 节　吸收				
一、吸收的部位		√		
二、营养物质的吸收		√		
第 6 节　消化器官功能活动的调节				
一、神经调节		√		
二、体液调节	√			
第 7 章　能量代谢和体温				
第 1 节　能量代谢				
一、机体的能量来源和去路		√		
二、影响能量代谢的因素		√		
三、基础代谢			√	
第 2 节　体温				
一、正常体温及生理变动			√	
二、机体的产热和散热			√	
三、体温调节		√		
第 8 章　尿的生成和排出				
第 1 节　肾脏的结构和血液循环				

续表

教学内容	教学要求			教学活动参考
	了解	理解	掌握	
一、肾脏的组织学结构	√			
二、肾脏的血液循环特点		√		
第2节 尿的生成过程				
一、肾小球的滤过功能				
1. 滤过膜及其通透性			√	
2. 肾小球有效滤过压			√	
二、肾小管和集合管的重吸收功能				
1. 肾小管和集合管的重吸收方式		√		
2. 肾小管和集合管的重吸收作用		√		
三、肾小管和集合管的分泌和排泄功能			√	
四、尿液的浓缩和稀释	√			
第3节 尿生成的调节				
一、肾小球功能的调节				
1. 肾小球有效滤过压			√	
2. 滤过膜的面积和通透性			√	
3. 肾血浆流量			√	
二、肾小管与集合管功能的调节				
1. 小管液中溶质的浓度			√	
2. 球-管平衡	√			
3. 血管升压素			√	
4. 醛固酮			√	
5. 心房钠尿肽		√		
第4节 尿液及其排放				
一、尿液			√	
二、尿的输送、储存和排放		√		
第9章 感觉器官的功能				
第1节 感受器的一般生理				
一、感受器和感觉器官	√			
二、感受器的一般生理特性		√		
第2节 视觉器官的功能				
一、眼的折光功能				
1. 眼的折光与成像	√			
2. 眼的调节			√	
3. 眼的折光异常		√		
二、眼的感光功能				
1. 感光细胞		√		
2. 视网膜的光化学反应		√		
三、与视觉有关的其他现象				
1. 暗适应与明适应		√		
2. 色觉和色觉障碍		√		
3. 视敏度			√	
4. 视野	√			
5. 双眼视觉		√		
第3节 位、听觉器官的功能				
一、耳的听觉功能				
1. 外耳和中耳的功能		√		
2. 声波传入内耳的途径			√	
3. 内耳的感音功能		√		
二、耳的位置觉、运动觉功能		√		
第10章 神经生理				
第1节 神经元活动的一般规律				
一、神经元和神经纤维				
1. 神经纤维传导兴奋的特征			√	
2. 神经纤维的传导速度	√			
3. 神经纤维的轴质运输	√			
4. 神经的营养性作用	√			
二、神经元间相互作用的方式				
1. 突触的类型和结构		√		
2. 突触传递的过程			√	
三、反射活动的一般规律				
1. 中枢神经元的联系方式		√		
2. 中枢兴奋传布的特征			√	
3. 中枢抑制	√			
第2节 神经系统的感觉功能				
二、脊髓的感觉传导功能		√		
二、丘脑及其感觉投射系统		√		
三、大脑皮质的感觉分析功能			√	
四、痛觉			√	
第3节 神经系统对躯体运动的调节				
一、脊髓对躯体运动的调节				
1. 牵张反射			√	
2. 脊休克			√	
二、脑干对肌紧张的调节		√		
三、小脑对躯体运动的调节			√	
四、基底神经节对躯体运动的调节	√			
五、大脑皮质对躯体运动的调节			√	
第4节 神经系统对内脏功能的调节				

续表

教学内容	教学要求			教学活动参考	教学内容	教学要求			教学活动参考
	了解	理解	掌握			了解	理解	掌握	
一、自主神经系统的特征和功能	√				第4节 肾上腺				
二、自主神经的递质及受体			√		一、肾上腺皮质激素			√	
三、内脏活动的中枢调节		√			二、肾上腺髓质激素			√	
第5节 脑的高级功能					第5节 胰岛				
一、条件反射			√		一、胰岛素			√	
二、人类大脑皮质活动的特征		√			二、胰高血糖素	√			
三、大脑皮质的电活动	√				第12章 生殖				
第11章 内分泌系统					第1节 男性生殖				
第1节 概述					一、睾丸的功能			√	
一、激素作用的一般特征		√			二、睾丸功能的调节	√			
二、激素的分类	√				第2节 女性生殖				
第2节 下丘脑和垂体					一、卵巢的功能		√		
一、下丘脑和垂体的功能联系		√			二、月经周期及其形成机制			√	
二、腺垂体			√		第3节 妊娠和哺乳				
三、神经垂体			√		一、妊娠	√			
第3节 甲状腺和甲状旁腺					二、胎盘激素与妊娠的维持	√			
一、甲状腺激素			√		三、分娩	√			
二、甲状旁腺激素		√			四、哺乳	√			
三、降钙素	√								

四、教学大纲说明

(一) 本大纲的应用范围和使用方法

1. 本大纲供全国高等职业技术教育各专业用，总学时72学时，其中理论62学时，实践10学时。

2. 本大纲对知识的教学要求分为三个层次：①了解：能记住知识的内容。②熟悉：能领会概念的含义和理解知识的内容。③掌握：能深刻认识、分析知识的联系和区别。

(二) 教学建议

1. 本课程的教学分为课堂教学、和教学实验两个环节：①课堂教学，注重理论联系实际，积极采用现代化的教育手段，组织师生互动，以启迪学生思维、加深对教学内容的理解。②教学实验，在实验老师的指导下，通过实验操作，将所学的理论、知识和技能运用于实践之中，培养实际工作能力。

2. 通过提问、作业、讨论、测验、及考试对学生的认知、能力及态度进行综合评价。

五、总学时安排

授课内容	总学时	理论学时	实验学时
1. 绪论	3	2	1
2. 细胞的基本功能	6	6	
3. 血液	8	6	2
4. 血液循环	14	12	2
5. 呼吸	7	5	2
6. 消化与吸收	4	4	
7. 能量代谢和体温	4	3	1

续表

授课内容	总学时	理论学时	实验学时
8. 肾脏的排泄功能	7	6	1
9. 感觉器官的功能	4	3	1
10. 神经生理	8	8	
11. 内分泌系统	5	5	
12. 生殖	2	2	
总计	72	62	10

六、实验内容及学时安排

序号	实验名称	实验学时	备注
1	坐骨神经-腓肠肌标本的制备;刺激与反应;反射弧的分析	1	示教
2	红细胞脆性试验;血液凝固的因素;红细胞沉降率试验	1	示教
3	ABO 血型鉴定	1	
4	正常人体心音听取;正常人体心电图的描记;正常人体动脉血压测量	1	
5	哺乳动物动脉血压调节	1	示教
6	肺通气功能的测定试验;肺活量和时间肺活量的测定	1	
7	呼吸运动的调节;	1	示教
8	人体体温测定	1	
9	尿生成的影响因素	1	示教
10	视力、视野的检测;瞳孔对光反射;色觉及听力的检测	1	
总计		10	